H.-Joachim Büker, Margret Schumacher

Lebensweltorientierte Pflege

Lehrbuch für die Ausbildung zur Pflegefachfrau/ zum Pflegefachmann

Bibliografische Information der Deutschen Nationalbibliothek

Die Deutsche Bibliothek verzeichnet diese Publikation in der Deutschen Nationalbibliografie; detaillierte bibliografische Daten sind im Internet über http://dnb.d-nb.de abrufbar.

Sämtliche Angaben und Darstellungen in diesem Buch entsprechen dem aktuellen Stand des Wissens und sind bestmöglich aufbereitet.
Der Verlag und der Autor können jedoch trotzdem keine Haftung für Schäden übernehmen, die im Zusammenhang mit Inhalten dieses Buches entstehen.

Besuchen Sie uns im Internet: www.altenpflege-online.net

Druck: Gutenberg Beuys Feindruckerei GmbH

Titelseite: Kadie Schmidt-Hackenberg (Illustration Hände), Adobe Stock, kronalux
IIllustration: Kadie Schmidt-Hackenberg

Satz: Heidrun Herschel, Wunstorf

ISBN 978-3-7486-0361-0

H.-Joachim Büker, Margret Schumacher

Lebensweltorientierte Pflege

Ein Lehrbuch für die Ausbildung zur Pflegefachfrau/ zum Pflegefachmann

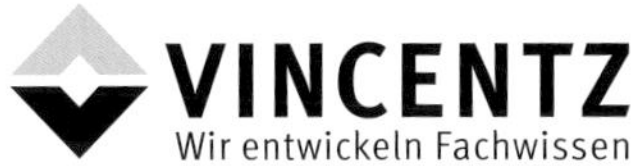

Inhalt

Einleitung

Lebensweltorientierte Pflege – Ein Lehrbuch für die Ausbildung zur Pflegefachfrau/zum Pflegefachmann

„Erstmals in der Reformgeschichte der Pflegeausbildungen sind zur nachhaltigen Umsetzung der Reformansprüche [...] bundeseinheitliche Rahmenlehrpläne mit empfehlender Wirkung erarbeitet worden. Sie dienen den Pflegeschulen und den Trägern der praktischen Ausbildung als Orientierungshilfe für die Entwicklung der schulinternen Curricula einerseits und der Ausbildungspläne andererseits." (1)

So, wie die neuen Rahmenlehrpläne für die Ausbildung von Pflegefachkräften eine Orientierung sein wollen, hat auch das vorliegende Lehrbuch den Anspruch, Impuls- und Ideengeber zu sein für die curriculare Einheit 09, „Menschen bei der Lebensgestaltung lebensweltorientiert unterstützen". Das Lehrbuch orientiert sich an den dort formulierten zentralen Themen und Zielsetzungen, nimmt für sich jedoch in Anspruch – auch angesichts der Vielfalt ausgewiesener Kompetenzen –, diese in einer eigenen Systematik zu bearbeiten. Im Zentrum bleibt jedoch der formulierte Anspruch, dass „beruflich Pflegende die zu pflegenden Menschen und ihre Bezugspersonen bei der Bewältigung von Entwicklungsherausforderungen begleiten, unterstützen und beraten, um eine individuelle Lebensgestaltung zu ermöglichen." (2)

Das Lehrbuch stellt zunächst als Handlungsrahmen – als sekundäres soziales Netzwerk bzw. als Makrosystem (Bronfenbrenner) – das Sozial- und Gesundheitswesen der Bundesrepublik Deutschland vor. Um bei kranken und pflegebedürftigen Menschen angemessen beratend und begleitend tätig werden zu können, ist grundlegendes Wissen über die rechtlichen Bezüge, über die Funktionsweise der ambulanten und stationären medizinischen und die pflegerischen Systeme von Bedeutung (→ 2.-4. Kapitel).

Die Wechselwirkung zwischen dem Individuum und seiner Umwelt steht im Zentrum des 5. Kapitels. Sozialökologische und interaktionistische Modelle für Gesellschaft und Individuum stehen hier im Vordergrund. Die Bedeutung dieser Ansätze vor dem Hintergrund von Krankheit und Pflegebedürftigkeit wird an Beispielen erläutert. Die Aufgabe von Pflegefachkräften wird darin gesehen, den Menschen in seinen (herausfordernden, krisenhaften) Entwicklungssituationen – eingebettet in die Wirkungen der gesellschaftlichen Rahmenbedingungen – erfassen zu können (→ 5.-7. Kapitel).

Als Teil dieser gesellschaftlichen Rahmenbedingungen kann sicher auch der Sozialraum gesehen werden. Die erkenntnisleitende Fragestellung lautet: Wie können Sozialräume gestaltet sein, damit den Lebensrisiken Krankheit und Pflege in vernetzten und ressourcenorientierten Strukturen angemessen begegnet werden kann? Hierzu werden methodisches Inventar, aber auch Gesamtkonzepte und Best-Practice-Modelle vorgestellt. (→ 8. und 9. Kapitel)

Inklusion als gesellschaftspolitische Querschnittsaufgabe berührt dementsprechend die Pflege als lebensweltorientierte Aufgabe. Dimensionen dieses Paradigmas sollten Bestandteile pflegerischer Konzepte werden (→ Kapitel 10).

Die Darstellung bundes-, landes- und kommunalpolitischer Überlegungen zu sozialräumlich-/lebensweltorientierten Konzepten lässt auch deutlich werden, dass derartige Überlegungen zukunftsweisenden Charakter haben und auch aus politischer Sicht als notwendige Ergänzung klassischer Versorgungstrukturen akzeptiert und vorangetrieben werden (→ Kapitel 11).

Abschließend, in einem Erweiterungsteil dieses Lehrbuches, findet ein vertiefender Blick auf das Alter statt. Er richtet sich insbesondere an diejenigen, die ihre berufliche Zukunft in der Altenhilfe - pflege sehen. Zunächst steht im Focus die Situation ‚Pflegender Angehöriger': Daten und Fakten sowie mögliche Motivationslagen für die Versorgung der Angehörigen werden thematisiert. Aus sozialräumlicher Perspektive interessant und von Bedeutung wird das Thema Wohnen – als eine der Schlüsselfragen in der Versorgung älterer Menschen beleuchtet. Ein weiteres Kapitel widmet sich dem Thema Demenz. Demenz gilt als Begleiterscheinung einer älter werdenden Gesellschaft. ‚Demenzfreundliche Kommunen' wollen hier lebensweltorientierte Antworten finden. Die kommunale Verantwortung für notwendige Veränderungsprozesse wird in dem das Buch abschließenden Kapitel begründet (→ Kapitel 12.).

Vertiefendes, Erweiterndes, Historisches, Kritisches begegnen Ihnen unter der Rubrik Info⊕.

Anmerkungen:

(1) Rahmenlehrpläne der Fachkommission nach § 53 PflBG, 01.August 2019, S.5

(2) Curriculare Einheit 09 (CE 09), Menschen bei der Lebensgestaltung lebensweltorientiert unterstützen, ebenda, S. 181

Kapitel 1

Lebenswelten, Beratungsauftrag, berufskundliche Einordnung: Recht als Rahmen und Orientierung

Kultur und Zivilisation der Bundesrepublik Deutschland haben wesentliche Grundlagen. Sie basieren auf einem „... System gesellschaftlicher, juristischer und politischer Regeln, die so reibungslos ineinandergreifen, wie die Zahnräder eines riesigen Uhrwerks." (1) Viele dieser Regeln sind informell, sind als Werte und Normen prägend für unsere Gesellschaft. Zu solchen Werten gehören z. B. Ehrlichkeit, Friedfertigkeit, Treue, Toleranz, Erfolg oder Gerechtigkeit. Derartige Werte konkretisieren sich in Normen wie „andere Menschen und deren Überzeugungen akzeptieren", „Konflikte nicht mit Gewalt lösen" oder „Niemanden betrügen". Dieses – oftmals unausgesprochene – Regelwerk wird sicher nicht von allen Bürger:innen der Bundesrepublik gleich gelebt. Für nicht wenige ist die Notlüge kein Problem, Steuerhinterziehung ein Kavaliersdelikt und der Klaps in den Nacken ein erlaubtes Erziehungsmittel.

Neben diesem – eher wenig verbindlichen Verhaltenskodex für unsere Gesellschaft – gibt es eine schriftlich fixierte Rechtsordnung, die mit Verbindlichkeit die Beziehungen der Bürger untereinander (Privatrecht) und die Beziehungen zwischen Bürgern und Staat (Öffentliches Recht) regelt. Diese Rechtsordnung gilt für alle Bürger gleich.

Pflegefachfrauen und Pflegefachmänner sind in der Ausübung ihres Berufes auch Teil dieses Rechtssystems und durch wichtige Fragestellungen berührt, wie z. B. beim richtigen Umgang mit Arznei- oder Betäubungsmitteln oder bei arbeitsrechtlichen Fragen, wenn es um die Rechte und Pflichten als Arbeitnehmer:in geht.

Beim Blick auf die Lebenswelten von Menschen, die es aus medizinischer und/oder pflegerischer Sicht zu betreuen und zu begleiten gilt, stehen der sozialstaatliche Auftrag der Bundesrepublik und die aktuellen Sozialleistungen im Vordergrund. Die vom Staat zur Verfügung gestellten und von den Bürger:innen in Anspruch genommenen Leistungen befinden sich dabei in einer kontinuierlichen Dynamik.

Pflegefachfrauen und Pflegefachmänner, die kranke und alte Menschen in ihren Lebenswelten unterstützen wollen, müssen um den Versorgungsrahmen dieser Lebenswelten wissen. Dazu gehören die Sozialversicherungen, die den Rahmen für die Leistungen und Leistungserbringer in der medizinischen und pflegerischen Versorgung definieren: Ambulante und (teil-) stationäre Systeme im Gesundheitswesen, zu denen auch der Bereich Pflege gehört, stellen aber ebenso einen berufsständischen Rahmen dar, der für die Einordnung der eigenen Profession wichtig ist.

Die Kenntnisse aus diesen Bereichen erfüllen deshalb einen mehrfachen Zweck: Zum einen stellen sie eine Grundlage dar, Lebenswirklichkeiten zu erfassen: Wie sind die Bedingungen, unter denen kranke und alte Menschen in der Bundesrepublik leben? Wie sind die sozialrechtlichen Voraussetzungen?

Zum anderen sind sie Voraussetzung, um dem beruflichen Unterstützungs- und Beratungsauftrag nachkommen zu können. Konkret: Nur das Wissen um die Ansprüche aus der Pflegeversicherung für kleinere Umbauten in der eigenen Häuslichkeit ermöglicht in vielen Fällen alten Menschen den Verbleib in der eigenen Wohnung. Anders ausgedrückt: Vom Wissen zur Beratung zur veränderten Lebenslage.

Letztlich geben diese Kenntnisse auch Aufschluss über die eigene – berufskundliche – Einordnung in das System von Gesundheit und Pflege. Wie sind diese Systeme strukturiert? Wie ist die eigene professionelle Zuordnung innerhalb des Leistungsapparates?

Übersicht:

Rechtssystem als verbindlicher Rahmen und Orientierung
Sozial-
versicherungen
Bereiche
Gesundheit und
Pflege
Lebenswelten
einordnen
Beratungs-
auftrag
Berufskundliche
Orientierung

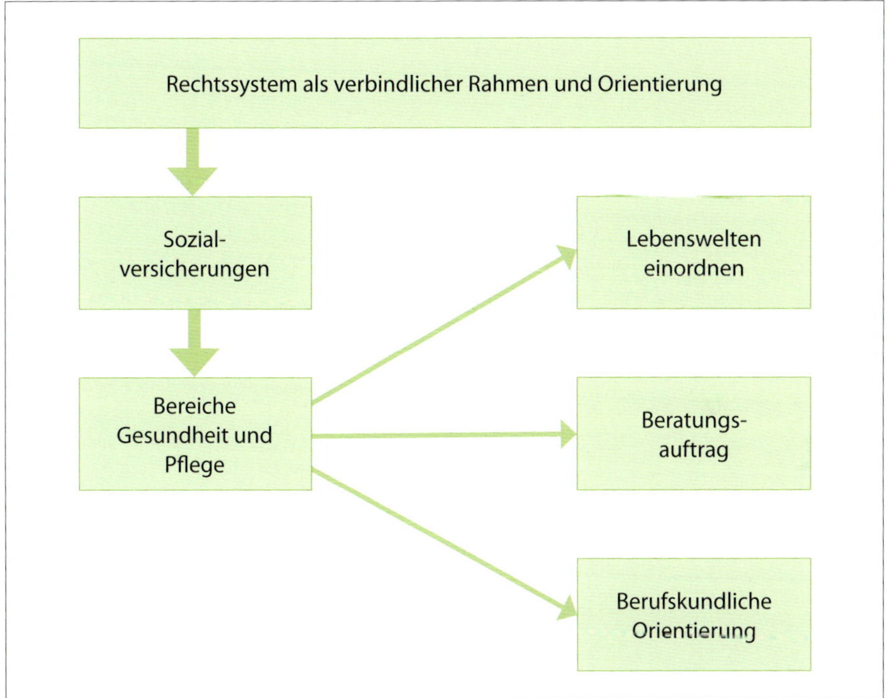

Anmerkungen

(1) Harari, Yuval Noah, Eine kurze Geschichte der Menschheit, München 2015, S. 201

Kapitel 2

Die Bundesrepublik Deutschland – ein Sozialstaat

„Die Bundesrepublik ist ein demokratischer und sozialer Bundesstaat" (Artikel 20 Grundgesetz). Mit dieser Feststellung im Grundgesetz in Artikel 20 (und darüber hinaus in Art 28) haben die Mitglieder des Parlamentarischen Rates, die mit der Schaffung einer (neuen) Verfassung nach dem 2. Weltkrieg durch die Alliierten beauftragt waren, im Jahr 1949 festgelegt, was den neuen deutschen Staat prägen, nach welchen Prinzipien er aufgebaut sein/werden sollte: er musste und muss eine Demokratie sein, ein Rechtsstaat, ein föderalistischer Staat (Bundesstaat), ein Sozialstaat.

Demokratie bedeutet Volksherrschaft. Diese wird in unserem Staat über die vom Volk durch Wahlen bestimmte Volksvertreter:innen in den Parlamenten (Bundestag, Landesparlamente) ausgeübt.

Ein Rechtsstaat ist ein Staat, in dem Regierung und Verwaltung nur im Rahmen der bestehenden Gesetze handeln dürfen. Die Grundrechte der Bürgerinnen und Bürger müssen garantiert sein, staatliche Entscheidungen müssen von unabhängigen Gerichten überprüft werden können.

Ein föderalistischer Staat (ein Bundesstaat) setzt sich aus mehreren Staaten zusammen. Die Bundesrepublik Deutschland besteht aus 16 Bundesländern (-staaten). In einem föderalistischen Staat ist die politische Macht zwischen Bund und Ländern aufgeteilt.

Die Bundesländer haben eigene (Landes-) Parlamente und (Landes-) Regierungen. In wenigen Bereichen können die Länder alleine entscheiden, so z.B. im Bereich Schulen, ansonsten arbeiten die Länder sehr eng mit der übergeordneten Regierung, der Bundesregierung (auch Bund genannt), zusammen. An den vom Bundestag, dem Bundesparlament, verabschiedeten Gesetzen, wirken sie über den Bundesrat mit. Hier sind die Länder mit unterschiedlicher Stimmenzahl – je nach Größe des Bundeslandes – vertreten.

Wenden wir uns nun dem Begriff „Sozialstaat" zu, mit Blick auf das folgende Kapitel, „Das Gesundheitswesen der Bundesrepublik Deutschland" ein Strukturprinzip mit besonderer Bedeutung.

„Sozialstaat meint eine weit ausgebaute Sozialpolitik für alle Staatsbürger oder zumindest einen Großteil von ihnen. (...) Mit der Sozialpolitik übernimmt dieser Staat Verantwortung für die Befindlichkeit der Gesellschaft. (...) Dabei (soll er) vor allem materielle Verelendung verhindern, besser gegen die Wechselfälle des Lebens wie Alter, Krankheit oder Invalidität sichern, krasse soziale Ungleichheit eindämmen, den Wohlstand und seine Ausbreitung fördern und für sozialen Ausgleich in der Gesellschaft und in der Arbeitswelt sorgen" (1) oder, wie es das Bundesverfassungsgericht in einem Beschluss von 1951 bezogen auf Artikel 20 formuliert hat, sich um einen erträglichen Ausgleich der widerstreitenden Interessen und um die Herstellung erträglicher Lebensbedingungen für alle bemühen. (2) Das Bundesverfassungsgericht sieht das Gebot der Sozialstaatlichkeit (sozialer Gerechtigkeit und Sicherheit) aber nicht nur durch Artikel 20 GG gegeben, sondern u. a. auch durch Artikel 1 des Grundgesetzes. Aus Absatz 1 „Die Würde des Menschen ist unantastbar. Sie zu achten und zu schützen ist Verpflichtung aller staatlichen Gewalt" leitet es in einer Entscheidung aus dem Jahr 1954 den Anspruch der BürgerInnen auf Gewährung eines Existenzminimums her. (3)

Das Sozialstaatsprinzip zielt – zusammengefasst – im Wesentlichen auf zwei Aspekte: soziale Gerechtigkeit und soziale Sicherung.

- Soziale Gerechtigkeit bedeutet, dass der Staat versucht, einen gewissen Ausgleich zwischen Armen und Reichen herzustellen, zwischen denjenigen, die über ein höheres Einkommen (und ggfs. Vermögen) verfügen, und denjenigen, die weniger oder gar nichts verdienen.
- Soziale Sicherung will die Folgen der größten Risiken im Leben des Menschen wie Krankheit, Alter und Pflegebedürftigkeit, Unfall und Arbeitslosigkeit auffangen. Diese Risiken können ursächlich dafür sein, dass man in seiner Arbeitsfähigkeit eingeschränkt wird oder gar nicht mehr arbeiten kann und entsprechend weniger oder gar nicht mehr verdient.

2.1 Die Leistungen des Sozialstaates

Die Leistungen des Sozialstaates, mit denen er versucht, soziale Gerechtigkeit herzustellen und soziale Sicherung zu gewährleisten, sind sehr umfassend und differenziert. Davon zeugen nicht zuletzt 12 Gesetzesbücher, die Sozialgesetzbücher, in denen (fast) alle rechtlichen Grundlagen für die Gewährung sozialer Leistungen im Rahmen des Sozialstaates erfasst sind.

Sozialgesetzbücher – Übersicht

Ziffer	Titel	Leistungsträger (= Anlaufstelle für die jeweiligen Leistungen)	Leistungen – Kurzbeschreibung
I	Allgemeiner Teil	–	Hier werden die Aufgaben der Sozialgesetzbücher beschrieben, die Rechte und Pflichten der Leistungsempfänger. Darüber hinaus Vorschriften, die für alle Leistungsbereiche gelten.
II	Grundsicherung für Arbeitssuchende	Bundesagentur für Arbeit Örtliche Agenturen für Arbeit, Jobcenter	Im SGB II geht es um die Förderung von erwerbsfähigen Personen über 15 und unter 65 Jahren sowie deren Angehöriger soweit diese über kein ausreichendes Einkommen verfügen. Mit der Einführung von Hartz IV wurden Arbeitslosen- und Sozialhilfe in der Grundsicherung für Arbeitssuchende zusammengelegt und die grundsätzliche Zuständigkeit für erwerbsfähige Arbeitslose an die Agenturen für Arbeit übertragen.
III	Arbeitslosenversicherung Arbeitsförderung	Bundesagentur für Arbeit mit den örtlichen Agenturen für Arbeit	Das SGB III hat das vorrangige Ziel, arbeitssuchenden Personen während ihrer Arbeitssuche das Einkommen zu sichern. Es regelt auch sämtliche Leistungen und Maßnahmen zur Arbeitsförderung und zur Teilhabe von Menschen mit Behinderungen am Arbeitsleben.
IV	Gemeinsame Vorschriften für die Sozialversicherung	–	Das SGB IV umfasst Bestimmungen für die gesetzliche Kranken-, Unfall- und Rentenversicherung, Alterssicherung für Landwirte, Pflegeversicherung Arbeitsförderung, Sozialhilfe und Grundsicherung.
V	Gesetzliche Krankenversicherung	Krankenkassen	Das SGB V regelt die Organisation und Zuständigkeit der gesetzlichen Krankenkassen sowie den Umfang des Leistungsanspruchs der Versicherten.
VI	Gesetzliche Rentenversicherung	Rentenversicherungsträger	Das SGB VI regelt die Grundlagen für die Rentenversicherung.
VII	Gesetzliche Unfallversicherung	Unfallversicherungsträger (Berufsgenossenschaften)	Im SGB VII finden sich die Regelungen für die Berufsgenossenschaften und Unfallkassen der öffentlichen Hand, Vorschriften für Arbeitsunfälle, Wegeunfälle sowie Berufskrankheiten.
VIII	Kinder- und Jugendhilfe	Jugendämter	Das SGB VIII, auch KJHG (Kinder- und Jugendhilfegesetz) genannt, fasst alle wesentlichen Regelungen im Jugendhilferecht zusammen.

IX	Rehabilitation und Teilhabe behinderter Menschen	Alle hier genannten Sozialleistungsträger außer Pflegekassen und Sozialämter sowie Eingliederungshilfeträger, Versorgungsämter, Hauptfürsorgestellen und Integrationsämter.	Das SGB IX trifft Regelungen für behinderte und von Behinderung bedrohte Menschen, Regelungen zur Teilhabe von Menschen mit Behinderungen.
X	Verwaltungsverfahren und Sozialdatenschutz	–	Im SGB X finden sich Regelungen des sozialrechtlichen Verfahrens, des Schutzes der Daten sowie der Zusammenarbeit der Sozialleistungsträger untereinander.
XI	Soziale Pflegeversicherung	Pflegekassen	Das SGB XI beinhaltet Regelungen zur Pflegeversicherung.
XII	Sozialhilfe	Sozialämter	Im SGB XII finden sich Hilfen für den Einzelnen im Fall seiner Bedürftigkeit durch Leistungen der Sozialhilfe.

Bis in die 70er-Jahre des letzten Jahrhunderts war – seit Bestehen der Bundesrepublik – eine Vielzahl von Gesetzen im Sozialrecht entstanden mit der Folge, dass selbst Fachleute das Sozialrecht kaum noch überschauen konnten. Durch die Zusammenfassung einer Vielzahl von Spezialgesetzen in jeweils einem einheitlichen Werk, die man ab den 70er-Jahren in Angriff nahm, soll(te) das Sozialrecht sowohl für juristische Laien und Betroffene als auch für Fachleute besser zu erfassen sein, verständlicher werden. Die Einordnung von bestehenden Gesetzen in bestehende oder zusätzlich zu schaffende Sozialgesetzbücher ist aber heute immer noch nicht abgeschlossen. Langfristig auch in das SGB eingeordnet werden sollen z. B. das BEEG (Bundeselterngeld- und Elternzeitgesetz), das BKGG (Bundeskindergeldgesetz), das BAFöG (Bundesausbildungsförderungsgesetz) und weitere.

So umfangreich und vielfältig die sozialen Leistungen in unserem Sozialstaat auch sind, wie auch die vorangehende Übersicht über die Sozialgesetzbücher belegt, so lassen sie sich jedoch alle im Hinblick auf ihre Zielsetzungen und AdressatInnen 3 Kategorien bzw. Säulen zuordnen: der Sozialversicherung bzw. sozialen Vorsorge, der Versorgung bzw. sozialen Entschädigung und der Fürsorge bzw. sozialen Förderung (siehe Tabelle S. 18).

Wegen ihrer hohen Bedeutung bezeichnet man die Sozialversicherungen (die gesetzliche Krankenversicherung, die gesetzliche Unfallversicherung, die gesetzliche Rentenversicherung, die Arbeitslosenversicherung, die soziale Pflegeversicherung) auch als das „Rückgrat" der sozialen Sicherungssysteme.

Säulen der sozialen Sicherung		
Sozialversicherung/ soziale Vorsorge	**Versorgung/ soziale Entschädigung**	**Fürsorge/soziale Förderung und Sozialhilfe**
Soziale Vorsorge ist im Wesentlichen deckungsgleich mit dem der Sozialversicherungen. Die Sozialversicherungen dienen ja der Vorsorge von Verdienst- bzw. Einkommensausfall durch z. B. Alter, Arbeitslosigkeit, Invalidität, Krankheit, Mutterschaft, Pflegeabhängigkeit oder auch durch den Tod des Ernährers. Die Leistungen werden von den Beiträgen der Versicherten finanziert.	Darunter fallen staatliche Leistungen für Bürger, die entweder Opfer oder besondere Leistungen für die Gemeinschaft erbracht haben. Dazu gehören z. B. sowohl Entschädigungszahlungen an die Hinterbliebenen von Kriegsopfern wie auch die Beamtenversorgung. Die Leistungen werden aus Steuermitteln finanziert.	Leistungen, die dieser Kategorie zuzuordnen sind, sind solche, die besondere Belastungen oder Leistungsschwächen des Einzelnen ausgleichen sollen. Sie umfassen u. a. die Ausbildungsförderung, das Kindergeld, Leistungen der Kinder- und Jugendhilfe, das Wohngeld, die Grundsicherung für Arbeitssuchende, die Sozialhilfe. Die Leistungen werden aus Steuermitteln finanziert.

Dass eine solche Einordnung der Sozialversicherungen ihre Berechtigung hat, macht auch die nachfolgende Grafik (4) deutlich.

Sie zeigt, dass bei einer Gesamtsumme aller Sozialleistungen im Jahr 2018 in Höhe von 995,9 Milliarden € weit mehr als die Hälfte aller Sozialleistungen von den Sozialversicherungen getragen wurden.

G. Bäcker, Leiter des Instituts Arbeit und Qualifikation der Universität Duisburg, Essen, das interdisziplinäre und international vergleichende sozialwissenschaftliche Forschung in den Bereichen Beschäftigung, Arbeit- und Arbeitsgestaltung, Sozialsysteme und Bildung betreibt, resümiert: „Eine überragende Bedeutung im sozialen Sicherungssystem hat die Sozialversicherung: Mehr als die Hälfte (60,9 %) aller Sozialleistungen werden über die Sozialversicherung abgewickelt. Darunter befinden sich die Rentenversicherung mit einem Anteil von 30,3 % und die Krankenversicherung mit einem Anteil von 22,9 %. An dritter Stelle folgt die soziale Pflegeversicherung mit einem Anteil von 3,8 %. Die Charakterisierung des deutschen Sozialstaats als „Sozialversicherungsstaat" findet hier ihre empirische Bestätigung". (5)

Grafik 4: Struktur der Sozialleistungen nach Leistungsarten 2018*
In Mrd. Euro und in % aller Sozialleistungen

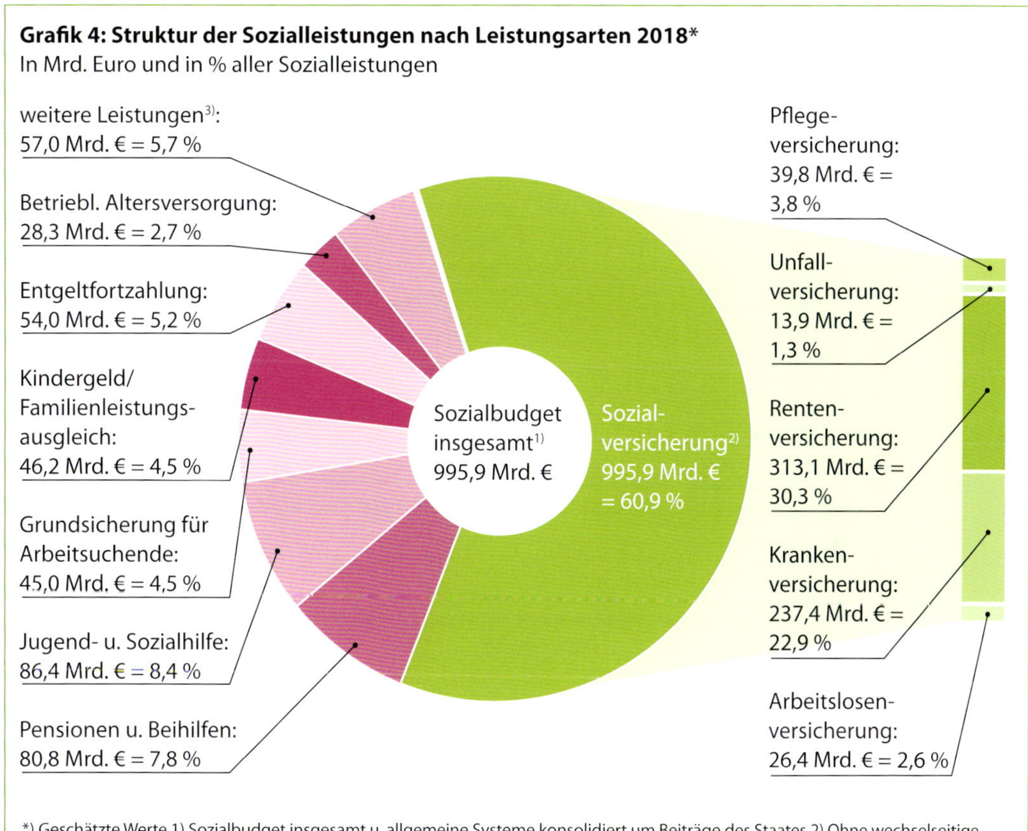

*) Geschätzte Werte 1) Sozialbudget insgesamt u. allgemeine Systeme konsolidiert um Beiträge des Staates 2) Ohne wechselseitige Verrechnung der einzelnen Institutionen. Summenbildung und isolierte Prozentuierung sind nicht möglich. 3) u. a. Wohngeld, BAföG, Elterngeld, PKV, Quelle: Bundesministerium für Arbeit und Soziales (2019), Sozialbudget–(Zahlenmaterial und Darstellungsart)

2.2 Grundprinzipien der Sozialversicherungen

Nachfolgend die Prinzipien, die den Sozialversicherungen, ihrer Gestaltung und ihren Ausrichtungen/Zielsetzungen, zugrunde liegen, die dafür sorgen, dass in einer Notlage dem Einzelnen wirkungsvoll beigestanden werden kann.

Die Versicherungspflicht

Große Teile der Bevölkerung unterliegen der Versicherungspflicht. Von den rund 83 Millionen Menschen in Deutschland waren Ende 2018 mehr als 73 Millionen in der GKV (gesetzlichen Krankenversicherung) versichert.

Mehr als die Hälfte aller Mitglieder der GKV (33,8 Millionen oder 59,6 Prozent) waren im Juli 2019 Pflichtmitglieder mit einem Einkommen bis 60.750 Euro im Jahr beziehungsweise 5.062,50 Euro im Monat (Versicherungspflichtgrenze 2019). Weitere sechs Millionen Menschen (10,6 Prozent) waren freiwillig versichert (6).

Arbeitnehmer mit einem beitragspflichtigen Jahreseinkommen über der Jahresarbeitsentgeltgrenze, die sich jährlich verändert (2018: 59.400 €), haben die Wahl, sich freiwillig bei einer gesetzlichen Krankenkasse oder einem privaten Krankenversicherer zu versichern.

Die Solidarität

Die zu versichernden Risiken werden von allen Versicherten gemeinsam getragen, und zwar unabhängig davon, wieviel die Versicherten an die Sozialversicherungen gezahlt haben. Durch diesen Ansatz soll ein Ausgleich geschaffen werden zwischen Jung und Alt, Singles und Familien, gut und weniger gut Verdienenden.

Die Beitragsfinanzierung

Die Finanzierung der Sozialversicherungen erfolgt mit den Beiträgen der Arbeitnehmer und Arbeitgeber.

Die Beitragshöhe richtet sich nach dem Bruttogehalt der Arbeitnehmer, wobei es aber eine Beitragsbemessungsgrenze gibt. Die Beitragsbemessungsgrenze ist eine Rechengröße im deutschen Sozialversicherungsrecht. Sie bestimmt, bis zu welchem Betrag das Arbeitsentgelt oder die Rente eines gesetzlich Versicherten für Beiträge der gesetzlichen Sozialversicherung herangezogen wird.

Zur Verdeutlichung ein fiktives Beispiel: Ein Arbeitnehmer verdient monatlich 5000,- € brutto, der Beitrag für die Krankenversicherung beträgt 14,6 % und für die Pflegeversicherung 2,55 %. Die Beiträge für die beiden Versicherungen werden nun aber nicht prozentual vom Bruttoverdienst (5.000,- €) berechnet, sondern vom Höchstbetrag, den die Beitragsbemessungsgrenze vorgibt: 4.687,50 €. Entsprechend würde der Beitrag für die Krankenversicherung 684,36 € betragen (4.687,50 € x 14,60 %) und der Beitrag für die Pflegeversicherung 119,53 € (4.687,50 x 2,55 %) (7).

Mit Ausnahme der Unfallversicherung, in die allein der Arbeitgeber einzahlt, zahlen Arbeitnehmer und Arbeitgeber in der Regel zu gleichen Anteilen (= paritätisch), die sich von Jahr zu Jahr ändern können, aber nicht zwangsläufig ändern, ein. In 2018 waren das für die Krankenversicherung jeweils 7,3 %, für die Rentenversicherung jeweils 9,3 % (Die Bemessungsgrenze der gesetzlichen Rentenversicherung liegt bei 7.100,- € bzw. 6.700,- € in den neuen Bundesländern), für die Arbeitslosenversicherung jeweils 1,5 % und für die Pflegeversicherung jeweils 1,275 %.

Bezogen auf die Rentenversicherung ist anzumerken, dass diese neben den Einzahlungen der Arbeitnehmer und Arbeitgeber erhebliche Bundeszuschüsse, also Steuermittel, braucht. Dies hängt u.a. mit der steigenden Lebenserwartung der Deutschen, einem gleichzeitigen Rückgang der Geburten und dadurch fehlenden Beiträgen in den Kassen der Sozialversicherung zusammen.

Die Freizügigkeit

Dieses Prinzip wurde innerhalb der Europäischen Union im Rahmen des Binnenmarktes eingeführt. Jeder Bürger kann sich in allen Mitgliedstaaten frei bewegen, aufhalten und arbeiten und genießt vergleichbare soziale Rechte.

Die Selbstverwaltung

Der Staat übergibt die Steuerungsaufgaben und Verantwortungsbereiche an die einzelnen Träger der Sozialversicherung. Unter Beteiligung von Arbeitnehmern und Arbeitgebern können sie diese selbstständig erfüllen.

Das Äquivalenzprinzip

Dieses Prinzip gilt bei der Rente und auch beim Arbeitslosengeld. Es bedeutet, dass sich die Leistungen für die Versicherten nach der Höhe der von ihnen in der Erwerbsphase eingezahlten Beiträge richten.

Die Wurzeln des Sozialstaates – ein Blick in die Geschichte

Wie oben schon ausgeführt, bezeichnet man die erste der drei Säulen des Sozialstaates, die Säule „Sozialversicherung / soziale Vorsorge" auch als das Rückgrat der sozialen Sicherungssysteme und hebt damit ihre besondere Bedeutung im Sozialstaat hervor. Es sind auch die Sozialversicherungen, die sozusagen den Grundstein für den Sozialstaat unserer Zeit gelegt haben, und zwar in einer Zeit, in der sozialstaatliches Handeln bzw. eine staatliche Sozialpolitik noch ganz und gar nicht als Aufgabe des Staates gesehen wurde, nicht zum allgemeinen Staatsverständnis gehörten, nämlich im 19. Jahrhundert.

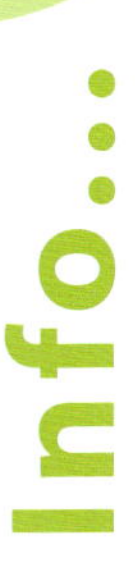

Prägend für das 19. Jahrhundert war die (von England ausgehende) Industrialisierung, die die Arbeitswelt mit technisch neuen Produktionsmöglichkeiten (grundlegend: die Verbesserung der Dampfmaschine durch James Watt im Jahr 1865) stark veränderte. An die Stelle von traditionellem Handwerk und Landwirtschaft sowie

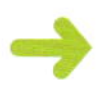

Wohn- und Schlafraum in der Manteuffelstraße 64 in Berlin. Während die Mutter Knallbonbons fertigt, müssen die beiden Kinder helfen. Raummaße: 4,00m lang, 2,75m breit, 2,60 m hoch. (8) ©akg-images, AKG61915

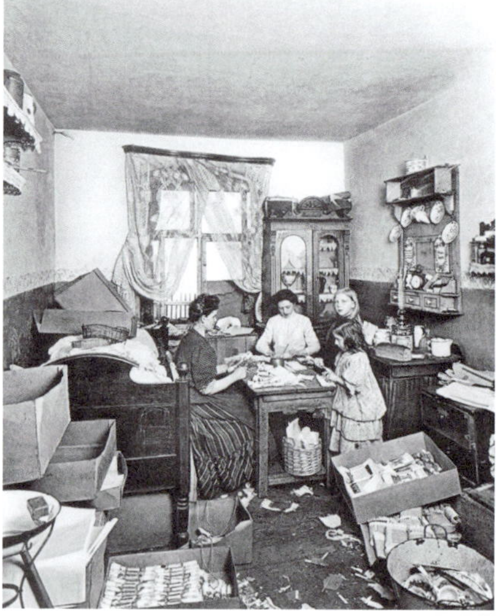

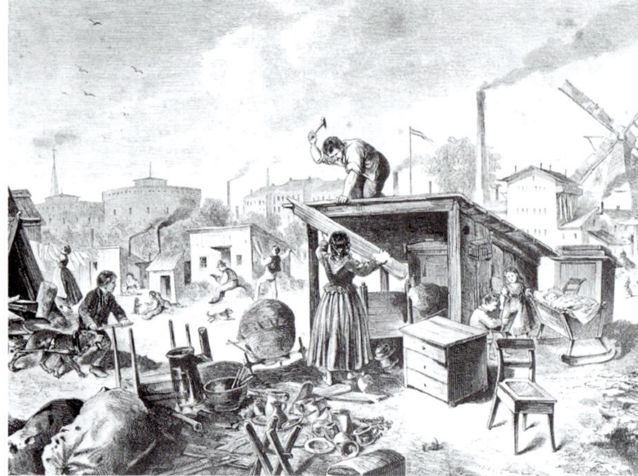

Elendsquartier der Obdachlosen in Berlin, Holzstich von Georg Koch, 1872. In den schnell wachsenden Industriestädten des 19. Jahrhunderts leben viele Menschen in erbärmlichen Verhältnissen. (9) © akg-images, AKG26724

von kleineren Manufakturbetrieben traten zunehmend größere Industrieanlagen und Fabriken.

In Deutschland wurde die Industrialisierung von einer Bevölkerungsexplosion begleitet. Die Arbeits- und Existenzbedingungen waren für einen Großteil der Bevölkerung, insbesondere für die Fabrikarbeiter in den Ballungszentren, sehr schlecht. „Nachdem sich in der Zeit zwischen 1850 und 1870 die Startphase der Industriellen Revolution vollzogen hatte, trat das Kaiserreich in die Phase der Hochindustrialisierung ein. Die Zentren der industriellen Produktion in Mittel- und Südwestdeutschland, um Berlin und vor allem im Ruhrgebiet wurden immer größer und ökonomisch dominanter. Hier fanden nicht nur die Überschüsse einer rasch wachsenden Bevölkerung Beschäftigung, die zwischen 1871 und 1910 von 41 auf 65 Millionen anstieg. Die Industrialisierung rief vielmehr auch eine enorme Mobilität hervor, denn viele Menschen zogen auf der Suche nach Arbeit – wenn sie nicht gleich nach Übersee auswanderten – vom Lande in die expandierenden industriellen Zentren. Ihre Beschäftigtenzahl zog Mitte der 1890er-Jahre mit der Landwirtschaft gleich und begann sie im frühen 20. Jahrhundert zu überflügeln. (…) Das „geborene Proletariat" (Hartmut Zwahr) erkannte immer deutlicher seine gemeinsamen sozialen und politischen Interessen, organisierte sich in Gewerkschaften, eigenen Konsum- und Bildungsvereinen sowie in der sozialdemokratischen Partei. Gewerkschaften bildeten sich mit unterschiedlichen weltanschaulichen Ausrichtungen." (10)

Der oben beschriebenen Entwicklung der Industrialisierung, ihrer sozialen und politischen Folgen wollte Otto von Bismarck, Reichskanzler im 1871 gegründeten Kaiserreich, Einhalt gebieten. Nachdem er zunächst ohne durchschlagenden Erfolg versucht hatte, mit Verboten der Organisierung der Arbeiter Einhalt zu gebieten, schlug er einen anderen Weg ein, nämlich die Einführung der Sozialversicherung, um die Soziale Frage zu lösen, die protestierenden Arbeiter mit dem Staat zu versöhnen. Entsprechend verkündete der Kaiser auch in einer sog. kaiserlichen Botschaft am 17. November 1881 (11):

„(…) dass die Heilung der sozialen Schäden nicht ausschließlich im Wege der Repression sozialdemokratischer Ausschreitungen, sondern gleichmäßig auf dem der positiven Förderung des Wohles der Arbeiter zu suchen sein werde. (…) In diesem Sinne wird zunächst der (…) Entwurf eines Gesetzes über die Versicherung der Arbeiter gegen Betriebsunfälle (…) einer Umarbeitung unterzogen, um die erneute Beratung vorzubereiten. Ergänzend (…) eine Vorlage, welche sich eine gleichmäßige Organisation des Krankenkassenwesens zur Aufgabe stellt. Aber auch diejenigen, welche durch Alter oder Invalidität erwerbsunfähig werden, haben (…) Anspruch auf ein höheres Maß staatlicher Fürsorge."

Bismarck selbst formulierte in seinen Erinnerungen:

„Mein Gedanke war, die arbeitenden Klassen zu gewinnen, oder soll ich sagen zu bestechen, den Staat als soziale Einrichtung anzusehen, die ihretwegen besteht und für ihr Wohl sorgen möchte". (12)

Den Plänen Bismarcks entsprechend wurden im letzten Drittel des 19. Jahrhunderts folgende Sozialversicherungen gesetzlich verankert:

Im Dezember 1884 – das Gesetz betreffend die Krankenversicherung der Arbeiter: Krankengeld ab dem 3. Tag, 50 Prozent bis zu 13 Wochen, ärztliche Behandlung, Arznei- und Hilfsmittel, Krankenhausbehandlung, Sterbegeld, Wöchnerinnenunterstützung (Mutterschaftshilfe).

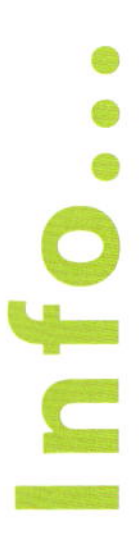

Die Beiträge tragen der Arbeitgeber zu 1/3 und der Arbeitnehmer zu 2/3.

Im Oktober 1885 – das Unfallversicherungsgesetz. Bei Betriebsunfällen: Unfallrenten ab der 14. Woche, Rentenhöhe abhängig vom jeweiligen Verdienst, medizinische Heil-

behandlung, Unfallverhütung: Beweispflicht des Verunglückten entfiel. Der Arbeitgeber zahlt 100 Prozent der Beiträge.

Im Januar 1891 - das Gesetz betreffend die Invaliditäts- und Altersversicherung: Übergangsgeld während medizinischer Heilbehandlung, Altersrenten ab dem 70. Lebensjahr, Invaliditätsrenten. Die Beiträge tragen zu gleichen Teilen Arbeitgeber und Arbeitnehmer.

Erst 9 Jahre nach Ende des Kaiserreiches (1918) in der dem Kaiserreich folgenden „Weimarer Republik" erfolgte dann die Einführung der Arbeitslosenversicherung (1927) und erst in „unseren Tagen", im Jahr 1995, die Einführung der Pflegeversicherung.

Anmerkungen zu 2.

(1) Schmidt, Manfred G., Der deutsche Sozialstaat, München 2012, S. 7

(2) BVerVfG 1, 97, https://www.servat.unibe.ch/dfr/bv001097.html), Zugriff am 03.02.2021

(3) BVerfGE 1, 159, nach Volker Neumann, Menschenwürde und Existenzminimum, https://edoc.hu-berlin.de/bitstream/handle/18452/2247/Neumann.pdf?sequence=1; Zugriff am 02.02.2021.

(4) Struktur der Sozialdaten nach Leistungsarten 2018, http://www.sozialpolitik-aktuell.de/files/sozialpolitik-aktuell/_Politikfelder/Finanzierung/Datensammlung/PDF-Dateien/abbII2_Thema_Monat_10_2019.pdf Zugriff am 03.02.2021

(5) ebenda, S. 3

(6) Verband der Ersatzkassen, Daten zum Gesundheitswesen: Versicherte; https://www.vdek.com/presse/daten/b_versicherte.htm Zugriff am 29.03.20)

(7) Ratgeber Geld, Beitragsbemessungsgrenze & Versicherungspflichtgrenze 2021, https://www.ratgeber-geld.de/beitragsbemessungsgrenze/ Zugriff am 03.02.2021

(8) Die industrielle Klassengesellschaft, in: https://www.bpb.de/geschichte/deutsche-geschichte/kaiserreich/139649/industrialisierung-und-moderne-gesellschaft, ©picture-alliance, ZB Zugriff am 25.09.2020

(9) Die Baracken der Obdachlosen in Berlin; https://www.akg-images.de/archive/Die-Baracken-der-Obdachlosen-in-Berlin-2UMDHUSQoXT.html Zugriff am 25.09.2020

(10) Kruse, Wolfgang, Industrialisierung und moderne Gesellschaft, in: https://www.bpb.de/geschichte/deutsche-geschichte/kaiserreich/139649/industrialisierung-und-moderne-gesellschaft

(11) Entnommen aus: Sozialpolitik – Ein Heft für die Schule, veröffentlicht auf Webseite des Ministers für Arbeit und Soziales. https://www.bmas.de/SharedDocs/Downloads/DE/PDF-Publikationen/a204-sozialgeschichte-arbeitsheft-aktuell.pdf?__blob=publicationFile&v=3 Zugriff am 25.09.2020

(12) Bismarck, Otto von: Gesammelte Werke (Friedrichsruher Ausgabe) 1924/1935, Band 9, S. 195/196. Nach: „Server lesen! Ein Taktiker erfand den Sozialstaat." https://www.server-lesen.de/streiflichter/ein-taktiker-erfand-den-sozialstaat.html Zugriff am 20.02.2020

Kapitel 3

Das Gesundheitswesen der Bundesrepublik Deutschland – strukturelle Merkmale

3.1 Die Rolle des Staates

Gesundheit ist für die Lebenslagen der Menschen ein sehr hohes Gut. Ihr Erhalt oder ihre Wiederherstellung sind für die Menschen von großer Bedeutung. Ein gewisses Maß an Gesundheit ist die Voraussetzung dafür, dass man am gesellschaftlichen, am sozialen Leben teilhaben kann, eigene Lebensvorstellungen, Wünsche und Bedürfnisse realisieren, sich selbst verwirklichen kann.

Über diese individuelle Bedeutung von Gesundheit hinaus sind Gesundheit und medizinische Versorgung mit der Entstehung der Industriegesellschaft im 19. Jahrhundert auch zu einem bedeutsamen politischen Thema geworden. Mit der Einführung der gesetzlichen Krankenversicherung durch Bismarck wurde der Staat in Bereichen tätig, für die er sich zuvor nicht zuständig sah. Seitdem aber gestaltet der Staat Gesundheitspolitik aktiv, u. a. durch Gesetze, durch Festlegung von Zuständigkeiten, Gründung von Institutionen.

Das ausgeprägte Engagement des Staates in der Gesundheitspolitik steht auch in direktem Zusammenhang mit dem Sozialstaatsgebot des Grundgesetzes, mit der durch das Grundgesetz gegebenen Verpflichtung, „… durch die Ausgestaltung des Rechts die Bedingungen für eine ausreichende soziale Sicherung und Versorgung seiner Bürger im Krankheitsfall zu schaffen." (1)

In der Praxis bedeutet dies, dass der Staat durch die Gesetzgebung(skompetenz) den gesetzlichen/rechtlichen Rahmen im Gesundheitswesen vorgibt/bestimmt. Da die Bundesrepublik Deutschland ein föderalistischer Staat ist, in dem die staatliche Macht aufgeteilt ist zwischen dem Bund und den Ländern, können Gesetze im Gesundheitswesen nicht nur auf der Ebene des Bundes, sondern auch auf der Ebene der 16 Bundesländer verabschiedet werden. Damit es hier nicht zu widersprüchlichen Gesetzen oder Blockaden zwischen dem Bund und den Ländern kommt, regelt das Grundgesetz, die Verfassung unseres Staates, welche Gesetze nur der Bund erlassen darf und welche die Länder. Vielfach aber sind Landesgesetze („nur") solche, die die Umsetzung und Konkretisierung von Bundesgesetzen beinhalten wie z. B. die Landeskrankenhausgesetze oder Landespflegegesetze.

Auch im Bereich der Verwaltung sind die Aufgaben zwischen dem Bund und den Ländern geteilt.

Oberste Verwaltungsbehörde für das Gesundheitswesen ist das Bundesministerium für Gesundheit (BMG). Seine Aufgabe ist die Vorbereitung und Erarbeitung von Gesetzen, von Rechtsverordnungen und Verwaltungsvorschriften im Gesundheitswesen und die Dienstaufsicht über Gesundheitsbehörden des Bundes, wie

- das Robert-Koch-Institut, das zuständig ist für die Erkennung, Verhütung und Bekämpfung von gefährlichen Krankheiten, insbesondere solchen, die einen hohen Verbreitungsgrad aufweisen (Pandemien),
- das Paul Ehrlich-Institut, das zuständig ist für die Arzneimittelsicherheit und Zulassung von Impfstoffen,
- das Deutsche Institut für Medizinische Dokumentation und Information, das insbesondere zuständig ist für medizinische Klassifikationen,
- die Bundeszentrale für gesundheitliche Aufklärung, die zuständig ist für gesundheitliche Aufklärung und Prävention,
- das Bundesinstitut für Arzneimittel und Medizinprodukte, das die Aufgabe hat, Arzneimittel zuzulassen, Risikobewertungen von Arzneimitteln und Medizinprodukten vorzunehmen,
- das Bundesversicherungsamt, das u. a. die Aufsicht über die Kranken- und Pflegekassen hat.

Oberste Verwaltungsbehörden auf der Länderebene sind in den 16 Bundesländern die jeweiligen Sozial- und Gesundheitsministerien. Sie müssen die Durchführung der Bundes- und Landesgesetze überwachen, ihnen sind die Landesgesundheitsämter sowie andere Landesbehörden unterstellt.

Im Bereich der Krankenhausversorgung sind die Länder zum einen selber Träger von Krankenhäusern (Universitätskliniken und Landeskrankenhäusern) und zum anderen gehört es zu ihren Aufgaben, „eine staatliche Krankenhausplanung durchzuführen und regelmäßig fortzuschreiben" sowie Investitionsförderprogramme für die in den Krankenhausplan aufgenommenen Krankenhäuser zu entwickeln (2).

3.2 Die Rolle der Verbände

Wenn auf Bundesebene Gesetze verabschiedet werden, ist es in der Regel die Aufgabe der Länder und/oder ihr nachgeordneter staatlicher Organe, solche Gesetze auszugestalten. Im Bereich des Gesundheitswesens gibt es in unserem Staat die Besonderheit, dass diese Aufgabe eben nicht staatliche Organe übernehmen, sondern die Verbände, sprich, die Kassenärztlichen Vereinigungen und die Krankenkassen.

Nach eigener Aussage (3) nimmt die KBV, die Kassenärztliche Bundesvereinigung, die Interessen der in ihr organisierten rund 172.000 freiberuflichen, in Praxen ambulant tätigen Ärzt:innen und Psychotherapeut:innen wahr, gibt sie diesen gegenüber Politik und Öffentlichkeit eine Stimme und bringt ihren Sachverstand in die gesundheitspolitische Diskussion ein. Mit den gesetzlichen Krankenkassen verhandelt sie über das Honorar der Ärzt:innen und Psychotherapeut:innen, Arzneimittelbudgets und Versorgungsverträge. Sie prüft auch die Abrechnungen der niedergelassenen Ärzt:innen und Psychotherapeut:innen und verteilt das von den Krankenkassen gezahlte, zur Verfügung stehende Honorar.

Niedergelassene Ärzt:innen sind solche Ärzt:innen, die von der zuständigen Kassenärztlichen Vereinigung ermächtigt wurden, ambulante ärztliche Behandlungen durchzuführen, sog. Vertragsärzt:innen. Ärzt:innen können auch außerhalb der vertragsärztlichen Versorgung tätig sein, dann allerdings nur als Privatärzt:innen, die auf private Rechnung behandeln. Privatpatienten können die Rechnungen dann bei den privaten Krankenversicherungen einreichen. Vertragsärzt:innen der gesetzlichen Krankenversicherungen behandeln auch Privatpatient:innen, die ihre Rechnung aber privat begleichen.

Mitglieder der Kassenärztlichen Bundesvereinigung sind die Kassenärztlichen Vereinigungen der 16 Bundesländer, wobei das Land Nordrhein-Westfalen zwei Vereinigungen hat, die Kassenärztliche Vereinigung Westfalen Lippe und die Kassenärztliche Vereinigung Rheinland.

Innerhalb der Krankenkassen unterschiedet man zwischen den gesetzlichen Krankenkassen, in denen fast 90 % der Bevölkerung versichert sind, und den privaten Krankenkassen, in denen nur Beamte, Selbstständige sowie Angestellte ab einem bestimmten Jahreseinkommen Mitglied sein können. Nur die Vertretungen der gesetzlichen Krankenkassen (105 insgesamt im Jahr 2020) sind Verhandlungspartner der Kassenärztlichen Vereinigungen der Länder bzw. des Gesamtverbandes auf Bundesebene.

Einerseits sind die Kassenärztlichen Vereinigungen also Interessenvertretungen ihrer Mitglieder, andererseits übernehmen sie als öffentlich – rechtliche Körperschaften – zusammen mit den Krankenkassen – Aufgaben, die ihnen durch Gesetz übertragen wurden, sind sie mittelbare Staatsverwaltung. Für den Staat ist diese Form der Einbindung der Verbände in hoheitliche Aufgaben, die Auslagerung von staatlichen Verwaltungsaufgaben, insofern von Vorteil als er Personal und Sachmittel für diese Aufgaben nicht (aus Steuermitteln) finanzieren muss, die Verbände dafür selber Sorge tragen müssen. Für die Verbände besteht der Vorteil darin, einen besonderen Einfluss auf die Ausgestaltung des Gesundheitssystems nehmen zu können.

Eine weitere, eine andere Besonderheit, die die Strukturen des deutschen Gesundheitssystems prägt, ist die sogenannte gemeinsame Selbstverwaltung der

Verbände (die Kassenärztliche Bundesvereinigung, die Kassenzahnärztliche Bundesvereinigung und die Deutsche Krankenhausgesellschaft) und der Kostenträger (Spitzenverband Bund der Krankenkassen). (4)

Eines der wichtigsten Gremien dieser Selbstverwaltung ist der Gemeinsame Bundesausschuss (5). Er ist zuständig für

- den Erlass von Richtlinien für die medizinische und pflegerische Versorgung,
- die Bewertung des Nutzens und der Wirtschaftlichkeit von Behandlungsmethoden (und damit die Definition des Leistungskatalogs der gesetzlichen Krankenversicherung),
- die Qualitätssicherung in der gesetzlichen Krankenversicherung.

Dem Beschlussgremium des Bundesausschusses gehören nach § 91 SGB V an: ein unparteiischer Vorsitzender, zwei weitere unparteiische Mitglieder, einem von der Kassenzahnärztlichen Bundesvereinigung, jeweils zwei von der Kassenärztlichen Bundesvereinigung und der Deutschen Krankenhausgesellschaft und fünf von dem Spitzenverband Bund der Krankenkassen benannten Mitgliedern.

Weil seine Beschlüsse für alle, für die Krankenkassen, die Leistungserbringer und die Versicherten, bindend sind, er also eine sehr einflussreiche Position hat, wird er häufig auch „kleiner Gesetzgeber" genannt (6)

Anmerkungen zu 3:

(1) Simon, Michael, Das Gesundheitssystem in Deutschland, Bern 2017, S. 70; vgl. auch Einführung zu diesem Kapitel.

(2) ebenda, S. 233

(3) Aufgaben der Kassenärztliche Vereinigung, https://www.kbv.de/html/432.php Zugriff am 07.02.2021

(4) Simon, Michael, a.a.O., S. 73

(5) Bundeszentrale für politische Bildung. Gesundheitspolitik. Organisationen und Institutionen der Selbstverwaltung. Stichwort: Gemeinsamer Bundesausschuss. https://www.bpb.de/politik/innenpolitik/gesundheitspolitik/72733/organisationen-und-institutionen Zugriff am 07.02.2021

(6) imon, Michael, a.a.O., S. 74

Kapitel 4

Leistungsträger und -erbringer im Gesundheitswesen

Leistungsträger und Leistungserbringer im Gesundheitswesen

Leistungen im Gesundheitswesen werden von öffentlichen, freigemeinnützigen und privaten (erwerbswirtschaftlich tätigen) Institutionen getragen und erbracht.

Träger

Träger sind der Bund, die Länder und die Gemeinden. Zu ihnen zählen auch die Sozialversicherungen, die aber nur in Teilbereichen wie im Bereich der Rehabilitation (Rentenversicherung) und der gesetzlichen Unfallversicherung eigene Einrichtungen betreiben. Der Bund unterhält mit Ausnahme der Bundeswehr, die Bundeswehrkrankenhäuser bereitstellt, keine Einrichtungen im Bereich der Krankenversorgung oder der Pflege. Gemeinden sind sowohl Träger von Krankenhäusern als auch von Einrichtungen der ambulanten oder stationären Pflege.

Eine bedeutende Rolle sowohl in der Krankenversorgung als auch in der Pflege haben die freien / gemeinnützigen Träger. Das sind Wohlfahrtsverbände (z.B. die Arbeiterwohlfahrt – AWO, die Caritas, die Diakonie, der deutsche Paritätische Wohlfahrtsverband), kirchliche Träger und private Träger. „Als privat gelten Unternehmen, Organisationen und Einzelpersonen, die Sach- und Dienstleistungen für die Krankenversorgung und Pflege zu erwerbswirtschaftlichen Zwecken erbringen und anbieten. (…). In den letzten 10 bis 15 Jahren hat die Bedeutung privater Träger insbesondere im Krankenhausbereich und in der Pflege deutlich zugenommen. Dazu haben insbesondere Privatisierungen kommunaler Krankenhäuser beigetragen, durch die sich Gemeinden und Kreise von wirtschaftlichen Risiken entlasten wollten." (1)

Leistungserbringer

Der Begriff „Leistungserbringer", wie er vorstehend verwendet wurde, ist einer, den der Gesetzgeber selber geprägt hat. Angebote der Leistungserbringer im Gesundheitswesen beziehen sich auf gesetzlich definierte Leistungen, wie sie im V. Sozialgesetzbuch beschrieben sind. Nach Kapitel 4, SGB V, gehören zu den Leistungserbringern

- Vertragsärzte (§§ 77 ff. SGB V)
- Krankenhäuser (§§ 107 ff. SGB V)
- Heilmittelerbringer (§§ 124 ff. SGB V)

Leistungserbringer
Erbringung von Leistungen in der gesundheitlichen Versorgung von Versicherten der Krankenkassen

Leistungserbringer

Vertrags(zahn)-ärzt:innen

Kranken-häuser

Heilmittel-erbringer

Heilmittel-erbringer

Apotheken

Sonst. Leistungs-bringer bspw. Krankentransport

- Hilfsmittelerbringer (§§ 126 ff. SGB V)
- Apotheken und pharmazeutische Unternehmer (§§ 129 ff SGB V)
- Sonstige Leistungserbringer (§§ 132 ff SGB V).

Das Gesundheitswesen als Wirtschaftsfaktor

Hinter den hier genannten ‚Erbringern' verbirgt sich eine Vielzahl von Menschen / von Berufsgruppen, die im Gesundheitswesen tätig sind. Dessen Bedeutung nimmt gesellschaftlich bzw. gesellschaftsökonomisch immer weiter zu. Der medizinische Fortschritt, ein stetig wachsender Markt an gesundheitsbezogenen Produkten, Dienstleistungen und Anbietern und eine immer weiterwachsende Nachfrage der Bevölkerung nach Gesundheitsleistungen haben dazu geführt, dass das Gesundheitswesen oder besser die Gesundheitswirtschaft zu einem bedeutsamen Wirtschaftssektor, „eine(r) Wachstumsbranche auf Expansionskurs" (3) geworden ist.

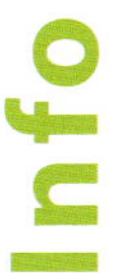

Im Gesundheitswesen arbeiten etwa 5,6 Millionen Menschen. Von 2000 bis 2020 hat die Zahl der Beschäftigten deutlich zugenommen. (4) „Zurückzuführen ist dieser positive Beschäftigungstrend vor allem auf das Wachstum der Beschäftigten in den Berufen der Altenpflege (+30.000 oder 5,05 Prozent) und in den anderen Berufen des Gesundheitswesens, wie bspw. Gesundheits- und Krankenpflege, Rettungsdienst und Geburtshilfe (+ 21.000), Arzt- und Praxishilfe (+ 7.000) sowie nichtärztliche Therapie und

Heilkunde (+4.000). Ein unterdurchschnittliches Beschäftigungswachstum gab es in Krankenhäusern (+21.000 oder +1,85 Prozent), und Arztpraxen (+8.000 oder + 1,17 Prozent), in Vorsorge- und Rehabilitationseinrichtungen ist die Zahl gleichgeblieben." (5)

Vorstehender Auszug aus einem Bericht des Bundesgesundheitsministeriums über die Beschäftigungszahlen im Gesundheitswesen im letzten Jahrzehnt hebt deutlich hervor, dass insbesondere in der Pflege – sowohl der Alten- als auch der Krankenpflege – hohe Beschäftigungszuwächse zu verzeichnen sind und hier in der ambulanten Pflege die Zuwächse noch größer sind als in der stationären und teilstationären Pflege.

4.1 Leistungserbringer „Vertragsärzt:innen" – Die medizinisch ambulante Versorgung

Die ambulante Versorgung in Deutschland umfasst medizinische und gesundheitsbezogene Leistungen, die in der Regel außerhalb von Krankenhäusern und anderen stationären (Pflege-) Einrichtungen erbracht werden, für die Patientinnen und Patienten, die nicht über Nacht in einer Versorgungseinrichtung bleiben. Sie werden von niedergelassenen, freiberuflich tätigen Ärzt:innen, Zahnärzt:innen, Psychotherapeut:innen, den Vertragsärzten nach §§ 77 ff, SGB V, und Fachkräften aus nicht ärztlichen Heilberufen nach §§ 124 ff, SGB V (Leistungen der Physiotherapie, der Stimm-, Sprech- und Sprachtherapie, der Ergotherapie, der Podologie oder der Ernährungstherapie) erbracht.

Die Sicherstellung der ambulanten medizinischen Versorgung obliegt den kassenärztlichen bzw. kassenzahnärztlichen Vereinigungen, in denen die Ärzt:innen Mitglieder sind und die den Ärzt:innen die Erlaubnis zur Niederlassung erteilen. Sie haben den gesetzlichen Auftrag, dafür zu sorgen, dass eine ambulante ärztliche und psychotherapeutische Versorgung für die gesetzlichen Krankenversicherten angemessen zur Verfügung steht.

Die meisten Menschen suchen bei gesundheitlichen Problemen zunächst einen niedergelassenen Arzt oder eine niedergelassene Ärztin, in der Regel ihre Hausärztin/ihren Hausarzt, auf. Die hausärztliche Versorgung wird von Allgemeinärzt:innen und praktischen Ärzt:innen sowie von Internist:innen ohne Fachgebietsbezeichnung (vgl. Ausführungen zu Fachärzt:innen unten) und Kinderärzt:innen übernommen. Niedergelassene Ärzt:innen leisten in Deutschland – anders als in anderen Ländern – einen Großteil der medizinischen Versorgung. Hier werden Untersuchungen/Diagnostiken und Behandlungen durchgeführt, Arznei-, Heil-

und Hilfsmittel verordnet. Neben Einzelpraxen gibt es in Deutschland zunehmend Gemeinschaftspraxen, in denen mehrere Ärzt:innen sowie häufig auch Fachkräfte aus nichtärztlichen Heilberufen ihre Leistungen anbieten. In bestimmten Fällen können ambulante Leistungen aber auch von Krankenhäusern erbracht werden, beispielsweise ambulante Operationen, vor- oder nachstationäre Behandlungen.

Bei besonderen Problemen überweisen die Hausärztinnen und Hausärzte an andere Leistungserbringer im Gesundheits- und Sozialwesen, z. B. an Krankenhäuser und auch nichtärztliche Berufsgruppen (sog. Heilmittelerbringer, s. o.), vor allem aber auch an Fachärztinnen/Fachärzte.

Fachärzt:inne sind Ärzt:innen mit einer besonderen Zusatzausbildung in einem medizinischen Fachgebiet. Nach ihrem abgeschlossenen Studium arbeiten ausgebildete Mediziner:innen zunächst als Assistenzärzt:innen. Im Rahmen der Assistenzarztzeit müssen sie sich dann für eine der Facharztrichtungen entscheiden. In der Regel dauert die Facharztausbildung 5–6 Jahre.

Während es für ausgebildete Zahnmediziner:innen nur wenige Fachrichtungen gibt, in denen sie sich zum Facharzt/Fachärztin weiterbilden können – Facharzt/Fachärztin für Oralchirurgie und Facharzt/Fachärztin für Kieferorthopädie – sind die Möglichkeiten für andere Mediziner:innen vielfältig.

Nach der Weiterbildungsordnung der Bundesärztekammer (6) existieren 34 Facharztrichtungen in Deutschland, wobei, wie auch untenstehende Übersicht zeigt, einzelne Fachrichtungen noch zusätzlich Schwerpunkte ausweisen können.

Facharzt/Fachärztin – Übersicht (7)

Medizinische Fachgebiete – Facharzt/Fachärztin bzw. Berufsbezeichnung	Spezielle Fachgebiete/Mögliche Schwerpunkte, die über zusätzliche, auf den Facharzt/Fachärztin aufbauende Weiterbildungen erworben werden können
Facharzt/Fachärztin für Allgemeinmedizin – Allgemeinarzt/Allgemeinärztin (Hausarzt/Hausärztin)	
Facharzt/Fachärztin für Anästhesiologie – Anästhesist/Anästhesistin	
Facharzt/Fachärztin für Anatomie	
Facharzt/Fachärztin für Arbeitsmedizin – Arbeitsmediziner/Arbeitsmedizinerin	
Facharzt/Fachärztin für Augenheilkunde – Augenarzt/Augenärztin	
Facharzt/Fachärztin für Biochemie	
Facharzt/Fachärztin für Chirurgie – Chirurg/Chirurgin	Gefäßchirurgie · Thoraxchirurgie · Unfallchirurgie · Visceralchirurgie
Facharzt/Fachärztin für diagnostische Radiologie	Kinderradiologie · Neuroradiologie
Facharzt/Fachärztin für Frauenheilkunde und Geburtshilfe – Frauenarzt/Frauenärztin	
Facharzt/Fachärztin für Hals-Nasen- und Ohrenheilkunde – Hals-Nasen-Ohrenarzt/Hals-Nasen-Ohrenärztin	
Facharzt/Fachärztin für Haut- und Geschlechtskrankheiten – Hautarzt/Hautärztin	
Facharzt/Fachärztin für Herzchirurgie – Herzchirurg/Herzchirurgin	Thoraxchirurgie
Facharzt/Fachärztin für Humangenetik	
Facharzt/Fachärztin für Hygiene und Umweltmedizin	
Facharzt/Fachärztin für Innere Medizin – Internist/Internistin	Angiologie · Endokrinologie · Gastroenterologie · Hämatologie und Internistische Onkologie · Kardiologie · Nephrologie · Pneumologie · Rheumatologie
Facharzt/Fachärztin für Kinderchirurgie – Kinderchirurg/Kinderchirurgin	
Facharzt/Fachärztin für Kinderheilkunde – Kinderarzt/Kinderärztin	Kinderkardiologie · Neonatologie
Facharzt/Fachärztin für Kinder- und Jugendpsychiatrie und -psychotherapie	

Facharzt/Fachärztin für Klinische Pharmakologie – Klinischer Pharmakologe/ Pharmakologin	
Facharzt/Fachärztin für Laboratoriumsmedizin – Laborarzt/Laborärztin	
Facharzt/Fachärztin für Mikrobiologie und Infektionsepidemiologie	
Facharzt/Fachärztin für Mund-Kiefer-Gesichtschirurgie – Mund-Kiefer-Gesichtschirurg/Mund-Kiefer-Gesichtschirurgin	
Facharzt/Fachärztin für Nervenheilkunde – Nervenarzt/ Nervenärztin	
Facharzt/Fachärztin für Neurochirurgie – Neurochirurg/ Neurochirurgin	
Facharzt/Fachärztin für Neurologie – Neurologe/Neurologin	
Facharzt/Fachärztin für Neuropathologie – Neuropathologe/Neuro-pathologin	
Facharzt/Fachärztin für Nuklearmedizin – Nuklearmediziner/ Nuklearmedizinerin	
Facharzt/Fachärztin für Öffentliches Gesundheitswesen	
Facharzt/Fachärztin für Orthopädie – Orthopäde/Orthopädin	Rheumatologie
Facharzt/Fachärztin für Pathologie – Pathologe/Pathologin	
Facharzt/Fachärztin für Pharmakologie und Toxikologie	
Facharzt/Fachärztin für Phoniatrie und Pädaudiologie	
Facharzt/Fachärztin für Physikalische und Rehabilitative Medizin	
Facharzt/Fachärztin für Physiologie	
Facharzt/Fachärztin für Plastische Chirurgie	
Facharzt/Fachärztin für Psychiatrie und Psychotherapie – Psychiater/Psychiaterin und Psychotherapeut/ Psychotherapeutin	
Facharzt/Fachärztin für Psychotherapeutische Medizin	
Facharzt/Fachärztin für Rechtsmedizin – Rechtsmediziner/ Rechtsmedizinerin	
Facharzt/Fachärztin für Strahlentherapie	
Facharzt/Fachärztin für Transfusionsmedizin – Transfusionsmediziner/Transfusionsmedizinerin	
Facharzt/Fachärztin für Urologie – Urologe/Urologin	

Nach § 3 der Weiterbildungsordnung können Fachärzte und Fachärztinnen im Rahmen ‚fakultativer Weiterbildungen' noch weitere, zusätzliche Kenntnisse in bestimmten Untersuchungs- und Behandlungsmethoden in ihren Gebieten erwerben und sich diese bescheinigen lassen. Gegenstände solcher Weiterbildungen sind z. B. Spezielle Hals-Nasen-Ohren-Chirurgie, Spezielle orthopädische Chirurgie und auch Klinische Geriatrie für Fachärzte und Fachärztinnen der Allgemeinmedizin, der Inneren Medizin, Nervenheilkunde, der Neurologie, der Psychiatrie und Psychotherapie. Aber: eine Facharztausbildung in der Fachrichtung Geriatrie existiert auf Bundesebene bislang noch nicht, lediglich in Form einer Weiterbildung wird den o. g. ausgewählten Fachärzten und Fachärztinnen die Möglichkeit geboten, zusätzlich Fachkenntnisse in der Geriatrie zu erwerben. Nur in den Bundesländern Berlin, Brandenburg, Sachsen-Anhalt ist die Geriatrie als Schwerpunkt in der Inneren Medizin anerkannt.

Information

Was ist Geriatrie?

Die Zunahme älterer Menschen ist ein bedeutsamer Bestandteil des demografischen Wandels, der Veränderung der Bevölkerungszusammensetzung, in Deutschland. Die über 65jährigen stellen einen immer größer werdenden Anteil der Bevölkerung dar. Seit 1991 stieg ihre Zahl von 12 Millionen auf 17,9 Millionen im Jahr 2018 oder anders formuliert von 15 % im Jahr 1991 auf 22 % im Jahr 2018. Jede zweite Person in Deutschland ist heute älter als 45 und jede fünfte Person älter als 66 Jahre. (8)

Dieser demografische Wandel führt dazu, dass in allen Fachgebieten der Medizin immer mehr alte Menschen behandelt werden. Die Geriatrie, auch Altersmedizin genannt, widmet sich den körperlichen, geistigen, funktionalen und sozialen Aspekten in der Versorgung von akuten und chronischen Krankheiten, der Rehabilitation und Prävention alter Patientinnen und Patienten. Die Mehrzahl der Patientinnen und Patienten, die die geriatrische Medizin in Anspruch nehmen, gehört der Altersgruppe über 80 Jahre an. Diese Personengruppe weist einen hohen Grad an Gebrechlichkeit und Multimorbidität auf. Eine Herausforderung für diejenigen Mediziner, die (sehr) alte Menschen behandeln, ist deshalb die häufig notwendig werdende Koordination unterschiedlicher medizinischer Bereiche, von Ärzt:innen und Therapeuten und anderer Hilfsangebote.

„Ein typisches Beispiel für (..) Multimorbidität wäre eine hochbetagte Person, die an Herz- und Nierenschwäche sowie schweren Gelenkschmerzen leidet. Zusätzlich lässt noch die geistige Fitness deutlich nach. Kommt es nun zu einem Sturz und einem Knochenbruch, kann dies überaus komplexe Auswirkungen auf die Gesamtgesundheit des Patienten haben. Im schlimmsten Fall kann der Sturz Auslöser einer Kettenreaktion werden. Nicht nur, dass der Patient zukünftig auf Hilfe im Alltag angewiesen ist, um zu essen, sich an- und auszuziehen oder zu waschen. Gleichzeitig wächst auch die Wahrscheinlichkeit für weitere Komplikationen wie erneute Stürze, Mangelernährung oder Infektionen durch unzureichende Hygiene." (9)

4.2 Leistungserbringer Krankenhäuser und Heilmittelerbringer – Die medizinisch stationäre Versorgung

Der (gesetzliche) Auftrag von Krankenhäusern

Unter dem Begriff der medizinisch stationären Versorgung werden alle Krankenhäuser erfasst, „Einrichtungen, in denen durch ärztliche und pflegerische Hilfeleistung Krankheiten, Leiden oder Körperschäden festgestellt, geheilt oder gelindert werden sollen oder Geburtshilfe geleistet wird und in denen die zu versorgenden Personen untergebracht und verpflegt werden können", wie es in § 2, 1. des KHG (Krankenhausfinanzierungsgesetz) (10) heißt.

Für Krankenhäuser, die die Versicherten der Gesetzlichen Krankenversicherung in Anspruch nehmen wollen – wie bereits ausgeführt, sind ca. 90 % aller Versicherten gesetzlich versichert – sind die Anforderungen sogar noch differenzierter/höher als im oben zitierten § 2 KHG. So gibt § 107 Abs. 1 des SGB V (11) vor, dass als Krankenhäuser zur Versorgung der Versicherten der Gesetzlichen Krankenversicherung nur solche Einrichtungen anerkannt sind,

- die der Krankenhausbehandlung oder Geburtshilfe dienen,
- die fachlich-medizinisch unter ständiger ärztlicher Leitung stehen,
- die über ausreichende, ihrem Versorgungsauftrag entsprechende diagnostische und therapeutische Möglichkeiten verfügen,
- die nach wissenschaftlich anerkannten Methoden arbeiten,
- die mithilfe von jederzeit verfügbarem ärztlichem, Pflege-, Funktions- und medizinisch-technischem Personal darauf eingerichtet sind,

- die vorwiegend durch ärztliche und pflegerische Hilfeleistung Krankheiten der Patient:innen erkennen, heilen, ihre Verschlimmerung verhüten und Krankheitsbeschwerden lindern oder Geburtshilfe leisten,
- und in denen Patient:innen untergebracht und verpflegt werden können.

Grundsätzlich wird unterschieden zwischen „Allgemeinkrankenhäusern" und „sonstigen Krankenhäusern". Zur ersten Gruppe zählen nach § 107 SGB V alle Krankenhäuser, die nicht ausschließlich psychiatrische und/oder neurologische Betten vorhalten, entsprechend werden mit dem Begriff „sonstige Krankenhäuser" die Kliniken erfasst, die ausschließlich psychiatrische und/oder neurologische Betten vorhalten, sowie reine Tages- und Nachtkliniken, in denen Patienten teilstationär versorgt werden.

Nicht einbezogen in den Begriff Krankenhaus sind Vorsorge- und Rehabilitations-einrichtungen, die der Krankheitsvorsorge (Kurkliniken) und/oder rehabilitativen Versorgung zum Beispiel im Rahmen einer sog. Anschlussheilbehandlung nach einem Krankenhausaufenthalt dienen.

Träger von Krankenhäusern können sein:

- kommunale Träger (Städte, Kreise), auch öffentliche Träger genannt,
- die Länder der Bundesrepublik – sie tragen die Universitätskliniken und psychiatrischen (Landes-) Krankenhäuser,
- der Bund – er trägt aber ausschließlich die Bundeswehrkrankenhäuser,
- private (Träger) – bedeutsam sind hier Klinikketten, wie z. B. die Helios Kliniken. Aber auch kleinere, sog. Belegkrankenhäuser zählen dazu. Das sind solche Krankenhäuser, die von niedergelassenen Ärztinnen und Ärzt:innen betrieben werden und nur eine geringe Anzahl von Betten haben,
- freigemeinnützige (Träger) – Sie verfolgen mit dem Betrieb von Einrichtungen wie Krankenhäusern religiöse, humanitäre oder soziale Zwecke wie z. B. die Wohlfahrtsverbände Diakonie oder Caritas.

Strukturelle Merkmale der stationären Versorgung

Der Sicherstellungsauftrag der Länder

Verantwortlich dafür, dass es genügend Krankenhäuser gibt, die Krankenhausversorgung der Bürger flächendeckend gewährleistet ist, sind die einzelnen Bundesländer. Sie haben einen sog. Sicherstellungsauftrag, der sich aus dem Sozialstaatsgebot des Grundgesetzes (s. Ausführungen dazu oben) ergibt. Für Soziale Gerechtigkeit und Soziale Sicherung zu sorgen ist nach dem Grundgesetz eine Pflichtaufgabe unseres Staates. Soziale Sicherung will die Folgen der größten Risiken im Leben des Menschen, wie Krankheit, Alter und Pflegebedürftigkeit, Unfall und Arbeitslosigkeit, auffangen. Die Sorge des Staates für seine Bürger bei Eintritt der hier genannten Risiken, also in Lebenslagen, in denen sie der Hilfe bedürfen, wird häufig auch mit dem Begriff der Daseinsvorsorge zusammengefasst. Der Staat, in seiner Vertretung die Bundesländer, muss also im Rahmen der Daseinsvorsorge dafür Sorge tragen, dass eine bedarfsgerechte Krankenhausversorgung gewährleistet ist. „Die Länder als Träger des staatlichen Sicherstellungsauftrages sind darum verantwortlich dafür, dass eine ausreichende Zahl leistungsfähiger Krankenhäuser in erreichbarer Nähe vorhanden ist." (12) Dies bedeutet nicht, dass der Staat selber Krankenhäuser betreiben muss, wohl aber, dass er die Bedingungen dafür schaffen muss, dass anderen Trägern der Betrieb ermöglicht wird.

Im Rahmen der hier beschriebenen staatlichen Verantwortung betreiben die Länder die sog. Krankenhausplanung. Sie ermitteln in den verschiedenen Regionen den Bedarf an Krankenhausleistungen und nehmen die zur Deckung des Bedarfes geeigneten Krankenhäuser in einen Krankenhausplan auf. Nur Krankenhäuser, die in einem solchen Plan verzeichnet sind, haben einen Anspruch auf staatliche Investitionen, auf Gelder für bauliche Maßnahmen, Neubauten und Sanierungsmaßnahmen – eine unabdingbare Voraussetzung für den Betrieb von Krankenhäusern. Die Kosten des laufenden Krankenhausbetriebes sind Angelegenheit der Benutzer und ihrer Sozialleistungsträger, der Krankenkassen.

Die Selbstverwaltung

Wie schon in den vorangehenden Ausführungen dargelegt, gibt es im deutschen Gesundheitswesen die Besonderheit der sogenannten gemeinsamen Selbstverwaltung der Verbände (die Kassenärztliche Bundesvereinigung, die Kassenzahnärztliche Bundesvereinigung und die Deutsche Krankenhausgesellschaft) und der Kostenträger (Spitzenverband Bund der Krankenkassen). Diese gemeinsame Selbstverwaltung existiert auch bezogen auf den Krankenhausbereich. „Auf Landesebene wird die gemeinsame Selbstverwaltung von den Landesverbänden der Gesetzlichen Krankenversicherung und der privaten Krankenversicherung auf der einen und der Landeskrankenhausgesellschaft auf der anderen Seite gebildet, auf der Bundesebene von der Deutschen Krankenhausgesellschaft (DGK) und den Spitzenverbänden der GKV und PKV." (13)

Leistungen von Krankenhäusern

Entsprechend dem zu Beginn dieses Kapitels beschriebenen Auftrag von Krankenhäusern, wie er sich aus dem Gesetz ergibt (s. § 2 des Krankhausfinanzierungsgesetzes (KHG) und § 107 Abs. 1 des SGB V), bieten Krankenhäuser ein breites Spektrum an Leistungen an, die nach Art und Schwere der Erkrankung medizinisch notwendig sind (§ 39 Abs. 1 SGB V). ... Welche Leistungen welches Krankenhaus (an-) bieten muss, richtet sich danach, zu welchem Versorgungsauftrag es sich verpflichtet hat.

In den oben erwähnten Krankenhausplänen, den die Länder im Rahmen der ihnen gesetzlich auferlegten Krankenhausplanung erstellen, werden für die hier beschriebenen Versorgungsregionen (Kreise, kreisunabhängige Großstädte) Krankenhäuser Versorgungsstufen zugeordnet, wobei Definition und Zahl der Versorgungsstufen in den Ländern unterschiedlich ausfallen. Zumeist aber werden die im KHG benannten 4 Versorgungsstufen angewendet, wie sie nachfolgend beschrieben werden (14). Demnach gibt es:

- Krankenhäuser der Grundversorgung (Versorgungsstufe 1). Sie bieten eine Grundversorgung in den Bereichen ‚Innere Medizin' und ‚Allgemeine Chirurgie' an.
- Krankenhäuser der Regelversorgung (Versorgungsstufe 2). Sie betreiben über die Grundversorgung hinaus weitere Fachabteilungen, meistens für Gynäkologie und Geburtshilfe sowie Abteilungen für Hals-, Nasen-, Ohren-Heilkunde, Augenheilkunde oder Orthopädie.
- Krankenhäuser der Schwerpunktversorgung (Versorgungsstufe 3). Diese Krankenhäuser haben noch weitere Fachabteilungen wie z. B. Neurologie und Pädiatrie und sind in der Regel auch überregional ausgerichtet.
- Krankenhäuser der Maximalversorgung oder Zentralversorgung (Versorgungsstufe 4). Häufig sind es Universitätskliniken, die dieser Versorgungskategorie zuzuordnen sind. Sie verfügen über ein differenziertes Leistungsspektrum in den Bereichen Diagnostik und Therapie, führen auch Behandlungen bei seltenen oder schweren Erkrankungen durch.

Zur Krankenhausbehandlung gehören nach § 39 Abs. 1 SGB V alle Leistungen, die nach Art und Schwere der Erkrankung medizinisch notwendig sind, „insbesondere ärztliche Behandlung (§ 28 Abs. 1), Krankenpflege, Versorgung mit Arznei-, Heil- und Hilfsmitteln, Unterkunft und Verpflegung". (15) Dabei gilt, dass sich dieser Anspruch nur auf Leistungen erstreckt, zu denen sich das Krankenhaus im Rahmen des von ihm übernommenen Versorgungsauftrages verpflichtet hat. Es liegt auf der Hand, dass ein Krankenhaus der Grundversorgung keinen Patienten mit einer

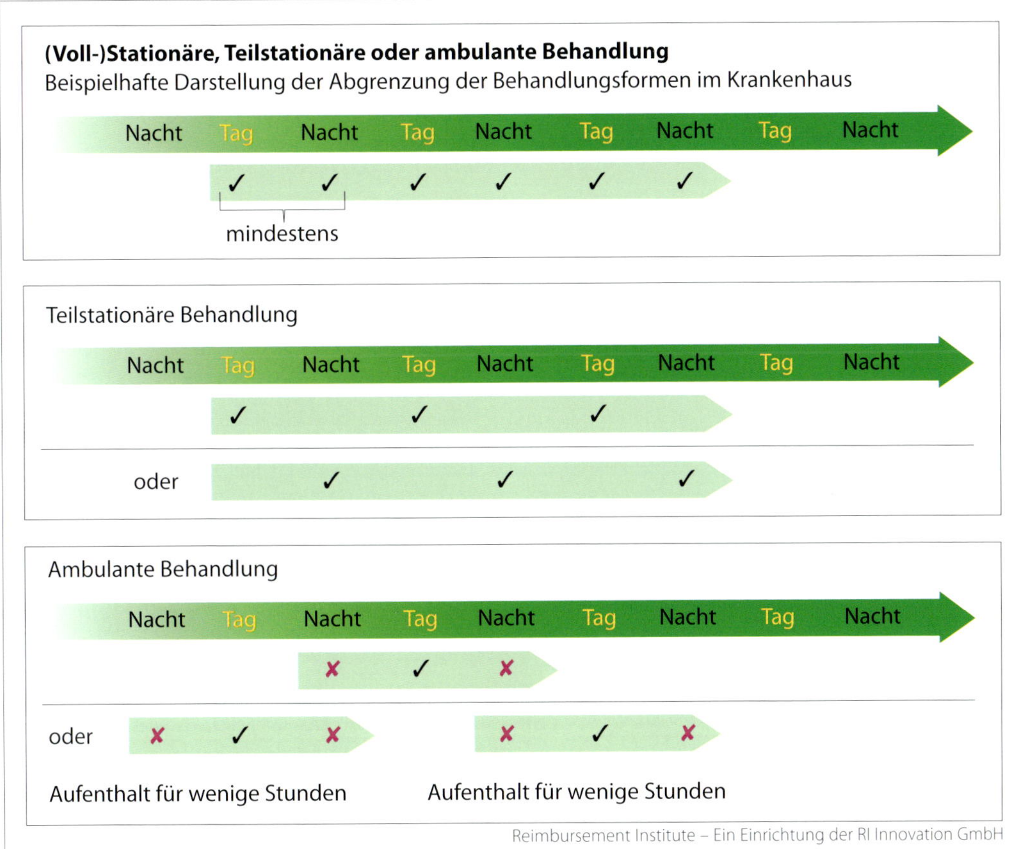

sehr seltenen Krankheit oder ein schwer verletztes Unfallopfer versorgen kann, in solchen Fällen nach der ggfs. notwendigen Erstversorgung eine Überweisung in ein Krankenhaus der Schwerpunkt- bzw. Zentralversorgung erfolgen würde.

Die Einweisung in ein Krankenhaus erfolgt in der Regel durch den niedergelassenen Vertragsarzt. Für die vollstationäre Aufnahme muss darüber hinaus aber noch ein Krankenhausarzt die Notwendigkeit einer Krankenhausbehandlung feststellen.

Die Behandlung von Patient:innen in Krankenhäusern kann in verschiedenen Formen erfolgen: vollstationär, teilstationär und ambulant sowie vor- und nachstationär, wie auch das Schaubild oben (16) verdeutlicht.

Wie das Schaubild ausweist, ist eine Behandlung vollstationär, wenn ein Patient stationär aufgenommen wurde und ihm während der Behandlung Unterkunft und Verpflegung über mindestens einen Tag und eine Nacht gewährt wird. Verlässt ein vollstationär aufgenommener Patient das Krankenhaus noch am gleichen Tag, gilt er als „Stundenfall" oder „Tagesfall", was für die Abrechnung der Behandlung relevant ist.

Teilstationär ist eine Behandlung im Krankenhaus, wenn der Aufenthalt zwar Unterkunft und Verpflegung einschließt, aber nur an Tagen oder in Nächten erfolgt. Insbesondere in der psychiatrischen Versorgung ist diese Versorgungsform häufiger anzutreffen.

Die ambulante Behandlung im Krankenhaus, eine Behandlung ohne Unterkunft und Verpflegung, findet eher selten statt. Unter bestimmten Voraussetzungen können Krankenhäuser bzw. Krankenhausärzte dafür aber die Genehmigung erhalten. So z. B., wenn – wie es der Gemeinsame Bundesausschuss festgelegt hat – spezielle fachärztliche, hoch spezialisierte Leistungen angeboten werden bei seltenen Erkrankungen oder Erkrankungen mit besonderen Verläufen. (17)

Dem Bereich der ambulanten Behandlung werden auch solche Behandlungen zugeordnet, die vor- oder nachstationär erfolgen. Den Patient:innen werden alle medizinisch notwendigen Leistungen zuteil, aber ohne Unterkunft und Verpflegung. „Vorstationäre Behandlung ist zulässig, um die Erforderlichkeit einer vollstationären Behandlung abzuklären oder diese vorzubereiten. Nachstationäre Behandlung soll im Anschluss an eine vollstationäre Behandlung dazu dienen, den Behandlungserfolg zu sichern oder zu festigen." (18).

Innere Organisation der Krankenhäuser

Ein Krankenhaus besteht in der Regel aus verschiedenen Fachabteilungen. Fachabteilungen sind Abteilungen eines Krankenhauses, die räumlich und personell abgegrenzt, für die stationäre Behandlung von Erkrankungen bestimmter Fachgebiete zuständig sind und von Fachärzten mit entsprechender Schwerpunktbezeichnung geleitet und betreut werden. Einige davon haben eigene Stationen mit Betten, andere dienen vorrangig diagnostischen Zwecken, so dass die Patienten des Krankenhauses in ihren Räumlichkeiten ambulant untersucht werden können.

Grundsätzlich gibt es in Allgemeinkrankenhäusern folgende Fachabteilungen/Stationen (19):

- Allgemeinchirurgie
  Die Allgemeinchirurgie übernimmt alle Operationen, für die es im entsprechenden Krankenhaus keine eigene Abteilung wie eine Thorax- oder Gefäßchirurgie gibt. Bei sehr speziellen chirurgischen Eingriffen ist oftmals

die Überführung in ein Krankenhaus mit einer entsprechenden Spezialabteilung notwendig, etwa Herzchirurgie oder Plastische Chirurgie.

- Anästhesiologie und Intensivmedizin
  Narkoseärzte (Anästhesiologen) arbeiten meistens im Hintergrund und sind für lokale Anästhesien und Vollnarkosen zuständig. Sie sind in der Notfall- und Intensivmedizin unersetzlich und sind auch bei einer Schmerztherapie die richtigen Ansprechpartner.

- Angiologie
  Die Angiologie befasst sich mit den Erkrankungen des Kreislauf- und Gefäßsystems. Dazu zählen nicht nur Arterien und Venen, sondern auch die Lymphgefäße. Erkrankungen, die in diese Fachabteilung fallen, sind Thrombosen, Embolien, Krampfaderleiden und die Behandlung von Aneurysmen.

- Ophthalmologie
  Die Augenheilkunde ist ähnlich speziell wie die Zahnheilkunde, da sie sich nur mit dem Sehorgan und seiner Umgebung befasst. Oftmals findet sich bei Kliniken mit einer eigenen Abteilung für Augenheilkunde noch eine weitere Unterteilung in eine Unterabteilung für Erkrankungen des vorderen und eine weitere für Erkrankungen des hinteren Augenabschnittes. Im ersteren Fall werden beispielsweise Grauer Star und Hornhautanomalien behandelt, im letzteren vor allem Erkrankungen der Netzhaut.

- Dermatologie und Venerologie
  Haut- und Geschlechtskrankheiten werden in einer Fachabteilung zusammengefasst, da die Mehrzahl der venerologischen Erkrankungen zu Hautveränderungen an den Geschlechtsorganen und ihrer Umgebung führt. Darüber hinaus ist die Dermatologie für allergische Erkrankungen der Haut, Hautkrebs, Gürtelrose oder Warzenbehandlung zuständig.

- Endokrinologie
  Endokrinologie ist die Lehre von den hormonbildenden Drüsen. Hauptarbeitsgebiete sind Schilddrüsenerkrankungen, Diabetes sowie Erkrankungen von Nebenschilddrüsen, Nebennieren oder der Keimdrüsen.

- Frauenheilkunde und Geburtshilfe
  Die Frauenheilkunde befasst sich mit allen Frauenleiden von Menstruationsstörungen bis zu Krebserkrankungen. Eine wichtige Rolle spielt zudem die Geburtshilfe.

- Gastroenterologie
  Gastroenterologie beschäftigt sich vor allem mit Diagnostik, Therapie und Prävention von Erkrankungen des Magen-Darm-Traktes einschließlich Leber, Galle und Pankreas. Eine große Rolle spielen dabei Infektionen und chronisch-entzündliche Darmerkrankungen wie Morbus Crohn und Colitis ulcerosa.

- Geriatrie
  Die Altersmedizin oder Geriatrie spielt im Gesundheitssystem eine wachsende Rolle. Sie befasst sich mit alterstypischen Erkrankungen wie Senilität, Demenz, Parkinson oder Osteoporose (Vgl. auch Info „Was ist Geriatrie?" S. 38).

- Hämatologie
  Die wichtigsten hämatologischen Erkrankungen sind Blutkrebs (Leukämien) und Lymphdrüsenkrebs (Lymphome). Daher sind die meisten entsprechenden Fachabteilungen in Deutschland solche für Hämatologie und Onkologie.

- HNO
  In der HNO-Abteilung werden Erkrankungen und Verletzungen der Ohren, oberen Luftwege sowie Rachen und Kehlkopf behandelt.

- Innere Medizin
  Die Innere Medizin umfasst Diagnose und Therapie von Erkrankungen der inneren Organe, so der Atmungsorgane, Herz und Kreislauf, Verdauungstrakt oder Nieren. Vielfach gibt es dafür weiter spezialisierte Fachabteilungen, die hier ebenfalls aufgeführt werden.

- Kardiologie
  In der Kardiologie geht es um die Diagnose und Therapie von Krankheiten des Herzens wie der koronaren Herzkrankheit, Herzinfarkt oder angeborenen Fehlbildungen.

- Pädiatrie
  Kinder und Jugendliche erleben Krankenhausaufenthalte anders als Erwachsene, für sie ist ein Klinikaufenthalt – fern von Eltern und Geschwistern zu Hause, herausgerissen aus ihrem gewohnten Alltag – oftmals besonders schwierig. Erkrankungen oder Krankheiten, aufgrund derer Kindern und Jugendliche stationär behandelt werden müssen, sind teilweise solche, die auch Erwachsene betreffen, teilweise aber auch nur im Kindes- und Jugendalter auftreten. Dem tragen Fachabteilungen für Pädiatrie in manchen Allgemeinkrankenhäusern Rechnung, in denen Ärzt:innen und Pflegepersonal eine besondere Ausbildung absolviert haben, in medizinischer wie pädagogischer Hinsicht.

Abgesehen von solchen pädiatrischen Fachabteilungen in Allgemeinkrankenhäusern gibt es aber auch hochspezialisierte Kinderkliniken. Diese sind in der Regel ihrerseits wiederum in Fachabteilungen gegliedert, unter denen sich solche wiederfinden, die hier bezogen auf Allgemeinkrankenhäuser aufgelistet sind, aber auch Fachabteilungen, die sich spezifischen Erkrankungen von Kindern und Jugendlichen widmen. Nachfolgend, stellvertretend für das gesamte Spektrum der Kinderkliniken, dazu das Beispiel der Vestischen Kinder- und Jugendklinik Datteln, die nach eigener Darstellung über folgende Fachabteilungen verfügt: Allgemeine Pädiatrie, Diabetologie, Endokrinologie, Ernährungsmedizin, Gastroenterologie, Kardiologie, Kinderneurochirurgie, Kinderradiologie, Kinderschutz, Neonatologie, Neurologie, Notfallambulanz, Onkologie, Palliativmedizin, Phoniatrie, Psychiatrie, Psychosomatik, Pneumologie, Rheumatologie, Schlafmedizin, Sozialpädiatrie. (20)

- Nephrologie
  Nephrologie ist ein Teilgebiet der Inneren Medizin, das sich mit der Behandlung von Nierenerkrankungen beschäftigt.
- Neurologie
  Neurologie ist eine Fachabteilung, bei der die Grenzen zu Psychiatrie und Neurochirurgie fließend sind. Sie dient der Diagnose und Therapie von Erkrankungen des Zentralen und peripheren Nervensystems.
- Onkologie
  Onkologie ist die Lehre von den Krebserkrankungen. Hauptsächliches Betätigungsfeld der Onkologie ist die Diagnose und Behandlung von Tumoren mit Chemotherapie und Bestrahlung.
- Orthopädie
  In der Orthopädie werden Erkrankungen des Bewegungsapparates behandelt, etwa von Knie und Hüfte.
- Palliativstation
  Mit Palliativmedizin bezeichnet man den medizinischen Fachbereich, der sich mit Behandlung und Begleitung schwerkranker und sterbender Patienten in ihrem letzten Lebensabschnitt befasst.
- Pneumologie
  Pneumologie ist ein Teilgebiet der Inneren Medizin, das sich mit den Erkrankungen der Atemwege beschäftigt.
- Radiologie und Nuklearmedizin
  Radiologie und Nuklearmedizin dienen rein diagnostischen und therapeutischen Zwecken. Zu ihren Aufgaben gehören bildgebende Verfahren, die

mit Strahlung und Radioaktivität arbeiten, so Röntgenaufnahmen, Computertomographie (CT), Kernspintomographie (Magnetresonanztomographie MRT) oder szintigraphische Untersuchungen wie die Schilddrüsenszintigraphie.

Bei den therapeutischen Maßnahmen steht die Bestrahlung von Tumoren und Metastasen an erster Stelle.

- Unfallchirurgie
  Die Unfallchirurgie befasst sich mit der Erst- und Weiterversorung von Unfallopfern. Opfer von Verkehrsunfällen oder häuslichen Unfällen mit traumatischen Verletzungen wie Knochenbrüchen werden von Rettungswagen und Notarzt in der Zentralen Notaufnahme notfallmäßig versorgt und in der Unfallchirurgie weiter behandelt.
- Urologie
  In der Urologie steht die Behandlung von Erkrankungen von Nieren, ableitenden Harnwegen (Harnleiter, Blase, Harnröhre) sowie der männlichen Geschlechtsorgane im Vordergrund. In letzterem Falle spielen vor allem altersbedingte Erkrankungen der Vorsteherdrüse wie die benigne Prostatahyperplasie oder Prostatakrebs eine wesentliche Rolle.
- Viszeralchirurgie
  Operative Eingriffe an den inneren Organen fallen in die Zuständigkeit der Viszeralchirurgie. Vor allem Darmerkrankungen und Krankheiten der Anhangsdrüsen des Magen-Darm-Traktes wie Leber und Galle gehören hierzu.
- Zahn-, Mund- und Kieferheilkunde
  Zahnkliniken sind in aller Regel Bestandteil großer Klinikverbünde und vor allem der Universitätskliniken. Hier finden alle Behandlungen statt, die über die Möglichkeiten eines niedergelassenen Zahnarztes hinausgehen. Dazu gehören operative Maßnahmen an Zähnen und Kiefer, für die eine Vollnarkose notwendig ist.

  Auch Zahnkliniken sind meist in Fachabteilungen untergliedert. Diese können Abteilungen sein für Kieferorthopädie, Parodontologie, zahnärztliche Chirurgie, zahnärztliche Prothetik und dentale Technologie und die Abteilung für Zahnerhaltung und Präventive Zahnmedizin.

Die Fachabteilungen können noch weiter untergliedert sein in Abteilungen, die sich mit besonderen medizinischen Fragestellungen befassen. So kann z. B. die Fachabteilung Chirurgie die Abteilungen für Allgemeinchirurgie, Thoraxchirurgie,

Gefäßchirurgie, Herzchirurgie, Neurochirurgie, Kinderchirurgie, Plastische Chirurgie und andere umfassen.

Mit dem Oberbegriff „Sonstige Krankenhäuser“ werden alle psychiatrischen Fachkliniken erfasst. Unter kommunalen, freigemeinnützigen, privaten oder staatlichen Trägern sind ihre Angebotsformen sehr differenziert. So gibt es

- Fachkliniken, Tageskliniken und Institutsambulanzen für Psychiatrie, Psychotherapie und psychosomatische Medizin,
- Kliniken oder Abteilungen und Tageskliniken sowie Institutsambulanzen für Kinder und Jugendpsychiatrie, -psychosomatik und -psychotherapie,
- Tageskliniken und Abteilungen für Neurologie und Geriatrie,
- Forensische Kliniken und Abteilungen, Tageskliniken und Ambulanzen für psychisch und/oder suchtkranke Rechtsbrecher.

Personal und Verantwortlichkeiten

Mit ca. 1 Million Beschäftigten bzw. 900 000 Vollkräften (21) sind die Krankenhäuser in Deutschland bedeutende Arbeitgeber. (Anmerkung: Im Krankenhausbereich arbeiten viele Arbeitnehmer:innen in Teilzeit.) Um eine genauere Aussage über die Beschäftigungslage in diesem Bereich machen zu können, werden deshalb die Beschäftigungsverhältnisse in Vollzeitäquivalente umgerechnet (22)

Das Personal setzt sich aus einer Vielzahl verschiedenster Berufe zusammen. Grundsätzlich ist zunächst einmal zu unterscheiden in den ärztlichen und den nichtärztlichen Dienst.

Im Jahr 2018 arbeiteten von insgesamt 910.366 Mitarbeiter:innen 164.636 Ärztinnen und Ärzte im ärztlichen Dienst, entsprechend 745.730 Mitarbeiter:innen im nichtärztlichen Dienst (23). Je höher die Versorgungsstufe einer Klinik, um so differenzierter ist das Spektrum der Fachabteilungen und damit auch der Fachrichtungen der Ärzt:innen/Spezialist:innen (vgl. dazu auch Übersicht Fachärzte und Fachärztinnen, S. 36 f).

Die größte Gruppe beim nichtärztlichen Dienst hier – wie in den Krankenhäusern generell – ist das Pflegepersonal, die Gesundheits- und Krankenpfleger:innen (seit 2020 Pflegefachfrauen und Pflegefachmänner) und -helfer:innen, mit ca. 30 % der Gesamtbeschäftigten. Das Pflegepersonal organisiert die Abläufe auf der Station und betreut die Patient:innen.

In die Versorgung der Patient:innen auf den Stationen miteingebunden sind ferner Physiotherapeut:innen, Logopäd:innen und Ergotherapeut:innen, Berufe, die nach SGB V § 125 zu den sog. Heilmittelerbringern (24) zählen und die auch außerhalb von Kliniken, in der ambulanten Versorgung, in eigenen Praxen arbeiten:

Physiotherapeut:innen zum Erhalt bzw. zur Verbesserung der motorischen Fähigkeiten der Patient:innen (z. B. nach einem Schlaganfall oder nach Operationen), Logopäd:innen zur Behandlung von Menschen jeden Alters mit Sprach-, Sprech-, Stimm- und Schluckstörungen. Ergotherapeut:innen arbeiten insbesondere mit alten Menschen (auf geriatrischen Stationen). U.a. schulen sie Bewegungsabläufe des Körpers, aktivieren und fördern geistige und neuropsychologische Fähigkeiten.

Geburtshelfer:innen/Hebammen sind unverzichtbar in den Kliniken für Frauenheilkunde bzw. den Geburtshilfeabteilungen der Allgemeinkrankenhäuser.

Erzieher:innen, Heilerziehungspfleger:innen, Heilpädagoginnen und Heilpädagogen, Sozialpädagoginnen und Sozialpädagogen und Motopädinnen und Motopäden sind Teile nichtärztlichen Personals vor allem in pädiatrischen Kliniken und Fachabteilungen, insbesondere aber auch in Kinder- und Jugendpsychiatrien.

Ebenfalls auf der Station, aber auch in den Küchen kommen Ernährungsberater:innen und/oder Ökotrophologinnen und Ökotrophologen zum Einsatz. Sie erstellen Diät- und Ernährungspläne für Patientinnen und Patienten, die aufgrund ihrer Erkrankungen dieser bedürfen, und arbeiten auch mit den Küchenleitungen, die für die täglichen Speisepläne verantwortlich sind, zusammen.

Im medizinisch-technischen Dienst im Hintergrund gibt es zum einen die Mitarbeiter:innen in den Laboren, die Blut-, Harn- oder Stuhlproben analysieren und mikrobiologische Untersuchungen durchführen (z. B. Nachweis von bestimmten Bakterien, Viren oder anderen Erregern), zum anderen diejenigen, die für die Vorbereitung und Durchführung technischer Untersuchungsverfahren zuständig sind, z. B. mit Röntgengeräten, Computertomografen oder Kernspintomografen.

Im Kliniksozialdienst arbeiten Sozialarbeiter:innen. Sie beraten Patient:innen und deren Angehörige, z. B. bei der Suche nach Betreuungen in deren Zuhause, Plätzen in Pflegeheimen, bei Antragstellungen z. B. für Schwerbehindertenausweise etc.

Einkauf, Finanzen/Rechnungswesen, OP- und Patientenmanagement, Personalwesen und Rechtsangelegenheiten; Informations- und Kommunikationstechniken sind nur einige Bereiche, derer sich die Verwaltungen in den Krankenhäusern annehmen und wo die verschiedensten Berufsbilder aus den Bereichen Verwaltung, Wirtschaft und Informatik gefragt sind.

Es gibt noch eine Reihe weiterer Mitarbeiter:innen, die in Krankenhäusern arbeiten, wie z. B. Techniker, das Küchen- oder auch das Reinigungspersonal. Eine abschließende Aufzählung aller möglichen Mitarbeiter:innen kann es hier nicht geben. Zum einen ist ein enger Zusammenhang zwischen der Größe einer Klinik und ihrem medizinischen Angebot und den angebotenen Arbeitsplätzen/benötigten spezifischen Mitarbeiter:innen gegeben. Zum anderen gibt es aufgrund von

Weiterentwicklungen, von neuen Bedarfen, aber auch Kompetenzen auf der Seite der Arbeitnehmer:innen (neue Studiengänge, neue Berufsbilder) gerade im Krankenhausbereich immer wieder neue Qualifikationsanforderungen.

Hierarchieebenen in Krankenhäusern

Es ist allgemein bekannt, dass die Personalstrukturen in Krankenhäusern durch Hierarchieebenen geprägt sind – Hierarchien hier verstanden als Prinzipien der Über- bzw. Unterordnung. Allerdings gibt es keinen generellen Standard für die Krankenhaushierarchie in Deutschland. Jedes Krankenhaus hat vielmehr eine eigene Geschäftsordnung, die die jeweils eigene Hierarchie begründet. Aber: In der Regel sind sich die Hierarchieebenen sehr ähnlich, nur werden teilweise unterschiedliche Begriffe für bestimmte Positionen verwendet und: Je größer eine Klinik umso komplexer die Hierarchien bzw. die Hierarchieebenen.

Die Fachabteilungen werden von Chefärztinnen und Chefärzten geleitet, die (Unter-) Abteilungen der Fachabteilungen von Oberärztinnen und Oberärzten. Jeder Oberarzt ist ein Facharzt und hat zugleich eine leitende Position mit Führungsaufgaben. „Er befindet sich in einer Sandwich-Position zwischen den Fachärzten und den Chefärzten, geführt vom Chefarzt und selbst in leitender Funktion für die ihm unterstellten Fach- und Assistenzärzte." (25) In der Regel wird eine:r dieser Oberärztinnen und Oberärzte mit der ständigen Vertretung des Chefarztes oder der Chefärztin betraut und trägt dann den Titel „Leitender Oberarzt oder leitende Oberärztin".

An der Spitze der Ärztinnen und Ärzte innerhalb der Leitung eines Krankenhauses steht meistens ein ärztlicher Direktor/eine ärztliche Direktorin, hervorgegangen aus dem Kreis der Chefärztinnen und Chefärzte der Fachabteilungen.

In der Regel besteht die Krankenhausleitung aus drei Positionen. Neben den/die ärztliche:n Direktor:in treten noch ein:e Pflegedirektor:in und ein:e Verwaltungsdirektor:in.

Wie für die Ärzteschaft gilt auch für das Pflegepersonal das Strukturprinzip der Hierarchisierung (Rangordnung). An der Spitze des Pflegepersonals steht der/die bereits erwähnte Pflegedirektor:in, der/die Vorgesetzte für alle Pflegekräfte ist. In kleineren Kliniken ist diese Position eher mit dem Titel Pflegedienstleitung versehen.

Die der Pflegedienstleitung untergeordnete Bereichsleitung ist dann die verantwortliche Position für eine gesamte Abteilung. Abteilungen sind in der Regel in Stationen untergliedert, die von Stationsleitungen geführt werden. Auf den Stationen arbeiten als Fachkräfte Gesundheits- und KrankenpflegerInnen bzw. mit der neuen Berufsbezeichnung Pflegefachfrauen/Pflegefachmänner. Diese Fachkräfte werden unterstützt von Krankenpflegehelfern und -helferinnen sowie Krankenpflegeschülerinnen und PraktikanntInnen.

Über Fort- und Weiterbildungen können Fachkräfte eine Vielzahl spezifischer Qualifikationen erwerben, wie z.B. „Stationsleitung", „Intensivpflege und Anästhesie", „Atmungstherapie", um nur einige zu nennen.

Information

Die Versorgung mit Krankenhäusern ... – in der Diskussion

Nach Auswertungen des RWI, des rheinisch westfälischen Instituts für Wirtschaftsforschung, können 99,6 Prozent der Bevölkerung innerhalb von 30 PKW - Minuten ein Krankenhaus der Grundversorgung erreichen, Krankenhäuser der Schwerpunkt- und Maximalversorgung innerhalb von 60 Minuten. (26)

Der ‚Deutschland Atlas', der gemeinsam vom Bundesministerium des Innern, für Bau und Heimat, dem Bundesministerium für Ernährung und Landwirtschaft und dem Bundesministerium für Familie, Senioren, Frauen und Jugend erstellt wurde und dessen Karten wichtige Lebensbereiche der Menschen, von Infrastruktur und Demografie bis hin zu Gesundheitsversorgung und Sicherheit illustrieren, stellt fest: „ Im Mittel lässt sich das nächste Krankenhaus der Grundversorgung in 16 Minuten mit dem PKW erreichen. Für etwa 78 Prozent der Bevölkerung sind es maximal 15 Minuten, für weitere 14 Prozent maximal 20 Minuten mit dem PKW. Die verbleibenden 8 Prozent benötigen mehr als 20 Minuten." (27)

Die hier beschriebenen (akuten) Versorgungsmöglichkeiten durch Krankenhäuser/in Krankenhäusern basieren auf einer bundesweit recht hohen Dichte an Krankenhäusern – wenngleich diese im Verlauf des letzten Jahrzehnts auch nicht unwesentlich abgenommen hat: während es 2014 in Deutschland noch insgesamt 1980 Krankenhäuser gab (28), sind es im Jahr 2020 nur noch 1400 (29) Dass die Zahl abgenommen hat, erklärt sich aber weniger durch Schließungen – diese gab es auch - als durch Fusionen von Krankenhäusern. „Bei der rückläufigen Zahl der Krankenhäuser ist (...) zu bedenken, dass es in den letzten Jahren zahlreiche Krankenhausfusionen gegeben hat. Die zusammengeschlossenen Kliniken bestehen zumeist weiter, werden aber häufig nur noch als ein Krankenhaus in der Statistik erfasst." (30)

Die Bertelsmann-Stiftung, ein Unternehmen, das nach eigener Aussage Lösungsansätze für gesellschaftliche Probleme entwickeln will, u. a. „Lösungskonzepte, die dem multiplen Handlungsdruck im demografischen Wandel Rechnung tragen und auf mehrere Versorgungssysteme stabilisierend wirken", plädiert auf der Basis ihrer Untersuchungen dafür, die Anzahl der Kliniken von 1400 auf 600 zu reduzieren. Viele Krankenhäuser seien zu klein und verfügten oftmals nicht über die nötige Ausstattung und Erfahrung, um lebensbedrohliche Notfälle wie einen Herzinfarkt oder Schlaganfall angemessen zu behandeln. Viele Komplikationen und Todesfälle ließen sich durch eine Konzentration auf deutlich unter 600 statt heute knapp 1.400 Kliniken vermeiden. Ebenso gingen damit eine bessere Ausstattung, eine höhere Spezialisierung sowie eine bessere Betreuung durch Fachkräfte und Pflegekräfte einher. (31)

Die hier zusammengefasste Position der Bertelsmann-Stiftung ist in der Fachwelt nicht unwidersprochen geblieben. Der Präsident der Bundesärztekammer beurteilte den Vorschlag, die Anzahl der Kliniken zu reduzieren, als „mehr als befremdlich" und forderte: „Wer auch immer mit welchen Ideen den Krankenhaussektor verändern will, muss dem grundgesetzlichen Auftrag der Daseinsvorsorge, der Gleichheit der Lebensverhältnisse und dem Feuerwehr-Prinzip der Krankenhäuser im Katastrophenfall gerecht werden." (32)

Die Deutsche Krankenhausgesellschaft kritisierte, die Stiftung propagiere die Zerstörung von sozialer Infrastruktur in einem „geradezu abenteuerlichen Ausmaß, ohne die medizinische Versorgung zu verbessern". (33)

Der Vorsitzende des Marburger Bundes, einem berufspolitischen Zusammenschluss der Krankenhausärzte, sieht negative Folgen insbesondere für die Personengruppe älterer Menschen, … „wenn dabei die Bedürfnisse gerade älterer, immobiler Menschen unter den Tisch fallen, die auf eine wohnortnahe stationäre Grundversorgung angewiesen sind." (34)

Anders als die hier zitierten Vertreter der Krankenhäuser und Ärzt:innen äußerte sich der Bundesvorstand der Kassenärztlichen Vereinigung, der Vorsitzende Gassen, zu den Vorschlägen der Bertelsmann-Stiftung. Auch er plädierte für eine Verringerung der Kliniken, eine Umwandlung unrentabler Krankenhäuser in ambulante Gesundheitszentren, in denen in Ausnahmefällen Patienten auch über Nacht betreut werden könnten. (35)

4.3 Leistungserbringer Apotheken – Arzneimittelversorgung

Schaut man sich die Gesamtverteilung der Ausgaben für Gesundheitsleistungen der GKV in Deutschland – hier einmal für das Jahr 2018 – an, stellt man fest, dass mit 34,1 % Krankenhausbehandlungen zwar den größten Anteil an den Gesamtausgaben haben, allerdings die Ausgaben für Arzneimittel mit 17,1 % fast gleichauf liegen mit den Ausgaben für ärztliche Behandlungen im ambulanten Bereich, deren Anteil an den Gesamtausgaben 17,4 % beträgt. (36)

Mit anderen Worten: Die Ausgaben für Arzneimittel sind erheblich, die Versorgung mit Arzneimitteln ist ein wesentlicher Bestandteil der medizinischen Versorgung. Etwa 19.500 Apotheken in Deutschland (nicht einbegriffen ca. 400 Krankenhausapotheken) versorgen täglich durchschnittlich 3,5 Millionen Menschen mit Medikamenten. (37)

Arzneimittel – Definition

Arzneimittel sind in Deutschland laut § 2 Arzneimittelgesetz „Stoffe und Zubereitungen aus Stoffen, die dazu bestimmt sind, durch Anwendung am oder im menschlichen oder tierischen Körper Krankheiten, Leiden, Körperschäden oder krankhafte Beschwerden zu heilen, zu lindern, zu verhüten oder zu erkennen". (38) Arzneimittel sind damit auch solche Mittel, die nicht der Heilung dienen, sondern im Bereich der Diagnostik eingesetzt werden, z. B. Kontrastmittel in bildgebenden Verfahren, oder Mittel, die Körperflüssigkeiten ersetzen wie Blutkonserven und Blutsera.

Es gibt:

- frei verkäufliche Arzneimittel,
- apothekenpflichtige Arzneimittel, die nur in Apotheken verkauft werden, aber nicht unbedingt einer ärztlichen Verordnung bedürfen,
- verschreibungspflichtige Arzneimittel, die nur auf der Grundlage einer ärztlichen Verordnung (eines Rezeptes) abgegeben werden dürfen,
- Betäubungsmittel, deren Abgabe durch das Betäubungsmittelgesetz geregelt ist.

Staatliche Regulierungen

Die Herstellung von Arzneimitteln und ihr Vertrieb, die Leistungsansprüche der Versicherten unterliegen in Deutschland umfassenden gesetzlichen Bestimmungen, u. a.

- dem SGB V, §§ 31 ff, der Leistungsansprüche der Versicherten beschreibt,
- dem Arzneimittelgesetz (AMG), das die Herstellung, die Zulassung und die Abgabe von Arzneimitteln und die staatliche Überwachung der Arzneimittelversorgung regelt und
- dem Apothekengesetz sowie der Apothekenbetriebsordnung, wo die Anforderungen an den Betrieb von Apotheken beschrieben werden.

Dass der Staat, wie schon bei der stationären Versorgung beschrieben, auch bei der Arzneimittelversorgung Aufsichts- und Regulierungsfunktionen übernimmt, seinen Auftrag darin sieht, „im Interesse einer ordnungsgemäßen Arzneimittelversorgung von Mensch und Tier für die Sicherheit im Verkehr mit Arzneimitteln, insbesondere für die Qualität, Wirksamkeit und Unbedenklichkeit der Arzneimittel (…) zu sorgen", § 1 AMG, (39) ist erneut auf dem Hintergrund des Sozialstaatsgebots zu sehen, der Pflicht des Staates zur Daseinsvorsorge für seine Bürger. „Die staatliche Daseinsvorsorge bezieht sich in diesem Bereich auf die Vorgabe von Qualitätsstandards und Überwachung der Produktion, des Vertriebs und der Abgabe an Endverbraucher. Es sollen keine Arzneimittel in den Verkehr kommen oder im Verkehr bleiben, die die Gesundheit von Mensch und Tier schädigen." (40)

Für die Durchführung der staatlichen Aufgaben, die Festsetzung von Vorgaben und die Überwachung von deren Einhaltung hat der Staat zwei Bundesbehörden geschaffen: das Bundesinstitut für Arzneimittel und Medizinprodukte (BfArM) und das Bundesamt für Sera und Impfstoffe, das Paul-Ehrlich Institut.

Zu den Leistungserbringern zählen neben den bereits aufgeführten Apotheken mit etwa 159 000 Beschäftigten, die ein Monopol auf Abgabe der Arzneimittel besitzen (Ärzt:innen dürfen keine Medikamente abgeben), die Hersteller von Arzneimitteln - die pharmazeutische Industrie mit etwa 112 000 Beschäftigten und der pharmazeutische Großhandel mit 12 Unternehmen. (41)

Staatlicher Regulierung unterliegt schließlich auch die Preisbildung bei Medikamenten, und zwar zum Schutz der Verbraucher (s. auch § 1 AMG), aber auch, um die Ausgaben der gesetzlichen Krankenversicherungen zu begrenzen. Im Jahr 2014 beliefen sich die Ausgaben für Medikamente auf ca. 51 Milliarden Euro. Davon trugen die gesetzlichen Krankenversicherungen ca. 73 %, die privaten Haushalte ca. 15 % und die privaten Krankenversicherungen ca. 7 %. Wie schon ausgeführt, erfüllen im Gesundheitswesen solche staatlichen Regulierungsaufgaben nicht staatliche Organe, sondern die Verbände, sprich, die Kassenärztlichen Vereinigungen und die Krankenkassen, vertreten durch bzw. im Gemeinsamen Bundesausschuss. Also nicht zwischen den Krankenkassen und Arzneimittelherstellern oder Apothekervereinigungen werden die wichtigsten Rahmensetzungen vereinbart, sondern zwischen Krankenkassen und Vertragsärzten als Teil der Regulierung der vertragsärztlichen Versorgung. (42)

Zu den wichtigsten Rahmensetzungen des Gemeinsamen Bundesauschusses im Bereich der Arzneimittelversorgung gehört sicher die Arzneimittelrichtlinie. „In der Arzneimittel-Richtlinie sind die allgemeinen Grundsätze für die Verordnung von Arzneimitteln, stofflichen Medizinprodukten und Verbandmitteln in der vertragsärztlichen Versorgung festgehalten. In den Anlagen zur Arzneimittel-Richtlinie (Anlage I bis XII) werden im Einzelnen indikations- und wirkstoffbezogene Konkretisierungen, mit dem Ziel einer wirtschaftlichen und qualitätsgesicherten Versorgung mit Arzneimitteln und sonstigen Produkten, getroffen". (43)

In den Arzneimittelrichtlinien des Gemeinsamen Bundesausschusses sind also die Grundsätze für die Verordnung von Arzneimitteln festgelegt. Dazu gehört u. a., dass

- die Versicherten der GKV einen Anspruch auf medizinisch notwendige, verschreibungspflichtige (!) Arzneimittelversorgung haben; dieser Anspruch schließt aber nicht ein sog. Bagatellarzneimittel, wie z. B. leichtere Schmerzmittel oder sog. Lifestyle-Medikamente (Appetitzügler, Raucherentwöhnung etc.)
- mit einem Festbetrag festgelegt wird, bis zu welchem Betrag die Kosten eines Arzneimittels von den Krankenkassen getragen werden. Ist der Preis für ein Medikament in der Apotheke höher, muss der Versicherte die Differenz selber tragen. Auf diese Weise wird erreicht, „dass bei gleicher Zusammensetzung, Wirksamkeit und Qualität vorrangig die preisgünstigeren Präparate verschrieben und verkauft werden". (44)

Andere Maßnahmen, die darauf hinwirken sollen, die Ausgaben für Medikamente in Grenzen zu halten, sind, dass

- die GKV Versicherten sich mit einer Zuzahlung von 10 % des Verkaufspreises beteiligen, und zwar mit mindestens 5,- € und höchstens 10,- €, Kinder und Jugendliche sind allerdings von der Zuzahlung ausgenommen. Maximal zahlen KV Versicherte jährlich 2 Prozent der jährlichen Bruttoeinnahmen (chronisch Kranke 1 Prozent). (45)

- einzelne Krankenkassen Rabattverträge mit Arzneimittelherstellern abschließen. Darin vereinbaren diese Preisnachlässe, die nur für die Versicherten der betreffenden Krankenkasse gelten. Der Arzneimittelhersteller verpflichtet sich, für ein bestimmtes Medikament bundeseinheitlich einen Rabatt zu gewähren, der Vertragspartner Krankenkasse verpflichtet sich dafür zu sorgen, dass die Versicherten im Regelfall nur Präparate dieses Herstellers erhalten. Wünscht der:die Versicherte ein Präparat eines anderen Herstellers, muss er dieses erst selbst bezahlen, kann dann aber bei seiner Krankenkasse einen Antrag auf Erstattung stellen. Die Erstattung erfolgt jedoch nur in der Höhe des Preises des abgelehnten Medikamentes.

Ganz überwiegend werden die Rabattverträge für Präparate abgeschlossen, deren Patente abgelaufen sind, oder für sog. Generika. Generika sind Arzneimittel, die nicht mehr dem Patentschutz unterliegen, nachentwickelt werden, die also die gleichen Bestandteile wie das Originalpräparat enthalten, aber oftmals sehr viel günstiger sind.

- Mit dem Gesetz zur Neuordnung des Arzneimittelmarktes (AMNOG) aus dem Jahr 2011 wurde beschlossen, dass neue Arzneimittel nicht nur gründlich getestet und medizinisch zugelassen werden müssen. Darüber hinaus muss der Hersteller gegenüber dem Gemeinsamen Bundesausschuss (u. a. mit klinischen Studien) in einem vorgeschriebenen längeren Verfahren nachweisen, dass das neue Arzneimittel einen zusätzlichen Nutzen gegenüber einer bereits praktizierten Vergleichstherapie bietet. Erst wenn durch den Gemeinsamen Bundesausschuss ein Zusatznutzen festgestellt wurde, wird zwischen dem Hersteller und dem Spitzenverband der Gesetzlichen Krankenkassen ein Erstattungsbetrag für die GKV vereinbart.
  Hintergrund dieser Regelung ist, dass vor dem Inkrafttreten des Gesetzes (AMNOG) die Steigerungen der Ausgaben für Arzneimittel wohl vor allem auf die Markteinführung „neuer" Arzneimittel zurückzuführen war, es sich bei neuen Arzneimitteln häufig um „Analogpräparate" bereits auf dem Markt befindlicher Arzneimittel handelte. (46)

4.4 Hilfsmittelerbringer

Zur Behandlung von Kranken sind häufig nicht nur Arzneimittel notwendig, sondern auch Hilfsmittel. Hilfsmittel sind Gegenstände, die im Einzelfall erforderlich sind, um durch ersetzende, unterstützende oder entlastende Wirkung den Erfolg einer Krankenbehandlung zu sichern, einer drohenden Behinderung vorzubeugen oder eine Behinderung auszugleichen.

„Bei Hilfsmitteln gibt es eine breite Palette von Produkten. Diese umfasst unter anderem Sehhilfen, Hörhilfen, Körperersatzstücke (Prothesen), orthopädische und andere Hilfsmittel wie Inkontinenzhilfen und Kompressionsstrümpfe bis hin zu Rollstühlen. Hilfsmittel können aber auch technische Produkte sein, die dazu dienen, Arzneimittel oder andere Therapeutika in den menschlichen Körper einzubringen (z. B. bestimmte Spritzen, Inhalationsgeräte oder Applikationshilfen)". (47)

Eine Erstattung der Kosten für Hilfsmittel setzt voraus, dass sie zuvor von der Krankenkasse genehmigt wurden. Die Preise für Hilfsmittel werden zwischen den Krankenkassen und den Leistungserbringern vereinbart. Wie für alle anderen Hilfsmittel gilt, dass die Versicherten 10 % des von der Krankenkasse zu übernehmenden Betrages – jedoch mind. 5,- € und max. 10,- € zuzahlen. Für Hilfsmittel, die zum Verbrauch bestimmt sind, wie z. B. Sonden, Spritzen, Batterien, Inkontinenzhilfen, müssen die Versicherten 10 % der Kosten pro Packung dazuzahlen, max. aber 10,- € für den Monatsbedarf. (48)

4.5 Versorgung Pflege

4.5.1 Entwicklung der Pflegeversicherung

(Rechtliche) Grundlage der ambulanten und stationären pflegerischen Versorgung ist die Pflegeversicherung, die jüngste Sozialversicherung, die erst im Jahr 1994 verabschiedet wurde und deren Regelungen sich im XI. Sozialgesetzbuch finden.

Bis zu Beginn der 90er-Jahre gab es keine finanzielle Absicherung bei Pflegebedürftigkeit. Bedurfte jemand pflegerischer Hilfen und / oder aufgrund von Pflegebedürftigkeit hauswirtschaftlicher Unterstützung, dann mussten die Kosten dafür vom Pflegebedürftigen selber oder von Angehörigen getragen werden - auch die Krankenkassen waren in solchen Fällen nicht zuständig. Für zahlreiche pflegebedürftige Menschen bedeutete dies, dass sie der Sozialhilfe anheimfielen, wenn die Kosten für die pflegerische Versorgung ihre finanziellen Mittel überstiegen. Viele alte Menschen, die wegen der Pflegebedürftigkeit ihre eigenen Wohnungen aufgeben und Heimunterbringung in Anspruch nahmen oder nehmen mussten und die Kosten dafür nicht aus eigenen Mitteln bestreiten konnten, wurden so zu Sozialhilfeempfängern und gerieten damit häufig in prekäre Lebenslagen.

Nach lange kontrovers geführten Diskussionen, wie bei Pflegebedürftigkeit eine soziale Absicherung hergestellt werden konnte, gab es im Rahmen des Gesundheitsreformgesetzes von 1989 eine Übergangslösung, nach der ab 1991 „Leistungen bei Schwerstpflegebedürftigkeit" von den gesetzlichen Krankenversicherungen mitgetragen werden mussten, bis vom 01. 04. 1995 an Leistungen für die Pflege von der Pflegeversicherung finanziert wurden, nachdem zuvor (ab 01.01.1995) die Versicherten 1 % des beitragspflichtigen Einkommens in die Kasse eingezahlt hatten. Ab dem 01.04.1995 wurden Leistungen für die ambulante Pflege bezahlt. Ab dem 01.07. 1995 wurde dann auch die stationäre Pflege einbezogen. Zeitgleich damit wurde zudem der Beitrag zur Pflegeversicherung von bisher 1 % auf 1,7 % – wie zuvor auch künftig paritätisch finanziert von Arbeitgebern und Arbeitnehmer:innen – aufgestockt.

Dass sich der Beitragssatz vom Beginn der Pflegeversicherung bis heute kontinuierlich erhöht hat

- ab dem 01.07.2008 betrug der Beitragssatz 1,95 % bzw. 2,2 % für Kinderlose,
- ab dem 01.01.2015 2,35 % bzw. 2,6 % für Kinderlose,
- seit Januar 2019 liegt der Beitrag bei 3,05 Prozent des beitragspflichtigen Einkommens bzw. 3,3 % für Kinderlose

ist der Tatsache geschuldet, dass mit der gestiegenen Lebenserwartung auch die Anzahl der Pflegebedürftigen und die Dauer der Pflegebedürftigkeit der Versicherten zugenommen hat. Darüber hinaus haben sich durch gesetzliche Reformen der Pflegeversicherung höhere Leistungsaufwendungen ergeben, die einer Refinanzierung bedurften bzw. bedürfen. (49)

Sowohl für gesetzlich Versicherte als auch für privat Versicherte besteht eine Versicherungspflicht für die Pflegeversicherung. Für die gesetzlich Versicherten spricht man von der sozialen Pflegeversicherung, für die privat Versicherten von der privaten Pflegeversicherung.

Träger der Pflegeversicherungen sind die neu gegründeten Pflegekassen bei den Krankenkassen. Ihre Aufgabe ist es lt. § 69 SGB XI, eine „bedarfsgerechte und gleichmäßige, dem allgemein anerkannten Stand medizinisch-pflegerischer Erkenntnisse entsprechende pflegerische Versorgung ihrer Versicherten zu gewährleisten". Auch wenn das Gesetz damit dem Träger der Sozialversicherung einen sog. Sicherstellungsauftrag zuweist, bleibt die Letztverantwortung beim Staat, in diesem Fall bei den Ländern – vergleichbar ihrem Auftrag bzw. ihrer Verantwortung für eine flächendeckende Versorgung der Bevölkerung mit Krankenhäusern. Entsprechend heißt es auch in § 9 SGB XI: „Die Länder sind verantwortlich für die Vorhaltung einer leistungsfähigen, zahlenmäßig ausreichenden und wirtschaftlichen pflegerischen Versorgungsstruktur". (50)

Aus der Tatsache, dass die Pflegekassen bei den Krankenkassen angesiedelt wurden, ergeben sich naturgemäß auch Gleichheiten bei den strukturellen Merkmalen.

Auch bei den Pflegekassen gibt es u. a.:

- die Versicherungspflicht,
- einkommensabhängige Beiträge,
- eine gemeinsame Beitragsentrichtung von Arbeitgeber:innen und Arbeitnehmer:innen,
- eine Beitragsbemessungsgrenze (die gleiche wie bei der Krankenkasse),
- eine beitragsfreie Familienversicherung, was bedeutet, dass Familienangehörige und eingetragene Lebenspartner:innen beitragsfrei mitversichert sind.

Bei vielen Gemeinsamkeiten mit der gesetzlichen Krankenversicherung gibt es aber auch Unterschiede. Ein ganz bedeutsamer Unterschied ist z. B., dass die Pflegeversicherung - anders als die gesetzliche Krankenversicherung, die alle medizinisch notwendigen Leistungen finanziert - nicht alle Kosten abdeckt. „Die Leistungen der Pflegeversicherung sollen nur die erforderliche Grundpflege und hauswirtschaftliche Versorgung gewährleisten. Vor allem die Kosten der Unterkunft und Verpflegung, aber auch pflegerische Leistungen, die über die Grundversorgung hinausgehen, sind nicht nur in der häuslichen Umgebung, sondern auch im Pflegeheim von den Pflegebedürftigen selbst zu tragen." (51). Dieses Merkmal der Pflegeversicherung wird auch mit dem Begriff „Teilkostenversicherung" erfasst (52), manche vergleichen sie auch mit der Teilkaskoversicherung, wie man sie aus dem KFZ-Bereich kennt.

Intention/Hintergrund der oben beschriebenen „Deckelung" war und ist der politische Wille, die Beiträge stabil zu halten und die Ausgabenentwicklung steuern zu können. So wurden z. B. erst 10 Jahre nach dem Inkrafttreten der Pflegeversicherung (mit dem sog. Pflegeweiterentwicklungsgesetz aus dem Jahr 2008) die im SGB XI genannten Leistungsbeträge schrittweise erhöht.

4.5.2 Voraussetzungen für den Erhalt von Leistungen – Pflegegrade

Die grundlegende Voraussetzung für den Bezug von Leistungen der Pflegeversicherung ist die Antragstellung (§ 33 Abs. 1 SGB XI). Antragsberechtigt ist die Person, die versichert ist. Leistungen werden erst vom Tag der Antragstellung an, also nicht rückwirkend, gewährt. Nur, wer in der Zeit vor der Antragstellung bereits mindestens 2 Jahre versichert war und bei dem eine Pflegebedürftigkeit auf Dauer bzw. für mindestes 6 Monate besteht, kann Leistungen der Pflegeversicherung erhalten.

Pflegebedürftigkeit liegt lt. § 14 SGB SGB XI dann vor, wenn Personen gesundheitlich bedingte Beeinträchtigungen der Selbstständigkeit oder der Fähigkeiten aufweisen und deshalb der Hilfe durch andere bedürfen. „Es muss sich um Personen handeln, die körperliche, kognitive oder psychische Beeinträchtigungen oder gesundheitlich bedingte Belastungen oder Anforderungen nicht selbständig kompensieren oder bewältigen können" (53). Vorstehende Definition aus dem Gesetz stellt das Kriterium der Selbstständigkeit deutlich in den Mittelpunkt. Das Maß der Pflegebedürftigkeit bestimmt sich also danach, in welchem Umfang körperliche, kognitive oder psychische Beeinträchtigungen die Selbstständigkeit einer Person beeinträchtigen.

Absatz 2 des § 14 SGB XI listet die Bereiche, auch Module genannt, und in diesen dann die Kriterien auf, die für die Beurteilung des Grades der Selbstständigkeit bzw. des Ausmaßes der Einschränkungen berücksichtigt werden. Die verschiedenen Module werden bei der Berechnung der Punkte, die den Pflegegrad bestimmen, unterschiedlich gewichtet, wie die jeweiligen Prozentzahlen deutlich machen.

Im Überblick hier die Bereiche mit den Kriterien, die zu berücksichtigen sind:

Module/Gewichtung	Kriterien (die je nach Selbstständigkeit mit Einzelpunkten bewertet werden)
Modul 1 Mobilität – 10 %	Positionswechsel im Bett, Halten einer stabilen Sitzposition, Umsetzen, Fortbewegen innerhalb des Wohnbereichs, Treppensteigen
Modul 2 Kognitive und kommunikative Fähigkeiten - 15 % Anmerkung: Dieser und der nachfolgende Bereich (Verhaltensweisen und psychische Problemlagen) werden nur einmal berücksichtigt, und zwar wird der Bereich eingerechnet, in dem die größere Punktzahl erreicht wurde.	Erkennen von Personen aus dem näheren Umfeld, örtliche Orientierung, zeitliche Orientierung, Erinnern an wesentliche Ereignisse oder Beobachtungen, Steuern von mehrschrittigen Alltagshandlungen, Treffen von Entscheidungen im Alltagsleben, Verstehen von Sachverhalten und Informationen, Erkennen von Risiken und Gefahren, Mitteilen von elementaren Bedürfnissen, Verstehen von Aufforderungen, Beteiligen an einem Gespräch
Modul 3 Verhaltensweisen und psychische Problemlagen – s. Anmerkung im Bereich „kognitive und kommunikative Fähigkeiten"	motorisch geprägte Verhaltensauffälligkeiten, nächtliche Unruhe, selbstschädigendes und autoaggressives Verhalten, Beschädigen von Gegenständen, physisch aggressives Verhalten gegenüber anderen Personen, verbale Aggression, andere pflegerelevante vokale Auffälligkeiten, Abwehr pflegerischer und anderer unterstützender Maßnahmen, Wahnvorstellungen, Ängste, Antriebslosigkeit bei depressiver Stimmungslage, sozial inadäquate Verhaltensweisen, sonstige pflegerelevante inadäquate Handlungen
Modul 4 Selbstversorgung – 40 %	Waschen des vorderen Oberkörpers, Körperpflege im Bereich des Kopfes, Waschen des Intimbereichs, Duschen und Baden einschließlich Waschen der Haare, An- und Auskleiden des Oberkörpers, An- und Auskleiden des Unterkörpers, mundgerechtes Zubereiten der Nahrung und Eingießen von Getränken, Essen, Trinken, Benutzen einer Toilette oder eines Toilettenstuhls, Bewältigen der Folgen einer Harninkontinenz und Umgang mit Dauerkatheter und Urostoma, Bewältigen der Folgen einer Stuhlinkontinenz und Umgang mit Stoma, Ernährung parenteral oder über Sonde, Bestehen gravierender Probleme bei der Nahrungsaufnahme bei Kindern bis zu 18 Monaten, die einen außergewöhnlich pflegeintensiven Hilfebedarf auslösen

Module/Gewichtung	Kriterien (die je nach Selbstständigkeit mit Einzelpunkten bewertet werden)
Modul 5 Bewältigung von und selbstständiger Umgang mit krankheits- oder therapiebedingten Anforderungen und Belastungen – 20 %	a) in Bezug auf Medikation, Injektionen, Versorgung intravenöser Zugänge, Absaugen und Sauerstoffgabe, Einreibungen sowie Kälte- und Wärmeanwendungen, Messung und Deutung von Körperzuständen, körpernahe Hilfsmittel, b) in Bezug auf Verbandswechsel und Wundversorgung, Versorgung mit Stoma, regelmäßige Einmalkatheterisierung und Nutzung von Abführmethoden, Therapiemaßnahmen in häuslicher Umgebung, c) in Bezug auf zeit- und technikintensive Maßnahmen in häuslicher Umgebung, Arztbesuche, Besuche anderer medizinischer oder therapeutischer Einrichtungen, zeitlich ausgedehnte Besuche medizinischer oder therapeutischer Einrichtungen, Besuch von Einrichtungen zur Frühförderung bei Kindern sowie d) in Bezug auf das Einhalten einer Diät oder anderer krankheits- oder therapiebedingter Verhaltensvorschriften;
Modul 6 Gestaltung des Alltagslebens und sozialer Kontakte – 15 %	Gestaltung des Tagesablaufs und Anpassung an Veränderungen, Ruhen und Schlafen, sich beschäftigen, Vornehmen von in die Zukunft gerichteten Planungen, Interaktion mit Personen im direkten Kontakt, Kontaktpflege zu Personen außerhalb des direkten Umfelds.

Für jedes Kriterium der hier aufgelisteten Module/Bereiche werden Einzelpunkte (zwischen 0 und 3 Punkte) vergeben. In den Modulen 1, 4 und 6 bezogen auf das Maß der Selbstständigkeit (selbstständig, überwiegend selbstständig, überwiegend unselbstständig, unselbstständig), bei Modul 2 bezogen auf die Fähigkeiten (vorhanden, größtenteils vorhanden, in geringem Maße vorhanden, nicht vorhanden). In Modul 3 wird unterschieden in: nie (oder nur sporadisch), selten (innerhalb von 2 Wochen ein- bis zweimal), häufig (nicht täglich aber zweimal oder mehr) oder täglich. Modul 5 erfasst den Hilfebedarf bei krankheits-/therapiebedingten Anforderungen mit den Zeitangaben „täglich", „wöchentlich" oder „monatlich", soweit die Anforderungen nicht selbstständig erledigt werden können.

Im nächsten Schritt werden die Summen der vergebenen Punkte in den einzelnen Modulen ermittelt. Pro Modul werden dann die Summenwerte in eine fünfstufige Skala überführt, die die Beeinträchtigungen unterscheidet in „keine", „geringe", „erhebliche", „schwere" und „schwerste". Die einzelnen Mo-

Modul 1 – Mobilität 10 %	Beeinträchtigungen				
	keine	geringe	erhebliche	schwere	schwerste
Punkte wie gezählt	0 - 1	2 - 3	4 - 5	6 - 9	10 - 15
Punkte gewichtet	0	2,5	5	7,5	10

Modul 2 – Kognitive u. kommun. Fähigkeiten; gemeinsam m. Modul 3 Verh.-W- u. psychische Problemlagen 15 %	Beeinträchtigungen				
	keine	geringe	erhebliche	schwere	schwerste
Modul 2 - Punkte wie gezählt	0 - 1	2 - 5	6 - 10	11 - 16	17 - 33
Modul 3 - Punkte wie gezählt	0	1 - 2	3 - 4	5 - 6	7 - 65
Punkte gewichtet	0	3,75	7,5	11,25	15

Modul 4 – Selbstversorgung 40 %	Beeinträchtigungen				
	keine	geringe	erhebliche	schwere	schwerste
Punkte wie gezählt	0 - 2	3 - 7	8 - 18	19 - 36	37 - 54
Punkte gewichtet	0	10	20	30	40

Modul 5 – Umgang mit krankheits-oder therapiebed. Anforderungen u. Belastungen 20 %	Beeinträchtigungen				
	keine	geringe	erhebliche	schwere	schwerste
Punkte wie gezählt	0	1	2 - 3	4 - 5	6 - 15
Punkte gewichtet	0	5	10	15	20

Modul 6 – Gestaltung Alltagsleben, soziale Kontakte 15 %	Beeinträchtigungen				
	keine	geringe	erhebliche	schwere	schwerste
Punkte wie gezählt	0	1 - 3	4 - 6	7 - 11	12 - 18
Punkte gewichtet	0	3,75	7,5	11,25	15

dule gehen (entsprechend der ihnen durch Gesetz zugewiesenen Prozentanteile) mit unterschiedlichen Gewichtungen in die Gesamtbewertung ein. Da aus Modul 2 und 3 nur ein Wert berücksichtigt wird, sind insgesamt also 5 Punktwerte zu addieren. Erst die Summe aller gewichteten Punkte zu den einzelnen Modulen ergibt die Gesamtpunktzahl, die für die Bestimmung des Pflegegrades relevant ist.

Selbstständigkeit und Fähigkeiten eines Menschen und damit die Möglichkeit seine Lebenssituation zu gestalten, werden hier vom Gesetzgeber quantifiziert, um sie rechtlich handhabbar zu machen bzw. um rechtliche Ansprüche daraus ableiten zu können.

Rechnerisches Beispiel:
Herr X erhält für die einzelnen Module folgende Gesamtpunkte:

Modul 1:	8 Punkte
Modul 2:	10 Punkte
Modul 3:	20 Punkte
Modul 4:	30 Punkte
Modul 5:	10 Punkte
Modul 6:	10 Punkte
Gesamtpunktzahl:	**88**

Gewichtete Punkte:

Modul 1: 7,5 Punkte

Modul 2: Da die Gesamtpunktzahl in Modul 3 höher ist, wird Modul 2 nicht gewertet

Modul 3:	15 Punkte
Modul 4:	30 Punkte
Modul 5:	20 Punkte
Modul 6:	11,25 Punkte

Gewichtete Gesamtpunktzahl: 83,75

Herrn X würde, wie die nachfolgende Übersicht ausweist, Pflegegrad 4 zugeordnet. (54)

Die Pflegegrade und ihnen zugeordnete Definitionen im Überblick

Pflegegrad	Festgestellte Punktezahl	Definition der Beeinträchtigungen
1	12,5 bis unter 27	Geringe Beeinträchtigungen der Selbstständigkeit oder der Fähigkeiten
2	27 bis unter 47,5	Erhebliche Beeinträchtigungen der Selbstständigkeit oder der Fähigkeiten
3	47,5 bis unter 70	Schwere Beeinträchtigungen der Selbstständigkeit oder der Fähigkeiten
4	70 bis unter 90	Schwerste Beeinträchtigungen der Selbstständigkeit oder der Fähigkeiten
5	ab 90 bis 100	Schwerste Beeinträchtigungen der Selbstständigkeit oder der Fähigkeiten mit besonderen Anforderungen an die pflegerische Versorgung

So funktioniert die Berechnung der fünf Pflegegrade

1. ERFASSUNG DER SELBSTSTÄNDIGKEIT UND DER FÄHIGKEITEN DER MENSCHEN IN SECHS LEBENSBEREICHEN

Modul 1 Modul 2 Modul 3 Modul 4 Modul 5 Modul 6

2. BERECHNUNG UND GEWICHTUNG DER PUNKTE

Punkte im Modul 1	Punkte im Modul 2 oder Punkte im Modul 3 (Höherer Wert fließt ein)	Punkte im Modul 4	Punkte im Modul 5	Punkte im Modul 6
Gewichtung 10 %	Gewichtung 15 %	Gewichtung 40 %	Gewichtung 20 %	Gewichtung 15 %

Zuordnung zu gewichteten Punkten

Gesamtpunkte

3. EINSTUFUNG IN EINEN DER FÜNF PFLEGEGRADE

12,5 – unter 27	ab 27 – unter 47,5	ab 47,5 – unter 70	ab 70 – unter 90	ab 90 – 100
1	2	3	4	5

(55)

Der hier dargestellte Pflegebedürftigkeitsbegriff existiert erst seit dem 01.01.2017 mit dem Inkrafttreten des zweiten Pflegestärkungsgesetzes. Seit Einführung der Pflegeversicherung bis zu diesem Zeitpunkt beschränkte sich der Begriff der Pflegebedürftigkeit auf körperliche Beeinträchtigungen in den 3 Bereichen Mobilität, Ernährung und Körperpflege. Kognitive Beeinträchtigungen fanden keine Berücksichtigung, demenzielle Erkrankungen begründeten noch keinen Anspruch auf Leistungen aus der Pflegeversicherung. Anstelle der Pflegegrade, die die Art und Schwere der Beeinträchtigungen, unabhängig davon, ob diese körperlich, geistig oder psychisch bedingt sind, erfassen, gab es Pflegestufen, die dann in Pflegegrade überführt wurden.

Zuständig für die Feststellung der Pflegebedürftigkeit, die Begutachtung von Erwachsenen sowie Kindern und Jugendlichen, ist der Medizinische Dienst bei den gesetzlichen Krankenversicherungen (MDK). Ärztinnen und Ärzte und Pflegefachkräfte des Medizinischen Dienstes oder Externe, von ihm beauftragte Kräfte, prüfen, ob die Voraussetzungen für die Pflegebedürftigkeit erfüllt sind und welcher Grad der Pflegebedürftigkeit vorliegt (§ 18 Abs. 1 SGB XI). Bei privat Versicherten erfolgt die Begutachtung durch den Medizinischen Dienst von MEDICPROOF.

Bei Pflegegrad 1 wird noch keine Pflegebedürftigkeit attestiert. Die Leistungen der Pflegeversicherung beschränken sich auf Beratungsleistungen.

4.5.3 Zur Pflegebedürftigkeit bei Kindern

Grundsätzlich sind für die Einschätzung der Lebenssituation von Kindern, für die Einordnung ihrer Pflegebedürftigkeit die gleichen Kriterien zu beachten wie bei Erwachsenen. Auch bei Kindern ist die Selbstständigkeit Grundlage für die Feststellung des Grades der Pflegebedürftigkeit. Auch bei Kindern ist grundsätzlich die Frage zu stellen, wie selbstständig das Kind ist, was es ohne Hilfe kann. Aber: Für die Einschätzung der Lebenssituation von Kindern, die Einordnung ihrer Pflegebedürftigkeit, gelten Besonderheiten.

- Bei Kindern gibt es keinen Pflegegrad 1, die Zählung der durch Zuteilung von Punkten ermittelten Pflegegrade fängt beim Pflegegrad 2 an.

- Voneinander getrennt betrachtet werden
  - Kinder im Alter von bis zu 18 Monaten,
  - Kinder zwischen 18 Monaten und unter 11 Jahren,
  - Kinder und Jugendliche zwischen 11 und unter 18 Jahren.

Kinder im Alter bis zu 18 Monaten sind von Natur aus noch in allen Bereichen des Alltagslebens unselbstständig, so dass bei ihnen das Kriterium Selbstständigkeit nicht greifen kann. Kinder dieser Altersgruppe haben auch einen natürlichen Pflegebedarf. Es kann also nur um den Pflegebedarf gehen, der über das natürliche Maß hinausgeht.

§ 15 Abs. 7 SGB XI sieht für pflegebedürftige Kinder im Alter bis zu 18 Monaten folgende Sonderregelungen vor: Bei der Einschätzung der Pflegebedürftigkeit werden die Module 1 (Mobilität), 2 (kognitive und kommunikative Verhaltensweisen), 4 (Selbstversorgung) und 6 (soziale Kontakte) außeracht gelassen, nur die altersunabhängigen Module 3 (Verhaltensweisen und psychische Problemlagen) und 5 (Bewältigung von und selbständiger Umgang mit krankheits- oder therapiebedingten Anforderungen und Belastungen) finden Berücksichtigung. Anstelle der sonst angewendeten Kriterien aus Modul 1 (Mobilität) wird nur geprüft, ob eine Gebrauchsunfähigkeit beider Arme und Beine vorliegt. Muss dies bejaht werden, wird das Kind automatisch der Pflegestufe 5 zugeordnet. Anstelle einer Betrachtung der sonst im Modul 4 (Selbstversorgung) genannten körperbezogenen Kriterien, wird nur geschaut, ob es bei der Nahrungsaufnahme durch das Kind Probleme gibt, die einen besonders hohen Pflegeaufwand, einen außergewöhnlich intensiven Hilfebedarf begründen (56).

Aufgrund häufiger Entwicklungsänderungen bei Kindern im Alter bis zu 18 Monaten müssten eigentlich auch in kurzen Zeitabständen neue Begutachtungen erfolgen. Stattdessen gibt es die Sonderregelung, dass diese Kinder von vorneherein einen Pflegegrad höher eingestuft werden als ermittelt und in diesem Pflegegrad ohne weitere Begutachtung bis zur Vollendung des 18. Lebensmonats verbleiben. Sowohl der ermittelte Pflegegrad als auch der höhere werden den Eltern mitgeteilt. Nach Vollendung des 18. Lebensmonats gilt automatisch der ‚normale' bzw. ermittelte Pflegegrad, es sei denn, es erfolgt auf Antrag eine erneute Einschätzung der Lebenssituation des Kindes. Folgende Pflegegrade können erteilt werden (57):

- ab 12,5 bis unter 27 Gesamtpunkte: Pflegegrad 2
- ab 27 bis unter 47,5 Gesamtpunkte: Pflegegrad 3
- ab 47,5 bis unter 70 Gesamtpunkte: Pflegegrad 4
- ab 70 bis 100 Gesamtpunkte: Pflegegrad 5

Bei Kindern zwischen 18 Monaten und unter 11 Jahren erfolgt eine Begutachtung nach den normalen Kriterien (wie bei Erwachsenen), allerdings immer im Vergleich mit einem gesunden Kind im gleichen Alter, so dass - mithilfe von Vergleichstabellen (s. u.) nicht der tatsächliche Hilfebedarf, sondern nur der höhere Hilfebedarf im Vergleich zu einem gleichaltrigen Kind festgestellt wird.

Nachfolgende Tabelle macht die Systematik deutlich, wie die Punkte zur Feststellung des Pflegegrades bei Kindern unter 11 Jahren im Vergleich zu altersentsprechend entwickelten Kindern berechnet werden.

	altersentsprechend entwickeltes Kind „unselbständig" bzw. „Fähigkeit nicht vorhanden	altersentsprechend entwickeltes Kind „überwiegend unselbständig" bzw. „Fähigkeit in geringem Maße" vorhanden	altersentsprechend entwickeltes Kind „überwiegend selbständig" bzw. „Fähigkeit größtenteils vorhanden"	altersentsprechend entwickeltes Kind „selbständig" bzw. „Fähigkeit vorhanden/ un-beeinträchtigt"
Zu beurteilendes Kind „unselbständig" bzw. „Fähigkeit nicht vorhanden"	0	1	2	3
Zu beurteilendes Kind „überwiegend unselbständig" bzw. „Fähigkeit in geringem Maße vorhanden"	–	0	1	2
Zu beurteilendes Kind überwiegend „selbständig" bzw. „Fähigkeit größtenteils vorhanden"	–	–	0	1
Zu beurteilendes Kind "selbstständig" bzw. „Fähigkeit vorhanden / unbeeinträchtigt"	–	–	–	0

(58)

Beurteilt werden bei Kindern bis 11 Jahren die Module 1 (Mobilität), 2 (kognitive und kommunikative Fähigkeiten), 4 (Selbstversorgung) und 6 (Gestaltung des Alltagslebens und soziale Kontakte). Auch hier gelten teilweise besondere Regelungen. So werden u. a. die Punkte nach der oben abgebildeten Tabelle doppelt (z. B. beim Trinken) oder dreifach (z. B. beim Essen) gewertet. (59).

Ab einem Alter von 11 Jahren gelten Kinder als selbstständig in allen Bereichen, die der Berechnung des Pflegegrades zugrunde gelegt werden. Der Pflegegrad wird von diesem Alter an genauso ermittelt wie bei Erwachsenen.

Die Begutachtung – Anforderungen an die Beteiligten

Der Prozess der Begutachtung von Lebenslagen, von Lebenssituationen der Menschen, die pflegebedürftig sind und deshalb Unterstützungsleistungen der Pflegeversicherung begehren, auf Leistungen der Pflegeversicherung angewiesen sind, stellt hohe Anforderungen an alle Beteiligten.

Diejenigen, die Anträge auf Leistungen der Pflegeversicherung stellen, müssen die Mitarbeiter:innen des medizinischen Dienstes in ihren privaten Räumlichkeiten, ob zu Hause oder in einem Pflegeheim, empfangen. Sie lassen ihnen unbekannte Personen nicht nur in ihre Privatsphäre, sondern müssen sich diesen auch im Bereich der Intimsphäre offenbaren, was häufig auch mit Schamgefühlen einhergeht. Oft verhalten sich pflegebedürftige Personen während der Begutachtung auch wie in einem Vorstellungsgespräch oder einer Prüfungssituation. Um möglichst selbstständig zu wirken, werden die letzten Kräfte mobilisiert und die Gedanken mit aller Kraft sortiert.

Die Mitarbeiter:innen des Medizinischen Dienstes, die Gutachter:innen, müssen nicht nur Fachkompetenz, umfassendes Wissen zu speziellen Erkrankungen und Behinderungen, sondern sollten auch ein hohes Maß an Sensibilität im Umgang mit den zu begutachtenden Erwachsenen, Kindern und deren Eltern, Kompetenzen für eine adäquate Gesprächsführung mitbringen.

Damit Betroffene, Pflegebedürftige und ihre Familien oder andere Unterstützer von Antragsteller:innen, sich auf den Begutachtungstermin vorbereiten können, gibt es im Internet viele nützliche Informationsseiten, aber auch eine Reihe von Ratgebern in gedruckter Form, die zur Vorbereitung empfehlenswert sind, die man nutzen sollte.

4.5.4 Pflegebedürftigkeit in unserer Gesellschaft – eine Bestandsaufnahme

Seit Einführung der Pflegeversicherung als eigenständiger Zweig der Sozialversicherung im Jahr 1995 ist ein stetiger Anstieg der Anzahl der pflegebedürftigen Personen zu verzeichnen. Waren es im Jahr 1999 noch 2.020.000 Menschen, die der Pflege bedurften, stieg deren Zahl im Jahr 2019 auf 4.130. 000, fand also mehr als eine Verdoppelung pflegebedürftiger Personen in einem Zeitraum von 20 Jahren statt.

Vorausberechnungen, denen natürlich nur Annahmen, keine Fakten bezüglich der Entwicklung in den Altersgruppen und geschlechtsspezifischen Gruppen zugrunde liegen können, sehen – wie das Schaubild ausweist – einen weiteren Zuwachs der Pflegebedürftigen von über 6 Millionen bis 2060. (60)

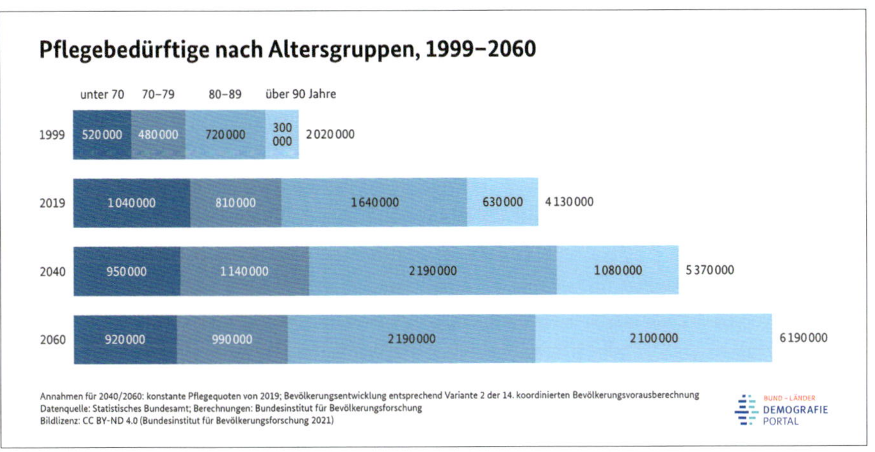

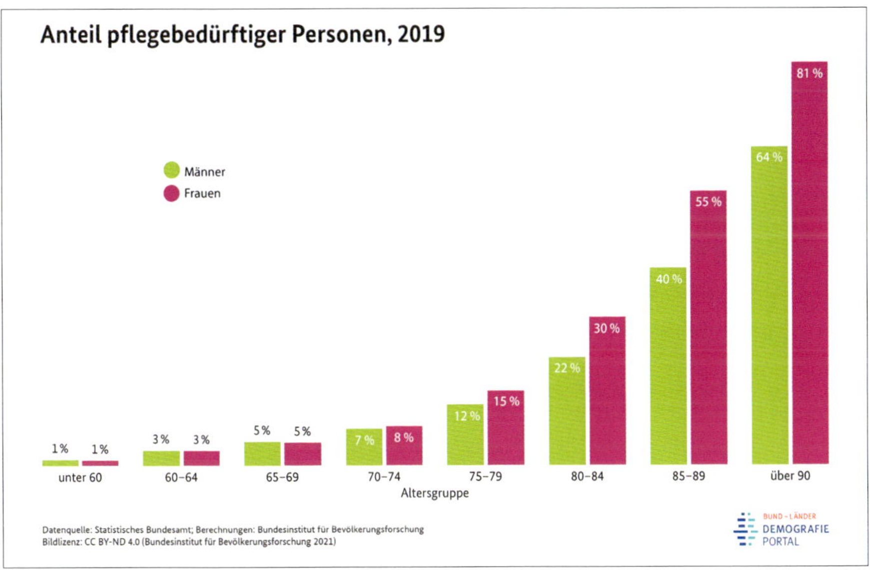

Das Risiko, pflegebedürftig zu werden, steigt mit zunehmendem Alter an. Wie das Diagramm „Anteil pflegebedürftiger Personen, 2019" sehr gut deutlich macht, waren 2019 bei den 70- bis 74-Jährigen „nur" rund 8 % pflegebedürftig, wurde die höchste Pflegequote für die ab-90-jährigen ermittelt. (61)

Dass Pflegebedürftige ganz überwiegend zu Hause gepflegt werden, – siehe Grafik: Pflegebedürftige nach Art der Versorgung, 2019 (62) –entspricht zum einen sicher den Wünschen der großen Mehrheit der Pflegebedürftigen. Zahlreiche Umfragen belegen, dass die allermeisten auf die Frage, wo sie im

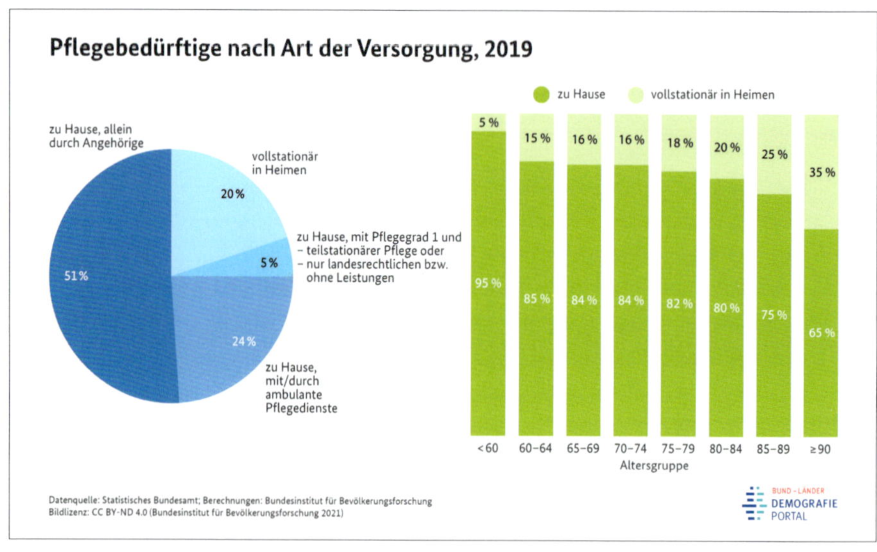

Falle von Pflegebedürftigkeit gepflegt werden möchten, an erster Stelle ihr Zuhause, an zweiter Pflege-WGs und erst an letzter Stelle das Pflegeheim benennen. „In den eigenen vier Wänden wohnen bleiben und dort von professionellen Kräften unterstützt werden. So sieht die Wunschvorstellung der Mehrheit für das Alter aus". (63)

Zum anderen decken sich die Vorstellungen der nach Wünschen für ihr Alter Befragten auch mit den Vorstellungen des Gesetzgebers. § 3 SGB XI formuliert: „1 Die Pflegeversicherung soll mit ihren Leistungen vorrangig die häusliche Pflege und die Pflegebereitschaft der angehörigen und Nachbarn unterstützen, damit die pflegebedürftigen möglichst lange in ihrer häuslichen Umgebung bleiben können. 2 Leistungen der teilstationären Pflege und der Kurzzeitpflege gehen den Leistungen der vollstationären Pflege vor." (64)

4.5.5 Die Leistungen der Pflegeversicherung im Pflegefall

Häusliche Pflege

Pflegegeld und Pflegesachleistungen

Wenn eine Person pflegebedürftig wird und den Wunsch hat, im eigenen Zuhause, also dem häuslichen Umfeld (dazu zählen die eigene Wohnung des Pflegebedürftigen, die Wohnung der Pflegeperson sowie Altenwohnungen und das sog. Betreute Wohnen) zu verbleiben – so, wie es auch der Gesetzgeber für wünschenswert hält, – sind verschiedene Varianten der Pflege möglich bzw. denkbar – auch in Abhängigkeit von den finanziellen Leistungen der Pflegeversicherung. Diese sollen hier der Übersicht wegen einmal unterschieden werden in Hauptleistungen, nämlich das Pflegegeld und die Pflegesachleistungen, und weitere Leistungen, deren Umfang sich grundsätzlich nach dem festgestellten Pflegegrad der/des Pflegebedürftigen richtet.

Nachfolgende Übersicht erfasst die Hauptleistungen bezogen auf die Pflegegrade.

	Pflegegrad 1	Pflegegrad 2	Pflegegrad 3	Pflegegrad 4	Pflegegrad 5
Pflegegeld	–	316,-	545,-	728,-	901,-
Pflegesachleistung	–	689,-	1298,-	1612,-	1995,-
Pflegesachleistung ab Januar 2022	–	724,-	1363,-	1693,-	2095,-

Vielfach ist es so, dass sich bei Pflegebedürftigkeit eines Familienmitgliedes Familienangehörige – häufig Frauen, entweder die Ehefrauen, Töchter oder Schwiegertöchter – und manchmal auch Nachbarinnen und Nachbarn und andere – ohne Bezahlung – in der Versorgung engagieren. Diesbezüglich spricht man auch von Pflegearrangements. Um diesen Personenkreis (erwerbsmäßige Pflege ausgeschlossen) „entlohnen" zu können, dessen Pflegebereitschaft zu erhalten und fördern zu können, kann der/die Pflegebedürftige, der einen Pflegegrad von 2 bis 5 hat und dessen Pflege wöchentlich mind. 10 Stunden umfasst, bei der Pflegeversicherung Pflegegeld beantragen. Voraussetzung für die Gewährung des Pflegegeldes ist, wie § 37 Abs. 1 SGB XI es fordert, dass der Pflegebedürftige mit dem Pflegegeld (dessen Umfang entsprechend) die erforderliche Grundpflege und hauswirtschaftliche Versorgung in geeigneter Weise selbst gewährleistet. Ob das der Fall ist, muss der Medizinische Dienst, der ja ein Gutachten bezogen auf den Grad der Pflegebedürftigkeit erstellt, auch in sein Gutachten mit aufnehmen: „Beantragt der Pflegebedürftige Pflegegeld, hat sich die Stellungnahme auch darauf zu erstrecken, ob die häusliche Pflege in geeigneter Weise sichergestellt ist." Darüber hinaus ist der Pflegebedürftige verpflichtet, sich in durch das Gesetz vorgegebenen Abständen in der häuslichen Umgebung beraten zu lassen, „… im Regelfall (durch) eine zugelassene Pflegeeinrichtung." (65).

Alternativ zum Pflegegeld für einen Personenkreis, wie vorangehend beschrieben, kann der Pflegebedürftige auch sog. Pflegesachleistungen beantragen. Mit Pflegesachleistungen sind keine Sachen oder Dinge gemeint, wie der Begriff vermuten lassen könnte, sondern pflegerische Dienstleistungen, die von Pflegediensten erbracht werden, mit denen die Pflegekassen oder die für sie tätigen Verbände Verträge abgeschlossen haben (§ 29 Abs. 2 SGB XI). Diese Pflegesachleistung wird – anders als das Pflegegeld – nicht direkt an den Antragsteller gezahlt, sondern an die Pflegedienste.

Eine dritte Möglichkeit der Finanzierung pflegerischer und hauswirtschaftlicher Versorgung eines Pflegebedürftigen im häuslichen Bereich ist eine Kombination aus Pflegegeld und Pflegesachleistung nach § 38 SGB XI. In diesem Fall wird also die Pflege in Kombination von pflegenden Angehörigen und einem ambulanten Pflegedienst durchgeführt.

Ambulante Pflegedienste sind angesiedelt bei Sozialstationen, getragen von Kirchengemeinden und Wohlfahrtsverbänden, oder sie befinden sich in privater Trägerschaft. Darüber hinaus gibt es auch selbstständige Einzelpflegekräfte. Die Pflegedienste unterstützen Pflegebedürftige und ihre Angehörigen bei der Pflege zu Hause, übernehmen die professionelle pflegerische und hauswirtschaftliche Versorgung von pflegebedürftigen Personen in ihrer häuslichen Umgebung.

„Das Leistungsangebot des ambulanten Pflegedienstes erstreckt sich über verschiedene Bereiche. Dies sind vor allem

- körperbezogene Pflegemaßnahmen, wie etwa Körperpflege, Ernährung, Förderung der Bewegungsfähigkeit,
- pflegerische Betreuungsmaßnahmen: zum Beispiel Hilfe bei der Orientierung, bei der Gestaltung des Alltags oder auch bei der Aufrechterhaltung sozialer Kontakte,
- häusliche Krankenpflege nach § 37 SGB V als Leistung der gesetzlichen Krankenversicherung, wie zum Beispiel Medikamentengabe, Verbandswechsel, Injektionen,
- Beratung der Pflegebedürftigen und ihrer Angehörigen bei pflegerischen Fragestellungen, Unterstützung bei der Vermittlung von Hilfsdiensten wie Essensbelieferung oder Organisation von Fahrdiensten und Krankentransporten sowie
- Hilfen bei der Haushaltsführung, zum Beispiel Kochen oder Reinigen der Wohnung." (66)

Die Abrechnung erfolgt in der Weise, dass der Pflegedienst monatlich abrechnet, und zwar direkt mit der Pflegekasse. Hat der Pflegebedürftige weniger Pflegesachmittel verbraucht, als ihm zustehen, kann er zusätzlich Pflegegeld in Anspruch nehmen. Die Höhe bestimmt sich nach folgendem Verfahren: Es wird zunächst errechnet, wie hoch der prozentuale Anteil der in Anspruch genommenen Pflegesachleistung ist. Wurden beispielsweise davon 65 % in Anspruch genommen, erhält der Pflegebedürftige noch 35 % des Pflegegeldes; wurden 50 % in Anspruch genommen, erhält der Pflegebedürftige noch 50 % des Pflegegeldes. Eine Auszahlung der nicht in Anspruch genommenen Pflegesachleistung ist nicht möglich.

Sonstige/Weitere Leistungen

Der Entlastungsbetrag

Pflegebedürftige in häuslicher Pflege haben nach § 45 b SGB XI auch Anspruch auf einen Entlastungsbetrag in Höhe von bis zu 125 Euro monatlich. Dieser Betrag kann zur Entlastung pflegender Angehöriger eingesetzt werden.

Entlastungen können bestehen in:

- Leistungen der Tages- oder Nachtpflege.
- Leistungen der Kurzzeitpflege.
- Leistungen von ambulanten Pflegediensten für pflegerische Betreuungsmaßnahmen sowie Hilfen bei der Haushaltsführung, nicht aber für körperbezogene pflegerische Maßnahmen. Ausnahme: Pflegebedürftige mit Pflegegrad 1, die ansonsten keinen Anspruch auf Pflegegeld oder Pflegesachleistungen haben. Sie können damit körperbezogene Pflegemaßnahmen (u. a. Hilfen beim Duschen oder Baden) als Unterstützungsleistung finanzieren.
- Leistungen der nach Landesrecht anerkannten Angebote zur Unterstützung im Alltag.

  Solche erbringen sog. „Alltagsbegleiter:innen“ oder auch „Betreuungshelfer:innen“ (der Titel ist nicht geschützt), die entsprechende Qualifizierungen erworben haben. Für Umfang (und Inhalte) dieser Qualifizierungen gibt es keine einheitlichen Standards: Sie erstrecken sich – je nach Anbieter – von 40 Wochenstunden bis zu 160 Stunden theoretischem Unterricht, einer Wochenhospitation und Praktika von 2 Wochen. Die Qualifizierungen werden vielfach von den Wohlfahrtsverbänden angeboten.

Der Aufgabenbereich von Alltagsbegleitern und Alltagsbegleiterinnen ist breit gefächert:
„Die Aufgaben des Alltagshelfers sind ganz unterschiedlich und individuell abhängig von der zu betreuenden Person. Pflegebedürftige, bettlägerige Menschen haben andere Ansprüche an die Betreuung als zum Beispiel Menschen mit Demenz oder Senioren, die sich einsam fühlen und Gesellschaft benötigen. So freut sich ein bettlägeriger Patient vielleicht über ein interessantes Gespräch oder ein Brettspiel am Bett. Dagegen kann einem Demenzkranken mit gesteigertem Bewegungsdrang mit einem ausgiebigen Spaziergang geholfen sein. Bei den Alltagshelfern steht nicht die Pflege im Vordergrund, sondern die Unterstützung beim Bewältigen von Schwierigkeiten im Alltag (Haushalt, Erledigungen, Terminbegleitung) und das Leisten von Gesellschaft. Prinzipiell sollen die Betreuungskräfte die älteren und pflegebedürftigen Menschen betreuen und aktivieren, um damit den physischen und psychischen Zustand der Betroffenen zu verbessern und somit ihre Lebensqualität zu erhöhen. Wichtig ist, dass bei den Aktivierungsangeboten darauf geachtet wird, was für den Pflegebedürftigen ansprechend und fördernd ist. Dabei müssen individuelle Wünsche berücksichtigt werden. …“ (67)

Für die Finanzierung der Leistungen von Alltagsbegleitern und Alltagsbegleiterinnen kann also insbesondere der Entlastungsbetrag eingesetzt werden. Es ist aber auf der Basis des sog. Umwandlungsanspruches auch möglich, bis zu 40 % der Pflegesachleistungen dafür in Anspruch zu nehmen. Der Umwandlungsanspruch besteht neben dem Anspruch auf den Entlastungsbetrag. Die beiden Ansprüche können daher auch unabhängig voneinander genutzt werden. (68)

Verhinderungspflege

Von Verhinderungspflege spricht man, wenn in der häuslichen Betreuung die reguläre Pflegeperson verhindert ist, sei es stundenweise oder an mehreren Tagen, z. B. zum Zwecke einer Auszeit, wegen eines Arztbesuches oder wegen Krankheit – die Gründe können vielfältig sein. In dieser Zeit der Abwesenheit der regulären Pflegeperson kann eine andere Person mit der Pflege beauftragt werden, wenn

- mindestens der Pflegegrad 2 vorliegt,
- die Pflegeperson vor der erstmaligen Verhinderung die zu pflegende Person vorher mindestens 6 Monate betreut hat,

- die zu pflegende Person nicht die Kurzzeitpflege in einer Pflegeeinrichtung in Anspruch nehmen möchte.

Die Leistungen der Pflegeversicherung für die Vertretung der regulären Pflegeperson richten sich danach, ob die Vertretung durch nahe Angehörige oder eine sonstige Pflegeperson erfolgt.

Leistungen der Pflegeversicherung bei Verhinderungspflege – Maximale Pflegeaufwendungen für bis zu 6 Wochen im Jahr

Grad der Pflegebedürftigkeit	Pflege durch nahe Angehörige oder Haushaltsmitglieder	Pflege durch sonstige Personen
	Maximalbeträge	Maximalbeträge
Pflegegrad 1	–	–
Pflegegrad 2	474 € (= 1,5 - Faches von 316,- Pflegegeld)	1.612,- €
Pflegegrad 3	817,50 € (= 1,5 - Faches von 545,- Pflegegeld)	1.612,- €
Pflegegrad 4	1.092 € (1,5 - Faches von 728,- Pflegegeld	1.612,- €
Pflegegrad 5	1.351,50 € (1,5 – Faches von 901,- € Pflegegeld)	1.612,- €

Zu beachten ist ferner:

- Ergänzend zum Leistungsbetrag für die Verhinderungspflege können bis zu 50 % des Leistungsbetrages für die Kurzzeitpflege für die Verhinderungspflege genutzt werden. Letztlich stehen damit 2.418,- € zur Verfügung.
- Während der Verhinderungspflege werden bis zu 6 Wochen (je Kalenderjahr) 50 % des bisher bezogenen Pflegegeldes weitergezahlt.
- Wird die Verhinderungspflege nur stundenweise in Anspruch genommen, erfolgt keine Kürzung des Pflegegeldes.
- Für den Fall, dass die pflegebedürftige Person ausschließlich durch einen professionellen Pflegedienst betreut wird, können Angehörige keine Ersatzpflege wegen Verhinderung beantragen. (69)

Die Kurzzeitpflege

Wie in den vorangehenden Ausführungen zur Verhinderungspflege dargelegt, kann für die Zeit der Abwesenheit der regulären Pflegeperson eine andere Person mit der Pflege betraut werden, z. B., wenn die pflegebedürftige Person nicht das Angebot der Kurzzeitpflege in Anspruch nehmen möchte. Mit anderen Worten bietet sich mit der stationären (!) Kurzzeitpflege eine Alternative zur Verhinderungspflege durch eine andere Person.

Die Kurzzeitpflege ist vor allem dazu gedacht, „Krisensituationen zu überbrücken sowie Sicherheit und Entlastungsräume für ... pflegende Angehörige zu schaffen. Typischerweise ist eine Kurzzeitpflege für Pflegebedürftige mit Pflegegrad (ab Pflegegrad 2) nötig oder sinnvoll, wenn

- ein Pflegebedürftiger, der bislang zu Hause gepflegt wurde, nach einem Krankenhausaufenthalt noch nicht wieder fit genug für die häusliche Pflege ist,
- ein bislang alleinlebender Senior nach einer Erkrankung oder einem Unfall für eine begrenzte Zeit professionell gepflegt werden muss,
- die Pflegebedürftigkeit eines zu Hause gepflegten Angehörigen spontan steigt und der erhöhte Pflegebedarf nicht aufgefangen werden kann,
- die Pflegebedürftigkeit unerwartet auftritt und Zeit benötigt wird, um im häuslichen Umfeld die Rahmenbedingungen für eine Pflege zu schaffen,
- pflegende Angehörige selber erkranken und ggfs. auch noch in die Reha müssen,
- Angehörige wegen der hohen psychischen und physischen Belastung eine Auszeit brauchen,
- für pflegebedürftige Angehörige noch keine Einrichtung für einen langfristigen Aufenthalt gefunden wurde,
- eine Einrichtung der Kurzzeitpflege für eine dauerhafte Pflege „getestet" werden soll". (70)

Die Kurzzeitpflege ist auf 56 Tage im Jahr beschränkt. Anspruchsberechtigt sind alle Pflegebedürftigen mit den Pflegegraden 2 – 5 sowie Personen, die durch eine Krankheit oder einen Unfall plötzlich pflegebedürftig sind. Für den genannten Zeitraum von max. 8 Wochen im Kalenderjahr erhalten Pflegebedürftige ab Pflegegrad 2 einen pauschalen Betrag von 1.612,- € - der Betrag ist für alle Pflegegrade gleich. Ab 01.01.2022 wird der Leistungsbetrag der Pflegeversicherung für die Kurzzeitpflege erhöht von 1.612,- € auf 1.774,- €. „Es werden gesetzlich starke Anreize für den Ausbau der Kurzzeitpflege gesetzt. Um die Pflegebedürftigen nicht zu belasten, wird der Leistungsbetrag der Pflegeversicherung zur Kurzzeitpflege zudem um 10 % angehoben. Außerdem wird ein neuer Anspruch auf eine bis zu zehntägige Übergangspflege im Krankenhaus eingeführt. Sie kann genutzt werden, falls im Anschluss an eine Krankenhausversorgung eine Pflege im eigenen Haushalt oder einer Kurzzeitpflege nicht sichergestellt werden kann." (70a) Pflegebedürftige mit Pflegegrad 1 könnten den Entlastungsbetrag von 125,- € monatlich (pro Jahr 1500,- €) für Leistungen der Kurzzeitpflege verwenden.

Die Leistungen der Kurzzeitpflege umfassen, wie auch bei der vollstationären Pflege, die Kosten für die Pflege. Die Kosten für Unterbringung und Verpflegung sowie die Investitionskosten sind vom Pflegebedürftigen selbst zu zahlen.

Für den Fall, dass die Verhinderungspflege nicht bzw. nicht voll umfänglich in Anspruch genommen wurde, können auch die Verhinderungspflege und die Kurzzeitpflege miteinander gekoppelt werden, so dass für die verlängerte stationäre Pflege insgesamt bis zu 3.224.- € (ab 1.1.2022: 3.386 €)zur Verfügung stehen. Umgekehrt können auch nicht in Anspruch genommene Zeiten der Kurzzeitpflege für die Verhinderungspflege verwendet werden, allerdings nur bis zur Hälfte des Betrages. Der Höchstbetrag würde sich bei dieser Kombinationsform auf 2.418,- € belaufen.

Im Überblick – Der Unterschied zwischen Kurzzeitpflege und Verhinderungspflege

Im Gegensatz zur Kurzzeitpflege wird Verhinderungspflege zu Hause geleistet. Dabei werden pflegende Angehörige durch eine Ersatzperson vertreten – stunden- oder tageweise. Kurzzeitpflege ist zu Hause nicht möglich.

Verhinderungspflege wird bis zu 6 Wochen bezuschusst mit einem Pauschalbetrag in Höhe von 1.612,- €.

Anders als bei der Kurzzeitpflege wird Verhinderungspflege nur gewährt, wenn die Pflegekraft, die ersetzt werden soll, vorher mindestens 6 Monate in der Pflege tätig war.

Wird die Verhinderungspflege von Verwandten ersten und zweiten Grades übernommen, zahlen die Pflegekassen maximal das 1,5-fache des Pflegegeldes. Geht die Ersatzpflege mit Verdienstausfällen einher, werden bis zu 1.612,-€ gezahlt. (71)

Wohnumfeld verbessernde Maßnahmen, Anschubfinanzierungen und Wohngruppenzuschlag

Wird eine Person pflegebedürftig, muss die Wohnung oftmals baulich an die veränderten Bedürfnisse angepasst werden. So können solche Veränderungen zum einen dazu beitragen, die häusliche Pflege zu erleichtern oder gar erst zu ermöglichen, zum anderen dazu, für den Pflegebedürftigen eine möglichst selbstständige Lebensführung wiederherzustellen. Beispiele für häufig veranlasste bauliche Veränderungen sowie Anregungen dafür finden sich in Kapitel 12.2, S. 242

Auf Antrag zahlt die Pflegekasse bis zu 4000,- € für Wohnumfeld verbessernde Maßnahmen/ Anpassungsmaßnahmen. Schließen sich mehrere Pflegebedürftige in sog. Pflege-Wohngemeinschaften (Pflege-WGs) zusammen, kann der Zuschuss bis zu viermal 4000,- € betragen.

Um Anreize für die Gründung von Pflegewohngemeinschaften zu geben, gibt es sog. Anschubfinanzierungen von den Pflegekassen, mit denen altersgerechte und / oder barrierearme Umgestaltungen von Wohnungen vorgesehen sind. Pro Person der Pflegegrade 1 – 5 zahlen die Pflegekassen 2.500,-€ bzw. 10.000,- € für die Wohngruppe.

Darüber hinaus erhalten ambulant betreute Wohngruppen, solche Wohngruppen, in denen die Mitglieder gemeinschaftlich eine Person beauftragen, für die Gruppe verwaltende und betreuende Tätigkeiten zu verrichten, einen sog. Wohngruppenzuschlag in Höhe von 214,- € monatlich.

Pflegehilfsmittel

Pflegehilfsmittel sind zum einen Verbrauchsprodukte für die Pflege, wie zum Beispiel Einmalhandschuhe oder Betteinlagen, zum anderen sog. technische Hilfsmittel, wie z. B. ein Pflegebett, Lagerungshilfen oder ein Notrufsystem, also solche Sachmittel und Geräte, die für die häusliche Pflege notwendig sind, diese erleichtern oder dazu beitragen, der pflegebedürftigen Person eine selbstständigere Lebensführung zu ermöglichen.

Die Kosten für solche Hilfsmittel übernimmt die Pflegekasse, wenn keine Leistungsverpflichtung der Krankenkasse besteht. Zur Orientierung gibt es von den Pflegekassen ein sog. Pflegehilfsmittel-Verzeichnis, dem zu entnehmen ist, welche Pflegehilfsmittel von ihnen zur Verfügung gestellt bzw. leihweise überlassen werden.

Für technische Hilfsmittel müssen die Antragsteller einen Eigenanteil von 10 %, max. aber 25 € hinzuzahlen. Dieser Eigenanteil entfällt, wenn die Hilfsmittel leihweise zur Verfügung gestellt werden. Wenn technische Hilfsmittel wie Rollstühle oder Gehhilfen ärztlich verordnet werden, übernehmen die Kosten die Krankenkassen.

Für Verbrauchsprodukte für die Pflege übernimmt die Pflegekasse bis zu 40,- € monatlich.

Soziale Absicherung von Pflegepersonen oder Ansprüche von pflegenden Angehörigen

War es früher – auch noch lange nach Einführung der Pflegeversicherung – so, dass pflegende Angehörige nicht nur physische und psychische Belastungen durch die Pflege eines nahestehenden Menschen schultern mussten, sondern auch finanzielle Einbußen in Kauf nehmen mussten (u. a. durch Reduzierung oder Aufgabe der Erwerbstätigkeit mit entsprechenden Auswirkungen auf die Sozialversicherungen), hat der Gesetzgeber diesbezüglich inzwischen Änderungen im Sinne der Pflegenden vorgenommen:

Wer nicht erwerbsmäßig eine pflegebedürftige Person (mind. Pflegegrad 2) in der häuslichen Umgebung (des/der Pflegebedürftigen oder der/des Pflegenden) mehr als 10 Stunden an mind. 2 Tagen pro Woche pflegt, hat Ansprüche auf Leistungen zur sozialen Sicherung.

Er/sie

- ist beitragsfrei gesetzlich unfallversichert,
- bekommt Beiträge zur Rentenversicherung bezahlt, wenn die Erwerbstätigkeit nicht mehr als 30 Stunden wöchentlich umfasst. Die Höhe der Beiträge ist abhängig von der Art des Leistungsbezuges des Pflegebedürftigen (Pflegegeld oder Pflegesachleistungen oder Kombinationsleistungen) und von seinem Pflegegrad. (72)
- Für Pflegepersonen, die ihren Beruf ganz aufgeben (müssen), bezahlt die Pflegeversicherung die Beiträge zur Arbeitslosenversicherung für die gesamte Dauer der Pflegetätigkeit.
- Arbeitnehmer:innen, die auf der Basis des „Gesetz(es) über die Pflegezeit" für die Dauer von bis zu 6 Monaten freigestellt wurden oder bei denen die Arbeitszeit zu einer ‚geringfügigen Beschäftigung' reduziert wurde, erhalten auf Antrag Zuschüsse zur Kranken- und Pflegeversicherung.
  Brauchen Arbeitnehmer:innen eine noch längere Reduzierung ihrer Arbeitszeit für die Sicherstellung der häuslichen Pflege eines nahen Angehörigen, besteht die Möglichkeit der Inanspruchnahme einer Familienpflegezeit durch das Gesetz über die Familienpflegezeit bis zu 24 Monate. Bei der Familienpflegezeit muss die wöchentliche Arbeitszeit mindestens 15 Stunden betragen.
  Diese Regelung gilt bezogen auf pflegebedürftige Kinder auch dann, wenn die Kinder nicht (nur) zu Hause, sondern längerfristig außerhäuslich, z. B. in einer Klinik behandelt werden. Der Gesetzgeber geht hier zu Recht davon aus, dass Kinder die Betreuung ihrer Eltern brauchen, auch wenn

keine häusliche Pflegesituation besteht. Der Anspruch für eine Freistellung bis zu 6 Monaten besteht bei Arbeitgebern mit mehr als 15 Beschäftigten. Der Anspruch auf eine längere Freistellung besteht nur bei Arbeitgebern mit mehr als 25 Beschäftigten.

Pflegekurse für Angehörige

In der Regel haben pflegende Angehörige Pflege nicht erlernt. Unerlässlich ist es deshalb Wissen darüber zu erwerben, wie man mit Krankheiten, bei der Körperhygiene und der Mobilisation, beim Anreichen von Nahrung mit Pflegebedürftigen umgeht. Aus diesem Grund bieten die Pflegeversicherungen – meist in Zusammenarbeit mit Pflegediensten und -einrichtungen, Volkshochschulen und Bildungseinrichtungen – kostenlose Pflegekurse für pflegende Angehörige an, in denen sie diese Grundlagen der Pflege vermittelt bekommen und praktische Anleitungen erhalten.

Teilstationäre Pflege/Versorgung

Unter teilstationärer Pflege/Versorgung nach § 41 SGB XI ist die zeitweise Pflege und Betreuung von Pflegebedürftigen in einer Pflegeeinrichtung zu verstehen, entweder während des Tages (Tagespflege) oder über Nacht (Nachtpflege). Die Pflegebedürftigen werden morgens in die Tagespflege gebracht und kehren am Nachmittag oder Abend nach Hause zurück oder sie verbringen Nächte in der Einrichtung. Möglich ist auch eine tageweise oder eben wochenweise Betreuung. In der Regel können die Unterbringungszeiten individuell vereinbart werden.

Teilstationäre Pflege/Versorgung wird gewährt, „wenn die häusliche Pflege nicht in ausreichendem Umfang sichergestellt werden kann oder wenn dies zur Ergänzung und Stärkung der häuslichen Pflege erforderlich ist" (73). Solche Bedingungen/Voraussetzungen liegen z. B. dann vor,

- wenn die Pflegepersonen/Personen des Pflegearrangements berufstätig sind und die Pflege nur am Abend oder während der Nacht übernommen werden kann

  oder

- wenn pflegende Angehörige in der Nacht entlastet werden sollen, z. B. weil Pflegebedürftige mit Demenzerkrankungen auch in der Nacht aktiv sind.

Für pflegende Angehörige kann die Möglichkeit, eine:n pflegebedürftige:n Angehörige:n entweder in der Tagespflege oder der Nachtpflege versorgen und betreuen zu lassen unter dem Gesichtspunkt der Entlastung sehr wichtig sein. Bedeutsam dabei ist auch, dass sie zusätzlich gewährt wird/werden kann, also neben dem Pflegegeld oder Pflegesachleistungen oder einer Kombination aus beidem. „Eine Anrechnung auf die Leistungsansprüche erfolgt nicht. Das heißt, dass es zu keiner gegenseitigen Anrechnung der Ansprüche auf die teilstationäre Pflege und auf die häuslichen Pflegeleistungen kommt". (74)

Grundsätzliche Voraussetzung für einen Anspruch auf teilstationäre Pflege ist das Vorliegen eines Pflegegrades von 2 bis 5.

Zu den Leistungen gehören:

- körperbezogene Pflegemaßnahmen
- pflegerische Betreuungsmaßnahmen und
- die medizinische Behandlungspflege.

Die Hilfen im Einzelfall orientieren sich am anerkannten Pflegegrad.
Die Höhe der Leistungen beträgt monatlich:

In Pflegegrad 2	bis zu 689,- €
In Pflegegrad 3	bis zu 1.298,- €
In Pflegegrad 4	bis zu 1.612,- €
In Pflegegrad 5	Bis zu 1.995,- €

Zu den Leistungen gehören auch die Hol- und Bringdienste der Einrichtungen. Darüber hinaus haben Pflegebedürftige Anspruch auf zusätzliche Betreuung und Aktivierung durch zusätzliche Betreuungskräfte. „Die Kosten für dieses zusätzliche Betreuungspersonal werden vollumfänglich durch die Pflegeversicherung getragen." (75) Nicht enthalten sind die Kosten für Verpflegung und Unterkunft sowie Investitionskosten der Einrichtung.

Für Aufwendungen, die Pflegebedürftige selbst zu tragen haben, können diese auch den monatlichen Entlastungsbetrag von 125,- € (siehe S. 74f.) einsetzen.

Ziel der Leistungen der teilstationären Pflege ist es, die Pflegebereitschaft und -tätigkeit der Angehörigen zu erhalten und zu fördern, eine vollstationäre Pflege entsprechend dem Grundsatz „ambulant vor stationär" (und damit auch teilstationär vor stationär) zu vermeiden. Ganz überwiegend werden in der teilstationären Pflege die Angebote der Tagespflege genutzt. „Die Nachtpflege nimmt nur einen geringen Anteil der teilstationären Pflegefälle ein" (76).

Vollstationäre Pflege/Versorgung

Die Formen des Wohnens im Alter sind inzwischen vielfältig (s. auch Ausführungen zu „Wohnen: die Vielfalt der Möglichkeiten im Blick haben" Kapitel 12.2). Im Hinblick auf das hier zu erörternde Thema „Leistungen der Pflege im Pflegefall im stationären Bereich" soll der Fokus jedoch auf die Wohnform „Pflegeheim" gerichtet werden. Bei diesen Einrichtungen für ausschließlich pflegebedürftige Menschen steht die stationäre Pflege im Vordergrund.

Bewohner:innen von Pflegeheimen sind auf die tägliche Versorgung durch Fachpersonal angewiesen. Aufgrund des Alters und/oder von Erkrankungen sind die Bewohner:innen nicht mehr in der Lage, sich selbstständig zu versorgen, benötigen sie eine 24-stündige Betreuung.

Pflegebedürftige der Pflegegrade 2 – 5 haben einen gesetzlichen Anspruch auf vollstationäre Pflege/Betreuung, wenn die häusliche oder teilstationäre Pflege nicht (mehr) möglich ist. Die Beurteilung, ob diese Voraussetzung gegeben ist, liegt wieder beim Medizinischen Dienst der Krankenkassen. „Nur wenn häusliche Pflege nicht möglich ist oder wegen der Besonderheit des Einzelfalles nicht in Betracht kommt, hat der Versicherte Anspruch auf die bei gleicher Pflegestufe deutlich höheren Leistungssätze für stationäre Pflege" (77). Kommt der Medizinische Dienst zu der Auffassung, dass eine stationäre Pflege nicht erforderlich ist, beschränken sich die Ansprüche des Pflegebedürftigen auf die Leistungssätze für ambulante Pflegesachleistungen (Ausführungen dazu S. 72f.) Bejaht der Medizinische Dienst das Vorliegen o. g. Voraussetzungen, ist der Pflegebedürftige berechtigt, zwischen den durch Versorgungsvertrag zugelassenen Einrichtungen zu wählen und einen Heimvertrag mit der von ihm ausgewählten Einrichtung zu schließen.

Art und Inhalt der Leistungen sowie die dafür zu zahlenden Entgelte, die Bestandteile eines solchen Heimvertrages sind, müssen zuvor zwischen der Arbeitsgemeinschaft der Kostenträger und dem Heimträger in sog. Pflegesatzverhandlungen vereinbart worden sein. (78)

Die Pflegeversicherung übernimmt die Kosten für die Pflege und Betreuung bis zu der für die einzelnen Pflegegrade gesetzlich festgelegten Höhe:

Pflegegrad 2	Bis zu 770,- €
Pflegegrad 3	Bis zu 1.262,- €
Pflegegrad 4	Bis zu 1.775,- €
Pflegegrad 5	Bis zu 2.005,- €

Wenn ein:e Pflegebedürftige:r mit Pflegegrad 1 vollstationäre Leistungen in Anspruch nehmen möchte, erhält er einen Zuschuss in Höhe von 125,- € wie ihn in der Höhe auch Pflegebedürftige in häuslicher Pflege in Anspruch nehmen können. Allerdings wird er im Fall der vollstationären Pflege/Betreuung nicht als Sachleistung gewährt, sondern als Kostenerstattung. (79).

In vielen Fällen reicht die Leistung der Pflegeversicherung nicht aus, um die pflegebedingten Aufwendungen abzudecken. Dann ist von der pflegebedürftigen Person ein Eigenanteil zu zahlen. Während sich die Höhe des Eigenanteils früher nach der Pflegestufe richtete (je höher diese umso höher der Eigenanteil, je niedriger die Pflegestufe umso niedriger der Eigenanteil), gilt seit dem 01.01.2017 ein einheitlicher Eigenanteil, unabhängig von der Pflegestufe. Aber: Der Eigenanteil kann sich von Einrichtung zu Einrichtung unterscheiden. (80) Das bedeutet, dass Entscheidungen von Pflegebedürftigen für eine Einrichtung nicht zuletzt auch von der Höhe des Eigenanteils für die pflegebedingten Aufwendungen gesteuert werden.

Nicht eingeschlossen in die Kosten für Pflege und soziale Betreuung sind die Kosten für die Unterkunft und Verpflegung – diesbezüglich wird häufig der Begriff „Hotelkosten" verwendet - und die ggfs. geltend gemachten Investitionskosten – sofern sie nicht von dem jeweiligen Bundesland übernommen werden (81).

„Investitionskosten stellen einen eigenen Kostenfaktor bei der Finanzierung von Pflegeheimen dar. Sie dienen der Refinanzierung der Kosten, die für die Nutzung des Gebäudes und für Anlagegüter anfallen, die für den Betrieb des Pflegeheims notwendig sind. Man kann unterscheiden zwischen den Kosten, die der Einrichtungsträger aufzuwenden hat,

- um die für den Betrieb der Pflegeeinrichtung notwendigen Gebäude zu errichten,
- um die Gebäude instand zu halten,
- um – falls das Objekt von einem Investor gemietet oder gepachtet wurde – Mieten und Pacht zu finanzieren,
- um sein Kapital zu verzinsen und einen Unternehmergewinn zu erwirtschaften.

Sie sind vergleichbar mit den Ausgaben der Wohnungs- oder Hauseigentümer für Investitionen, wie z. B. Neubau, Ausbau, Renovierung, Anschaffungen, und seiner Eigenkapitalverzinsung." (82).

Ein weiterer Faktor, der die Heimkosten zu Lasten der Pflegebedürftigen erhöht, ist der „Ausbildungszuschlag" bzw. der Beitrag zu einem Landesfonds, mit dem die neue, generalisierte Pflegeausbildung finanziert wird.

„Viele Pflegebedürftige, die ambulante Dienste in Anspruch nehmen oder stationär versorgt werden, zahlen in den kommenden Jahren zwei unterschiedliche Ausbildungskosten. Zum bisherigen Ausbildungszuschlag kommt ein Landesfonds hinzu, mit dem die neue, generalisierte Pflegeausbildung finanziert wird.

(...) Die neue Pflegeausbildung wird über einheitliche Landesfonds finanziert. Durch ein Umlageverfahren werden sowohl ausbildende als auch nicht ausbildende Einrichtungen zur Finanzierung mit herangezogen. Neben Krankenhäusern und Kinderkliniken sind dies sämtliche ambulante und stationäre Pflegeeinrichtungen sowie Einrichtungen der Tagespflege.

Während die Ausbildungskosten beispielsweise für einen Klinikaufenthalt von der Krankenversicherung übernommen werden, müssen Pflegebedürftige den Beitrag aus eigener Tasche zahlen. Er wird mit den monatlichen Pflegekosten abgerechnet und findet sich auf der Rechnung als „Ausbildungszuschlag", „Ausbildungsumlage" oder „Ausbildungspauschale" wieder.

(...) Der alte Ausbildungszuschlag soll von Jahr zu Jahr sinken, bis alle Azubis nach der alten Ausbildungsordnung ihren Abschluss gemacht haben. Gleichzeitig wird die neue Ausbildungsumlage in den kommenden drei Jahren stetig steigen und auf dem dann erreichten Niveau verharren". (83)

Vorstehende Ausführungen machen deutlich, dass die Pflegeversicherung beträchtliche Kosten im Rahmen der stationären Pflege übernimmt, gleichwohl aber auch nicht unerhebliche Kosten von den Pflegebedürftigen selber zu tragen sind – auch in Abhängigkeit von der Auswahl der Heimeinrichtung durch den Pflegebedürftigen selber. Beispielhaft für weitere Interessenverbände nachfolgend eine Zusammenfassung der Kritik des VdK an der Kostenbeteiligung der Pflegebedürftigen im stationären Bereich.

Der VDK, der Sozialverband Deutschland e. V., mit zwei Millionen Mitgliedern der größte Sozialverband Deutschlands, der sich nach eigener Aussage für einen starken Sozialstaat, eine tragfähige gesetzliche Sozialversicherung und soziale Gerechtigkeit einsetzt (84), kritisiert, dass die stationäre Pflege immer teurer werde:

„Die Kosten für die stationäre Pflege sind im Jahr 2020 weiter gestiegen. Der durchschnittliche Eigenanteil für ein Pflegeheim liegt bundesweit mittlerweile bei über 2000 € im Monat, bereits mehr als ein Drittel aller Betroffenen muss Hilfe zur Pflege beantragen (...) Reichen Rente, monatliches Einkommen sowie die Ersparnisse zur Deckung der Heimkosten nicht aus, springt der Sozialhilfeträger ein. Er bezahlt die Differenz zum benötigten Betrag plus ein kleines Taschengeld. Zuvor wird geprüft, ob die Kinder des Pflegebedürftigen unterhaltspflichtig sind. Seit 1. Januar 2020 müssen sie sich erst ab einem Bruttoeinkommen von 100 000 Euro an den Heimkosten beteiligen.

Keine Entlastung gibt es hingegen für die Ehepartner von Pflegebedürftigen. Sie müssen die Heimkosten voll und ganz tragen und die gemeinsamen Ersparnisse opfern – und das, obwohl sie auch ihren eigenen Lebensunterhalt finanzieren müssen." (85)

Um die beschriebene Situation für Pflegebedürftige zu verändern, zu verhindern, dass sie Hilfe zur Pflege (Leistungen der Sozialhilfe) beantragen müssen, weil sie die realen Kosten für das Pflegeheim nicht mehr aus eigenen Mitteln bestreiten können, fordert u. a. der VdK eine sog. Pflegevollversicherung, die alle Kosten abdeckt.

Mit dem Gesetz zur Weiterentwicklung der Gesundheitsversorgung (Gesundheitsversorgungs-weiterentwicklungsgesetz, GVWG),vom 11. Juli 2021, das u.a. neben einer Verbesserung von Arbeitsbedingungen für Pflegekräfte (tarifliche Bezahlung - ab 01.09.2022) auch auf eine finanzielle Entlastung von Pflegebedürftigen zielt, zeichnet sich auch eine Entlastung von Pflegebedürftigen in stationären Einrichtungen ab: künftig übernehmen die Pflegekassen im 1. Jahr 5 Prozent, im zweiten Jahr 25 Prozent , im dritten Jahr 45 Prozent und anschließend 70 Prozent des Eigenanteils der pflegebedürftigen Bewohner:innen.

Beispiel: Betragen die Gesamtkosten für eine:n Bewohner:in durchschnittlich 2068 Euro im Monat, ergeben sich durch die Reform folgende Beträge:

1. Jahr: 2.026 €
2. Jahr: 1.860 €
3. Jahr: 1.652 €
4. Jahr und ff: 1.444 €

Mit steigender Aufenthaltsdauer verringert sich also der Eigenanteil von Pflegebedürftigen in Pflegeheimen. (86).

Zu beachten ist, dass die Reduzierung der Eigenanteile sich aber nicht auf die Gesamtkosten der Unterbringung, sondern lediglich auf die Pflegekosten im Rahmen der Unterbringung bezieht.

4.5.6 Pflegeberatung

Vorstehende Ausführungen zum Bereich der Pflege, zu den Voraussetzungen für den Erhalt von Leistungen der Pflegeversicherung, den Pflegegraden, und zu den Leistungen der Pflegeversicherung im Pflegefall, haben sicherlich deutlich gemacht, dass der Bereich Pflege sowohl bei denen, die der Pflege bedürfen, als auch bei denen, die Pflegebedürftige bei der Suche nach für sie geeigneten Hilfen unterstützen, begleiten möchten, differenziertes Wissen voraussetzt, um die richtigen, für den Pflegebedürftigen optimalen Entscheidungen treffen zu können. Hilfreich ist dabei sicher die Inanspruchnahme von Beratungsangeboten.

„Gute Beratung unterstützt pflegebedürftige Menschen selbstbestimmt über die Pflege zu entscheiden und möglichst gut zu organisieren. Sie vermittelt Kompetenzen und Wissen für eine gute Pflege. Pflegende Angehörige erhalten Entlastung und Unterstützung. Beratung trägt dazu bei, Gesundheitsproblemen bei pflegebedürftigen Menschen und pflegenden Angehörigen vorzubeugen. ..." (87)

Vorangehende Einschätzung zur Bedeutung von Beratung, wenn es um die eigene Pflege oder die von Angehörigen, nahestehenden Personen geht, entstammt einer Broschüre des

- Zentrum(s) für Qualität in der Pflege
  Mit dem Zentrum für Qualität in der Pflege (ZQP), einer gemeinnützigen Stiftung mit Sitz in Berlin, deren Ziel es ist, die Qualität in der Pflege zu verbessern, sei hier eine Organisation genannt, die eine wichtige Funktion im Bereich der Beratung hat.
  „Expertinnen und Experten aus der Gerontologie, Gesundheitswissenschaft und Public Health, Medizin, Pflegemanagement, Pflegewissenschaft, Politikwissenschaft, Soziologie, Versorgungspraxis sowie Volkswirtschaftslehre arbeiten gemeinsam an der Weiterentwicklung von fundiertem Wissen rund um die Pflege". (88)
  Mit „unabhängige(n) und wissenschaftsbasierte(n) Hintergrundinformationen zum Thema Pflege, wie Analysen von Umfragen, umfangreiche Reports zu wichtigen Pflegethemen und Online-Übersichten mit Fachinformationen" (89) übt das ZQP zwar keine direkte Beratungstätigkeit gegenüber Klient:innen aus, wohl aber bietet es denen, die in der direkten Beratung tätig sind, wichtige Informationen. Ein Beispiel dafür ist die Checkliste „10 wichtige Merkmale guter Beratung zur Pflege, deren Grundlage der „Qualitätsrahmen für Beratung und Pflege" (90)

Auch für den Gesetzgeber hat Beratung in der Pflege offensichtlich einen hohen Stellenwert. Nachfolgend im Überblick jene Rechtsvorschriften im SGB XI, die die Pflegeversicherungen bezüglich der Beratung in die Pflicht nehmen, mit Erläuterungen dazu:

- § 7a SGB XI formuliert einen Rechtsanspruch für diejenigen, die Leistungen der Pflegeversicherung erhalten, auf individuelle Beratung und Hilfestellung durch einen Pflegeberater oder eine Pflegeberaterin bei der Auswahl und Inanspruchnahme von bundes- oder landesrechtlich vorgesehenen Sozialleistungen sowie sonstigen Hilfsangeboten, die auf die Unterstützung von Menschen mit Pflege-, Versorgungs- oder Betreuungsbedarf ausgerichtet sind (Pflegeberatung) (91)

Was man erwarten kann. 10 wichtige Merkmale guter Beratung zur Pflege

1. Qualifiziert Sie werden von Fachleuten wie Sozialversicherungsfachangestellten oder Pflegefachpersonen beraten, die zudem für die Beratung weitergebildet sind.	**6. Individuell** Sie werden unter Berücksichtigung Ihrer individuellen Situation und Ihrer Werte beraten. Gemeinsam mit Ihnen werden Ihr Hilfe- und Beratungsbedarf ermittelt und die Beratungsziele abgestimmt. Ihr Recht auf Selbstbestimmung wird dabei beachtet.
2. Flexibel Sie erhalten kurzfristig einen Beratungstermin, falls nötig. Die Beratung erfolgt bei Bedarf bei Ihnen vor Ort oder telefonisch. Auf Ihren Wunsch können weitere Personen teilnehmen.	**7. Umfassend** Sie erhalten umfassende und verständliche Informationen über Ihre Rechte und Ansprüche, etwa gegenüber der Pflegeversicherung oder Pflegeanbietern. Zentrale Themen werden angesprochen. Ihre Fragen werden offen angenommen und eingehend beantwortet
3. Verbindlich Sie haben eine feste Ansprechperson. Diese informiert zu Beginn der Beratung über ihre Arbeitsweise sowie den geplanten Ablauf. Wenn Sie nicht zufrieden sind, können Sie sich eine andere Person zuweisen lassen oder einen anderen Beratungsanbieter nutzen.	**8. Lösungsorientiert** Sie erhalten verschiedene Vorschläge zur Unterstützung und Gestaltung Ihrer individuellen Pflegesituation. Sie werden dabei unterstützt, selbstbestimmte Entscheidungen zu treffen.
4. Respektvoll Sie werden zugewandt und respektvoll angesprochen. Die Beratung findet ungestört in einer freundlichen Atmosphäre statt. Persönliche Informationen werden vertraulich behandelt und nur mit Ihrem Einverständnis weitergegeben.	**9. Begleitend** Sie werden bei der Beantragung von Leistungen und beim Zugang zu Hilfeangeboten so lange wie nötig aktiv unterstützt.
5. Ressourcenorientiert Sie werden dabei unterstützt, sich bei der Bewältigung der Pflegebedürftigkeit möglichst gut selbst zu helfen und dafür alle Möglichkeiten zu nutzen.	**10. Nachvollziehbar** Sie können auf Wunsch die Dokumentation der Beratung einsehen.

- „… Erforderlich ist im Rahmen dieser Beratung die Gestaltung eines Beratungsprozesses. Vorgesehen ist die Analyse des individuellen Hilfebedarfs, die Erstellung eines individuellen Versorgungsplans, die Initiierung seiner Durchführung und ggf. die Anpassung des Versorgungsplans. (…)" (92)

- § 7 c SGB XI: „Die Ziele der Pflegeberatung nach § 7 a SGB XI stehen in enger Verbindung zu der Zielsetzung der Pflegestützpunkte nach § 7c SGB XI. Pflegestützpunkte werden von den Kranken- und Pflegekassen gemeinsam mit kommunalen Trägern vor Ort betrieben. In der Stadt Münster in NRW z. B. findet man sie zum einen im Haus der Allgemeinen Ortskrankenkasse (AOK) und im Informationsbüro Pflege beim Sozialamt der Stadt Münster. Die Intention der Pflegestützpunkte besteht vor allem im Aufbau einer wohnortnahen Pflegeberatungsinfrastruktur für die Bevölkerung.

Aufgaben sind u. a.:

- Erarbeitung eines Versorgungsplans und Organisation der Pflege
- Suche nach einem Pflegedienst oder Pflegeheim
- Hilfe bei allen Formalitäten, zum Beispiel dem Ausfüllen von Anträgen
- „Neben Information und Auskunft über verfügbare Unterstützungsmöglichkeiten sollen die Pflegestützpunkte zudem koordinierende Aufgaben zwischen allen in Betracht kommenden gesundheitsfördernden, präventiven, kurativen, rehabilitativen, palliativen und sonstigen medizinischen sowie pflegerischen und sozialen Hilfs- und Unterstützungsangeboten übernehmen. Nicht zuletzt haben Pflegestützpunkte die Aufgabe der Vernetzung aufeinander abgestimmter Hilfeangebote (Care Management)." (93)
- § 37 Abs. 3 SGB XI: Beratungsbesuche: „Wer zuhause gepflegt wird und Pflegegeld bezieht, erhält in regelmäßigen Abständen ein Beratungsgespräch zur Pflege. In vielen Fällen ist dieser auch verpflichtend. Der Beratungsbesuch ist eine Form der praktischen und pflegefachlichen Unterstützung, bei der die Qualität der Pflege zuhause gestärkt und gewährleistet werden soll. Während des Beratungseinsatzes nach § 37.3 SGB XI können Pflegepersonen hilfreiche Tipps für ihre persönliche Pflegesituation erhalten" (94). Kritisch merkt das Zentrum für Qualität in der Pflege an, dass die Dauer der Beratungsbesuche durch den gesetzlich festgelegten Vergütungssatz stark reguliert werde, zeitliche Ressourcen für die notwendige umfassende problem- beziehungsweise Bedarfsanalyse eingeschränkt seien. Es könnten lediglich einzelne Probleme thematisiert werden. (vgl. ZQP, Qualitätsrahmen für Beratung in der Pflege, Ziele von Beratung, S.13).
- § 45 SGB XI – Pflegekurse: „Die Pflegekassen haben für Angehörige und sonstige an einer ehrenamtlichen Pflegetätigkeit interessierte Personen unentgeltlich Schulungskurse durchzuführen, um soziales Engagement im Bereich der Pflege zu fördern und zu stärken, Pflege und Betreuung zu erleichtern und zu verbessern sowie pflegebedingte körperliche und seelische Belastungen zu mindern und ihrer Entstehung vorzubeugen." (95)
  „… es (gibt) zwei Möglichkeiten, um das Angebot nach § 45 SGB XI zu nutzen: öffentliche Pflegekurse und individuelle Pflegeschulungen in der Häuslichkeit. …

- 1. Pflegekurse in der Gruppe:
  Öffentlich veranstaltete Pflegekurse für mehrere Teilnehmer, die meistens von Pflegekassen oder anderen lokalen Einrichtungen (z. B. Sozialstationen, Volkshochschulen) veranstaltet werden. Pflegekurse sind eine gute Möglichkeit, um sich mit anderen pflegenden Angehörigen auszutauschen. Dieser Austausch mit Gleichgesinnten über Erfahrungen und Probleme ist sehr wertvoll und allein dafür lohnt sich meistens die Teilnahme an einem Pflegekurs.
- 2. Pflegeschulungen in der Häuslichkeit:
  Individuelle Schulungen in der Häuslichkeit des Pflegebedürftigen. Dies ist besonders hilfreich, wenn z. B. der Gebrauch von Hilfsmitteln in der individuellen Umgebung anschaulich dargestellt werden soll." (96)

In seiner „theoretischen Fundierung von Beratung in der Pflege" gibt das „Zentrum für Qualität in der Pflege" auch wertvolle Hinweise auf Prinzipien, von denen Beratungsarbeit getragen sein sollte, wie z. B. Ressourcenorientierung, Lösungsorientierung, Diversität und Zielgruppenorientierung, Empowerment, Systemische Beratung und Lebensweltorientierung. Letzteres Prinzip, das auch Leitfaden dieses Lehrbuches ist, verlangt eine Beratung, die „am Alltag und an den materiellen Rahmenbedingungen der Ratsuchenden ausgerichtet (ist). Die Lebenswelt bildet die unmittelbare Wirklichkeit und individuelle Wahrnehmung von Menschen. Sie ist Ausgangspunkt für den Umgang mit und die Bewältigung von Problemen, wie sie durch Krankheit und Pflegebedürftigkeit entstehen (...). Aufgabe der Berater ist es, die Lebenswelt der Ratsuchenden zu respektieren und sie als gegeben zu betrachten. Sie soll nicht von außen umdefiniert oder umgedeutet werden. (...) Thiersch hat schon 1989 auf das Problem der geheimen Moral der Beratung hingewiesen, die darin besteht, dass die professionelle Beratung implizite Anforderungen stellt, die von den Ratsuchenden erfüllt werden müssen, damit ihnen geholfen werden kann. Demgegenüber sind eine größere institutionelle Offenheit und kontinuierliche Reflexion kennzeichnend für die lebensweltorientierte Beratung, die sich darüber hinaus an den Prinzipien der Prävention und Integration orientiert. (...) In der Beratungspraxis bedeutet Lebensweltorientierung sich an den Gegebenheiten häuslicher Pflegearrangements zu orientieren, diese zu verstehen und von ihnen ausgehend Ansätze zur Problemlösung zu entwickeln". (97)

Anmerkungen zu 4:

1) Simon, Michael, Das Gesundheitssystem in Deutschland, Bern 2017, S. 80

2) reimbursement institute, Leistungserbringer, https://reimbursement.institute/glossar/leistungserbringer/ Zugriff am 04.09.2020

3) Bundesministerium für Gesundheit, Bedeutung der Gesundheitswirtschaft, https://www.bundesgesundheitsministerium.de/themen/gesundheitswesen/gesundheitswirtschaft/bedeutung-der-gesundheitswirtschaft.html Zugriff am 25.10.2020)

4) ebenda

5) Bundesministerium für Gesundheit, Gesundheitswirtschaft als Jobmotor, https://www.bundesgesundheitsministerium.de/themen/gesundheitswesen/gesundheitswirtschaft/gesundheitswirtschaft-als-jobmotor.html Zugriff am 25.10.2020;

6) Bundesärztekammer, Musterweiterbildungsordnung https://www.bundesaerztekammer.de/aerzte/aus-weiter-fortbildung/weiterbildung/muster-weiterbildungsordnung/ Zugriff am 08.02.2021

7) Bundesärztekammer, Weiterbildungsordnung, https://www.bundesaerztekammer.de/fileadmin/user_upload/downloads/pdf-Ordner/Weiterbildung/MWBO_1992/11MWBO1.pdf. Zugriff am 20.09.2020 Zugriff am 08.02.2021

8) Destatis, Bevölkerung, Demographischer Wandel, https://www.destatis.de/DE/Themen/Querschnitt/Demografischer-Wandel/_inhalt.html#sprg371138 Zugriff am 08.02.2021

9) Deutsche Gesellschaft für Geriatrie, Was ist Geriatrie? https://www.dggeriatrie.de/ueber-uns/was-ist-geriatrie Zugriff am 08.02.2021

10) Gesetz zur wirtschaftlichen Sicherung der Krankenhäuser und zur Regelung der Krankenhauspflegesätze, https://www.gesetze-im-internet.de/khg/ Zugriff am 08.02.2021

11) SGB V, § 107,

12) Simon, Michael, Das Gesundheitssystem in Deutschland, Bern 2017, S. 220

13) ebenda, S. 222 f.

14) ebenda, S. 234

15) SGB V, § 39: https://www.sozialgesetzbuch-sgb.de/sgbv/39.html Zugriff am 08.02.2021

16) Schaubild Krankenhausbehandlung: https://reimbursement.institute/blog/stationaer-teilstationaer-oder-ambulant/ Zugriff am 06.10.2020

17) Gemeinsamer Bundesausschuss, https://www.g-ba.de/themen/asv/abk/ Zugriff am 20.10.2020

18) Simon, Michael, Das Gesundheitssystem in Deutschland, Bern 2017, S. 230

19) Abteilungen in Krankenhäusern. Angelehnt an Darstellung unter: https://www.medizinspektrum.de/krankenhaus/stationen-fachabteilungen.html Zugriff am 14.10.2020)

20) Struktur der Kinderklinik Datteln, https://www.kinderklinik-datteln.de/ Zugriff am 18.10.2020)

21) Simon, Michael, Das Gesundheitssystem in Deutschland, S. 223

22) ebenda, S. 229

23) Statista, Ärztliches und nichtärztliches Krankenhauspersonal in Deutschland bis 2018, https://de.statista.com/statistik/daten/studie/12453/umfrage/krankenhauspersonal-in-deutschland-seit-1991/#statisticContainer Zugriff am 10.02.2021

24) Danach handelt es sich bei Heilmitteln um Maßnahmen (Behandlungen), die durch einen Therapeuten persönlich erbracht werden. Dies beinhaltet eine ganze Reihe von Tätigkeiten, allerdings sind bei den gesetzlichen Krankenkassen ausschließlich folgende Heilmittelerbringer zugelassen: Physikalische Therapie (Physiotherapie, Krankengymnastik), Podologische Therapie, Stimm-, Sprech- und Sprachtherapie (Logopädie), Ergotherapie. https://www.existenzgruender.de/DE/Gruendung-vorbereiten/Entscheidung/Ihre-Branche/Heilmittelbranche/inhalt.html
Zugriff am 25.10.2020

25) „Praktischarzt", Klinik-Hierarchie der Arztpositionen, https://www.praktischarzt.de/arzt/klinik-hierarchie-arzt-positionen/
Zugriff am 14.10.2020

26) Ärzteblatt.de, Krankenhausplanung: Erreichbarkeit und Qualität stärker berücksichtigen, 2014, https://www.aerzteblatt.de/nachrichten/60552/Krankenhausplanung-Erreichbarkeit-und-Qualitaet-staerker-beruecksichtigen
Zugriff am 11.10.2020

27) Deutschland neu vermessen, Erreichbarkeit von Krankenhäusern der Grundversorgung: https://www.deutschlandatlas.bund.de/DE/Karten/Unsere-Gesundheitsversorgung/126-PKW-Krankenhaeuser-Grundversorgung.html
Zugriff am 11.10.2020

28) Simon, Michael, Das Gesundheitssystem in Deutschland, S. 222

29) Bertelsmann – Stiftung: Eine bessere Versorgung ist nur mit halb so vielen Kliniken möglich; https://www.bertelsmann-stiftung.de/de/themen/aktuelle-meldungen/2019/juli/eine-bessere-versorgung-ist-nur-mit-halb-so-vielen-kliniken-moeglich
Zugriff am 11.10.2020

30) Simon, Michael., Das Gesundheitssystem in Deutschland, S. 222

31) vgl. Bertelsmann-Stiftung, a.a.O.

32) Reinhardt, Klaus, Präsident der Bundesärztekammer, „Keine undifferenzierte Schließungspolitik", https://www.aerzteblatt.de/nachrichten/104629/Bertelsmann-Stiftung-sieht-600-Krankenhaeuser-als-ausreichend-fuer-die-Versorgung-an
Zugriff am 11.10.2020

33) Deutsche Krankenhausgesellschaft, Kahlschlag in der Gesundheitsversorgung, https://www.dkgev.de/dkg/presse/details/kahlschlag-in-der-gesundheitsversorgung/
Zugriff, 10.02.2021

34) Henke, Rudolf, 1. Vorsitzender des Marburger Bundes, zit.n. „Bertelsmann Stiftung sieht 600 Krankenhäuser als ausreichend für die Versorgung an", https://www.aerzteblatt.de/nachrichten/104629/Bertelsmann-Stiftung-sieht-600-Krankenhaeuser-als-ausreichend-fuer-die-Versorgung-an
Zugriff am 10.02.2021

35) Gassen, Andreas, zit. n. Ärzteblatt, Versorgungsprobleme auf dem Land: Die Politik ist gefordert, https://www.aerzteblatt.de/nachrichten/107350/Versorgungsprobleme-auf-dem-Land-Die-Politik-ist-gefordert
Zugriff am 10.02.2021

36) Bundesministerium für Gesundheit, das Deutsche Gesundheitssystem, Berlin 2020, https://www.bundesgesundheitsministerium.de/fileadmin/Dateien/5_Publikationen/Gesundheit/Broschueren/200629_BMG_Das_deutsche_Gesundheitssystem_DE.pdf, S. 30
Zugriff am 25.10.2020

37) ebenda S. 32

38) Bundesministerium d. Justiz und für Verbraucherschutz, Gesetz über den Verkehr mit Arzneimitteln, § 2 Arzneimittelbegriff, https://www.gesetze-im-internet.de/amg_1976/__2.html
Zugriff am 15.02.2021

39) Bundesministerium d. Justiz und für Verbraucherschutz, Gesetz über den Verkehr mit Arzneimitteln, § 1 Zweck des Gesetzes, https://www.gesetze-im-internet.de/amg_1976/__1.html Zugriff am 15.02.2021

40) Simon, Michael, Das Gesundheitssystem in Deutschland, Bern 2017, S. 194

41) ebenda, S. 196

42) ebenda, S. 195 f

43) Gemeinsamer Bundesausschuss, Arzneimittelrichtlinie, https://www.g-ba.de/richtlinien/3/ Zugriff am 27.10.2020

44) Simon, Michael, a.a.O. S. 203.

45) Bundesministerium für Gesundheit, das Deutsche Gesundheitssystem, Berlin 2020, S. 32

46) Simon, Michael, a.a.O., S. 205 f.

47) Bundesministerium für Gesundheit, Online-Ratgeber, Arznei-, Heil- und Hilfsmittel, Hilfsmittel, Welche Hilfsmittel zahlt die Krankenkasse? https://www.bundesgesundheitsministerium.de/hilfsmittel.html Zugriff am 15.02.2021

48) Bundesministerium für Gesundheit, Online-Ratgeber, Arznei-, Heil- und Hilfsmittel, Hilfsmittel, Wie hoch ist die Zuzahlung? https://www.bundesgesundheitsministerium.de/hilfsmittel.html Zugriff am 15.02.2021

49) zu den vorstehenden Ausführungen vgl. auch Simon, Michael a.a.O., S. 261 f; https://sozialversicherung-kompetent.de/sozialversicherung/allgemeines/29-geschichte-der-pflegeversicherung.html?tmpl=component&print=1

50) Sozialgesetzbuch -SGB.de, https://www.sozialgesetzbuch-sgb.de/sgbxi/9.html Zugriff am 14.11.2020.

51) Simon, Michael, a.a.O. S. 264

52) Das deutsche Gesundheitssystem, hrsg. v. Bundesministerium für Gesundheit, Berlin 2020, S. 34

53) https://www.sozialgesetzbuch-sgb.de/sgbxi/14.html Zugriff am 24.11.2020

54) vgl. hierzu: Pflegehilfe in Deutschland, Zusammenrechnen und gewichten, https://www.pflege-grad.org/berechnen/gewichtung.html Zugriff am 14.12.2020 Pflege durch Angehörige, Das neue Pflegestärkungsgesetz – alle Änderungen auf einen Blick, https://www.pflege-durch-angehörige.de/pflegestaerkungsgesetz-. Zugriff am 14.12.2020

55) Ratgeber Pflege, hrsg. V. Bundesministerium für Gesundheit. Berlin 2020, 22. aktualisierte Auflage, S. 40

56) ebenda, S.42

57) Pflegeberatung.de – Kindergutachten, https://www.pflegeberatung.de/pflegeanspruch/begutachtung/besondere-begutachtungen/kindergutachten; https://sozialversicherung-kompetent.de/pflegeversicherung/leistungsrecht-ab-2017/759-pflegebeduerftigkeit-feststellung-bei-kindern-jugendlichen.html Zugriff am 11.12.2020

58) Sozialversicherung kompetent, Pflegebedürftigkeit bei Kindern und Jugendlichen, https://sozialversicherung-kompetent.de/pflegeversicherung/leistungsrecht-ab-2017/759-pflegebeduerftigkeit-feststellung-bei-kindern-jugendlichen.html Zugriff am 11.12.2020

59) ebenda, Hier finden sich auch Tabellen, die die altersentsprechende Selbständigkeit bzw. Ausprägung von Fähigkeiten in den Modulen Mobilität, Kognitive und kommunikative Fähigkeiten, Selbstversorgung und Gestaltung des Alltagslebens und sozialer Kontakte aufzeigen.

60) Datenquelle: Statistisches Bundesamt. Berechnungen: Bundesinstitut für Bevölkerungsforschung Zugriff am 23.02.2021

61) Datenquelle: Statistisches Bundesamt. Berechnungen: Bundesinstitut für Bevölkerungsforschung Zugriff am 23.02.2021

62) Datenquelle: Statistisches Bundesamt. Berechnungen: Bundesinstitut für Bevölkerungsforschung Zugriff am 23.02.2021

63) TK Meinungspuls Pflege 2018, https://www.tk.de/presse/themen/pflege/pflegende-angehoerige/pflegewuensche-meinungspuls-pflege-2042956 Zugriff am 23.02.2021

64) https://www.gesetze-im-internet.de/sgb_11/__3.html,§ 3 SGB XI, https://dejure.org/gesetze/SGB_XI/3.html Zugriff 23.02.2021

(64a): Lt. Gesetz zur Weiterentwicklung der Gesundheitsversorgung v. 11. Juli 2021 Erhöhung der Pflegesachleistungen um 5 %. https://www.bundesgesundheits-ministerium.de/ gesundheitsversorgungs weiterentwicklungsgesetz.html Zugriff am 01.09.2021

65) Bundesministerium für Justiz und Verbraucherschutz, § 37 Abs. 3 SGB XI, https://www.gesetze-im-internet.de/sgb_11/__37.html , Zugriff am 23.02.2021

66) Ratgeber Pflege, hrsg. Bundesministerium f. Gesundheit, Berlin 2020, S. 50 f

67) Pflege durch Angehörige, Alltagsbegleiter – Die Große Hilfe für Hilfebedürftige und pflegende Angehörige, https://www.pflege-durch-angehoerige.de/haeusliche-pflege/alltagsbegleiter/ Zugriff am: 23.02.2021

68) Bundesministerium für Gesundheit, Ratgeber Pflege, Berlin 2020, S. 64

(69) Bundesministerium f. Gesundheit, Pflegeleistungen zum Nachschlagen, Berlin 2020, S. 16

(69a) https://www.bundesgesundheitsministerium.de/gesundheitsversorgungs weiterentwicklungsgesetz.html Zugriff am 01.09.2021

(70) vgl. hierzu: pflege.de, Kurzzeitpflege - jederzeit gut versorgt, https://www.pflege.de/altenpflege/kurzzeitpflege S. 7, Zugriff am: 23.02.2021

(70a) https://www.bundesgesundheits ministerium.de/gesundheitsver sorgungsweiterentwicklungsgesetz.html

(71) ebenda, S.11

(72) vgl. hierzu: Bundesministerium f. Gesundheit, Ratgeber Pflege, Berlin 2020, S. 106. / Caritas Sozialstation – Köln, Soziale Absicherung der Pflegepersonen, https://caritas.erzbistum-koeln.de/koeln_cv/caritas-sozialstationen/infolexikon/pv-ambulante-leistungen/soziale-sicherung-der-pflegeperson.html Zugriff am: 23.02.2021

(73) ebenda, S. 194

(74) Sozialversicherung kompetent, Teilstationäre Pflege, https://sozialversicherung-kompetent.de/pflegeversicherung/Leistungen Zugriff am: 12.02.2021

(75) Bundesministerium für Gesundheit, Ratgeber Pflege, a.a.O, S. 195

(76) Sozialversicherung kompetent, a.a.O.

(77) Simon, Michael, a.a.O., S.326

(78) ebenda, S. 327

(79) Sozialversicherung kompetent, Vollstationäre Leistungen, https://sozialversicherung-kompetent.de/pflegeversicherung/leistungen Zugriff am: 12.02.2021

(80) vgl. auch Bundesminister für Gesundheit, Online Ratgeber Pflege, Pflege im Heim, https://www.bundesgesundheitsministerium.de/pflegeimheim.html Zugriff am 14.02.2021

(81) Simon, Michael, a.a.O., S.273

(82) BIVA, Pflegeschutzbund, Investitionskosten in Heimen, https://www.biva.de/beratungsdienst/investitionskosten/ Zugriff am: 23.02.2021

(83) Annette Liebmann, Neuer Ausbildungszuschlag, in VdK Zeitung, November 2020, S. 4

(84) Sozialverband VdK, Zukunft sozial gestalten, https://www.vdk.de/nrw/pages/vdk_nrw/portraet_-_vdk_nrw/78588/wofuer_wir_stehen Zugriff am: 23.02.2021

(85) „Stationäre Pflege wird immer teurer", VdK Zeitung, Sozialverband VdK, Westfalen, November 2020, S. 4

(86) https://www.bundesgesundheits ministerium.de/gesundheitsversorgungs weiterentwicklungsgesetz.html ,Zugriff am 05.09.2021; https://pflegebox.de/ratgeber/pflege/pflegereform-2021/ Zugriff am 05.09.2021 . S. auch ergänzende Ausführungen zu 4.5.5.1 Häusliche Pflege, hier „Pflegegeld und Pflegesachleistungen", S. 76 sowie zu 4.5.5.1 Häusliche Pflege, hier „Kurzzeitpflege", S. 82.

(87) Zentrum für Qualität in der Pflege, Beratung zur Pflege, Was man wissen sollte – und was man erwarten kann", Berlin, April 2020, S. 2

(88) Stiftung ZQP, Über uns, Unser Team, https://www.zqp.de/ueber-uns/team/ Zugriff am: 23.02.2021

(89) Stiftung ZQP, Analyse & Hintergrund, https://www.zqp.de/analyse-hintergrund/ Zugriff am: 23.02.2021

(90) Entnommen aus: Beratung zur Pflege. Was man wissen sollte – und was man erwarten kann. ZQP-Einblick. Zentrum für Qualität in der Pflege (ZQP), Berlin 2020, https://www.zqp.de/pflegeberatung/ Zugriff am: 23.02.2021

(91) Sozialgesetzbuch – SGB.de, https://www.sozialgesetzbuch-sgb.de/sgbxi/7a.html Zugriff am: 23.02.2021

(92) ZQP, Qualitätsrahmen für Beratung in der Pflege, Ziele von Beratung, Berlin 2016, S.12

(93) ebenda, S.13

(94) Pflege.de, Beratungseinsatz nach § 37.3, https://www.pflege.de/pflegende-angehoerige/pflegewissen/pflegeberatung/beratungseinsatz-37-3/ Zugriff am 23.02.2021

(95) Sozialgesetzbuch – SGB.de, https://www.sozialgesetzbuch-sgb.de/sgbxi/45a.html Zugriff am: 23.02.2021

(96) Pflege.de, Pflegekurse für Angehörige, https://www.pflege.de/pflegende-angehoerige/pflegewissen/pflegeberatung/pflegekurse/ Zugriff am 19.02.2021

(97) Zentrum für Qualität in der Pflege, Qualitätsrahmen für Beratung in der Pflege, Berlin, 2016, S.6, https://www.zqp.de/wp-content/uploads/Qualitaetsrahmen_Pflegeberatung.pdf Zugriff am 20.02.2012

Kapitel 5

Individuum trifft auf Gesellschaft: Zum Prinzip der Lebensweltorientierung

Auszug aus dem Roman „Schilf" von Juli Zeh:

„Es ist doch eigenartig, denkt Oskar, dass alle Menschen aus den identischen Bestandteilen zusammengesetzt sind. Dass jene Nebenniere, die ihm einen leichten Adrenalinrausch durch die Adern schickt, auch im vegetativen Nervensystem der zierlichen Asiatin zu finden ist, die, mit dem Gesicht von Yoko Ono maskiert, Kaffee und belegte Brötchen an die Fahrgäste verteilt. Dass ihre Nägel, Haare, Zähne aus demselben Material sind wie die Nägel, Haare und Zähne sämtlicher Mitreisender. Dass ihre Finger beim Ausschenken des Kaffees von den gleichen Sehnen bewegt werden wie seine, die im Portemonnaie nach Kleingeld suchen. [...] Aber die Gemeinsamkeiten gehen tiefer, bis hinab zu den Protonen, Neutronen und Elektronen, aus denen er und die Asiatin aufgebaut sind ..." (1)

Juli Zeh, Schilf

Oskar, Naturwissenschaftler, Physiker, beobachtet während einer Bahnfahrt die Bedienung im Zug. Dabei macht er sich Gedanken über die Beschaffenheit des Menschen. Seine Erkenntnis: Aus physikalisch-biologischer Perspektive sind die Menschen gleich. Es gibt keine Unterschiede. Bis in die kleinsten Bestandteile unterscheiden sich die Menschen nicht voneinander. Eine Betrachtungsweise menschlicher Existenz, die für Pflegefachkräfte durchaus naheliegend sein wird. Aus medizinischer Sicht wird der Mensch primär unter einer körperlichen, physischen Perspektive gesehen, nach der alle Menschen eigentlich gleich funktionieren sollten. In Krankheitsphasen sollte über die treffende Diagnose und einen stimmigen Behandlungsplan Abhilfe geschaffen werden können, der Mensch gesunden. Sieht der behandelnde Arzt psychische Probleme, so sind diese von Neurolog:innen, Psychiater:innen, Psychotherapeut:innen oder Psycholog:innen zu erfassen und zu therapieren. Das Ziel bleibt gleich: Bei jedem Menschen ein physisches und psychisches Gleichgewicht, Gesundheit für alle.

Gleichzeitig wissen wir, dass Menschen sich unterscheiden – auch bei gleichem Gesundheitszustand. In ihrem Wesen, ihrem Charakter, in ihren Haltungen, ihren Sichtweisen, ihren Handlungen nehmen wir sie sehr unterschiedlich wahr. Wenn alle Menschen - aus materieller Perspektive - mit den gleichen Voraussetzungen auf die Welt kommen, stellt sich folgende Frage: Wodurch wird die Entwicklung des einzelnen bestimmt? Wodurch wird der Mensch zu genau dem einzigartigen Menschen – zu einem Individuum - der sich von allen anderen Menschen unterscheidet?

Es müssen im Wesentlichen die Bedingungen der Entwicklung des einzelnen Menschen sein, die ihm seine unverwechselbare Identität verleihen. Entwicklung, sicher geprägt von genetischen Voraussetzungen, wie wir wissen, aber auch nachhaltig getragen von sehr spezifischen Einflüssen, denen jeder einzelne Mensch in allen Phasen seines Lebens – Kindheit, Jugend, Erwachsenenalter, Seniorenalter – ausgesetzt ist und die massiv auf ihn einwirken, seine Persönlichkeit maßgeblich bestimmen.

Professionelle Pflegefachkräfte treffen im Alltag auf diese „Persönlichkeiten": alte und junge, Frauen und Männer, reiche Menschen und Menschen, die von Grundsicherung oder kleinen Renten leben, Menschen mit Migrationshintergrund; welche, die aus der Stadt kommen und andere, die aus ländlichen Gebieten stammen. Die einen sind freundlich, die anderen abweisend. Wieder andere eher stumm und zurückhaltend, die nächsten redselig oder aufdringlich. Pflegende Berufe haben es mit Menschen zu tun, die sich immer in ganz spezifischen, individuellen Lebenssituationen befinden.

Sie lernen diese Menschen als Kinder in der Kinderklinik oder als erwachsene Patientin bzw. erwachsenen Patienten im Krankenhaus kennen oder sie betreuen sie als alte Menschen in stationären Altenheimen oder in der ambulanten Pflege. Dabei treffen sie oftmals auf ein ganzes System von Beziehungen: Ehepartner:in, Kinder, Enkel:in, Nachbar:in, Freund:innen. Wiederum Menschen mit eigener Individualität, mit eigenen sozialen Bezügen, die einen Teil der Lebenswirklichkeit der Patient:innen ausmachen.

Es ist wichtig, diese ganzheitliche Sicht auf unser Gegenüber zu haben. Was aber macht diese ganzheitliche Sicht aus? Was macht den ganzen Mensch aus?

Wissenschaften geben aus ihrer jeweiligen Sicht unterschiedliche, spezifische Antworten. Sehr verkürzt könnte man sagen: Die Soziologie setzt sich mit den Formen des Zusammenlebens der Menschen auseinander; die Pädagogik sieht den Menschen als erziehungsbedürftiges und erziehungsfähiges Wesen – gepaart mit einem Bild vom Kind, das von hoher Selbstständigkeit geprägt ist. Psychologie beschäftigt sich mit dem Erleben (Denken und Fühlen) und Verhalten von Menschen. Philosophen denken über den Sinn des Lebens und die Stellung des Menschen in der Welt nach. Jede Wissenschaft hat einen eigenen Zugang zum Verstehen der menschlichen Wirklichkeit.

Für Pflegefachkräfte kann es im Pflegealltag zentral sein, den Menschen aus seinen natürlichen Alltagssituationen heraus erfassen zu können, mit den verschiedenen Wirkungen der gesellschaftlichen Rahmenbedingungen, in denen er sich bewegt. Auf der einen Seite seine Persönlichkeit, seine Individualität, die ihn von anderen unterscheidet, auf der anderen Seite seine sozialen Anteile, die ihn zum Mitglied einer Gesellschaft und ihrer Gruppen machen.

Diese interaktionistische Perspektive spiegelt sich auch im sog. sozial-ökologischen Ansatz von Bronfenbrenner, der zunächst vorgestellt werden soll. Eine konkrete Umsetzung erfährt dieser Ansatz im Zonenmodell von Baacke und auch im Inselmodell von Zeiher. Beide Modelle lassen den Menschen in seinen Umwelten wahrnehmbar werden. Um die Ebene des Individuums genauer zu erfassen, werden das Konzept der Entwicklungsaufgaben nach Erikson und der biografische Ansatz zur Erklärung menschlichen Verhaltens dargestellt.

Die theoretischen Ansätze verbindet die Aufgabe Menschen im Leben zu begleiten und die stattfindenden Übergänge zu gestalten. Die Anforderungen an derartige Transitionsprozesse werden am Ende dieses Kapitels dargestellt

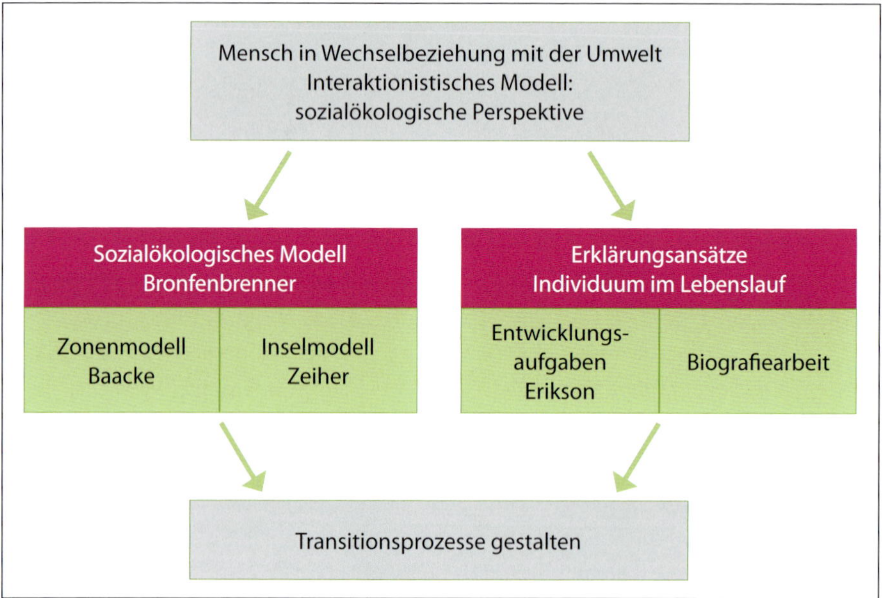

Anmerkungen zu 5:

(1) Zeh, Juli, Schilf, München, 2009, S.18.

Kapitel 6

Systeme, Zonen und Inseln – Sozialökologische Betrachtungsweisen zur Beschreibung von Lebensräumen

6.1 Wege in den Beruf – Erklärungen mit dem Systemmodell nach Bronfenbrenner

Um sich mit dem ‚Geist' dieses Modells vertraut zu machen, ein Blick in die Biografie des Menschen, der dieses Modell begründet hat. Urie Bronfenbrenner (1917, Moskau – 2005, Ithaca, N.Y.) wanderte 1923 mit seiner Familie in die USA aus. Bronfenbrenners Vater war Arzt und arbeitete als Neuropathologe in einer Einrichtung für Menschen mit geistiger Behinderung. Die Familie lebte auf dem Gelände, das für den jungen Bronfenbrenner die kindliche Lebenswelt darstellte. Zwei frühe Erfahrungen Bronfenbrenners machen grundlegend und beispielhaft deutlich, wie das ökologische Modell einzuordnen ist.

Fehlplatzierte Kinder:
„Besonders lebhaft erinnere ich mich, wie unglücklich er war, wenn die New Yorker Behörden unserer Anstalt irrtümlich – oder vielleicht aus purer Verzweiflung – völlig normale Kinder zuwiesen. Ehe er die für ihre Entlassung nötigen amtlichen Schritte erledigen konnte, würde es zu spät sein. Nach ein paar Wochen als einer von achtzig Insassen in einem Haus mit zwei Hausmüttern erzielte ein solches Kind bei dem für das Entlassungsverfahren obligaten Intelligenztest Werte, die es als geistesschwach auswiesen: Das bedeutete lebenslangen Aufenthalt in der Anstalt." (1)

Mitglied der Familie:
„Zu den Arbeitsplätzen für erwachsene weibliche Insassen gehörten die Hausstände der Angestellten und Ärzt:innen, wo sie bei der Hausarbeit, beim Kochen und bei der Betreuung der Kinder halfen. Auf diese Weise wurden Hilda und Anna und viele nach ihnen zu wirklichen Mitgliedern unserer Familie und zu wichtigen Figuren meiner Kindheit. Aber sie blieben nie lange. Gerade wenn sie durch die hausfraulichen Unterweisungen meiner Mutter und durch ihre eigene alltäglich entwickelte Initiative unentbehrlich geworden waren, pflegte mein Vater ihre Entlassung zu betreiben, denn nun waren sie in der Lage, die beim allentscheidenden Stanford-Binet (klassischer Intelligenztest, Anm. d. Verf.) geforderte Minimalleistung zu übertreffen." (2)

Möglicherweise waren es diese – oft zitierten – Situationen, die beim jungen Bronfenbrenner die Erkenntnis grundgelegt haben, wie wesentlich der Rahmen, die Umgebung, ein an am jeweiligen Menschen orientierter ‚Lebensraum' für die Entwicklung des Einzelnen ist. Aus normalen Kindern werden Kinder mit geminderter Intelligenz – solange die Umgebung anregungsarm ist und Förderung fehlt. Sobald sich dieses verändert, zum Beispiel durch eine gelungene familiäre Integration, kann sich dies wieder ändern: Nach kurzer Zeit wird der Test bestanden.

Die genauen Zusammenhänge in einem menschlichen Ökosystem hat Bronfenbrenner weiter differenziert. Wir werden uns diesem Modell von einem Praxisbeispiel her nähern.

Kathrin Meier, Mein Weg in den Beruf

„Zunächst hatte ich nach dem Abitur eine Banklehre gemacht, auch weil meine beste Freundin sich für diese Berufsperspektive entschieden hatte. Im dritten Ausbildungsjahr wurde aber zunehmend deutlich, dass kein AZUBI übernommen werden würde. Die Digitalisierung hatte dazu geführt, dass das Filialnetz massiv zurückgefahren und dementsprechend auch Personal abgebaut wurde.

In diesem letzten Jahr meiner Ausbildung bekam mein Großvater einen Schlaganfall. Er hatte nach dem Tod seiner Frau alleine in seiner Wohnung gelebt, sich auch noch komplett alleine versorgt, war jetzt aber auf Hilfe angewiesen: Er war halbseitig gelähmt, die Sprache war verwaschen, er war nur sehr schwer zu verstehen. Die erste Überlegung meiner Eltern war, ihn in einem der Altenheime am Ort unterzubringen. Schnell wurde aber deutlich, dass diese Vorstellung reines Wunschdenken war: Beide Einrichtungen hatten lange Wartelisten, Einrichtungen mit freien Plätzen waren über 40 km entfernt. Da wir alle immer ein sehr enges Verhältnis zum Großvater hatten, er in seinem Leben immer für alle da war, wenn er gebraucht wurde, war klar, es musste eine andere Lösung her, wir wollten ihn nicht alleine lassen. Der Familienrat, meine Eltern, mein älterer Bruder und ich, tagten und kamen zu dem Entschluss, Großvater bei uns aufzunehmen. Mein Bruder, der inzwischen im Ruhrgebiet ein Studium absolvierte, räumte endgültig sein Kinderzimmer und Großvater zog nach seinem Krankenhausaufenthalt – zunächst in einer Stroke-Unit Einheit und anschließend auf einer geriatrischen Station – bei uns ein. Jetzt waren wir pflegende Angehörige. Vom medizinischen Dienst der Krankenkassen wurde Großvater in Pflegegrad 3 eingestuft, ab sofort kam morgens und abends der ambulante Pflegedienst – hier waren zum Glück noch Kapazitäten frei gewesen. Für die restliche Zeit – insbesondere Nahrung reichen, Versorgung mit Flüssigkeit, mal die Lagerung verändern und einfach nur da sein – waren wir zuständig, eine Herausforderung. Mutter, die bei einer großen Behörde als Sachbearbeiterin tätig war, konnte mit ihrem Arbeitgeber zwei Tage Telearbeit vereinbaren und reduzierte ihre Stelle auf 50 %, es blieb ein Arbeitstag vor Ort. Vater, Lehrer an einer Realschule mit Ganztagsangebot, konnte mit seinem Rektor einen festen freien Tag vereinbaren. Wenn es wirklich mal eng werden sollte, hatte sich die Nachbarin, eine „rüstige" Rentnerin, angeboten zu helfen. Mein Bruder erklärte sich bereit, einen Nachmittag pro Woche zu kommen, um sich mit Großvater zu beschäftigen. Ich sel-

ber brachte mich vor allem am Wochenende ein. Insgesamt wuchsen wir in dieser Zeit als Familie zusammen. Rücksicht, gegenseitige Unterstützung und die eingebrachte Zeit wurde – auch wenn es manchmal schwer war – als familiärer Gewinn angesehen. Dazu kamen auch das Engagement und die Herzlichkeit der professionellen Kräfte, die wir täglich erleben durften. Auch wenn der vorgegebene Pflegeeinsatzplan eng getaktet war, blieb doch immer Zeit für ein freundliches Wort oder für sinnvolle Pflegetipps für uns Laienhelfer. Und Großvater machte Fortschritte: Die Sprache wurde besser – da half auch die Logopädin – und auch die Lähmung ging langsam zurück, hier war die ambulante Physiotherapie eine große Hilfe.

Auch wenn ich noch sehr mit meiner Ausbildung und der Abschlussprüfung beschäftigt war, reifte in mir zunehmend die Überlegung im Anschluss an die Banklehre eine zweite Ausbildung als Altenpflegerin zu beginnen. Ich recherchierte nach Ausbildungsschulen und Rahmenbedingungen. Neben vielen Vorstellungen, die ich mit diesem Beruf verband, war für mich aber auch wichtig, nach den Erfahrungen mit der Bank, dass es hier langfristig einen hohen Bedarf, eine berufliche Perspektive gab. Schnell stellte ich dann aber fest, dass es eine klassische Altenpflegeausbildung so nicht mehr gab. Die gesetzlichen Vorgaben, die Inhalte hatten sich geändert, erst im dritten Jahr war eine berufliche Spezialisierung möglich. Nun gut, die Pflegekräfte, die Großvater versorgten, hatten auch unterschiedliche Ausbildungen: Krankenschwester, Altenpflegerin oder auch Krankenpflegehelfer. Die nächste Schule lag in der Nachbarstadt, ca. 20 km entfernt, wie mögliche Praxisstellen für die drei Jahre gut erreichbar. Mein Entschluss stand fest: Ich entschied mich für eine Ausbildung zur Pflegefachfrau."

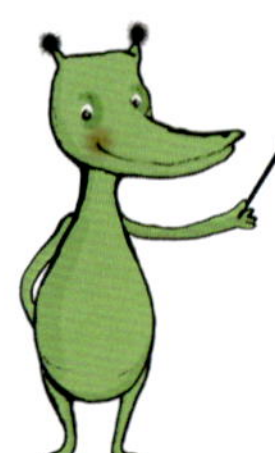

Aufgabe zum Beispiel Kathrin Meier – eine Annäherung
Versetzen Sie sich in die Situation von Kathrin Meier. Welche Motive waren für die Berufswahl von Bedeutung? Vergleichen Sie diese im Rückblick mit den Gründen für Ihre Entscheidung!

Die Erklärungsperspektive des sozialökologischen Ansatzes
„Die Ökologie der menschlichen Entwicklung befasst sich mit der fortschreitenden gegenseitigen Anpassung zwischen dem aktiven, sich entwickelnden Menschen und den wechselnden Eigenschaften seiner unmittelbaren Lebensbereiche. Dieser Prozess wird fortlaufend von den Beziehungen dieser Lebensbereiche untereinander und von den größeren Kontexten beeinflusst, in die sie eingebettet sind." (3)

Diese Grundaussage zum Sozialökologischen Modell hat Bronfenbrenner weiter differenziert. Das folgende Schaubild macht die verschiedenen Ebenen, die unterschiedlichen, sich wechselseitig beeinflussenden Systeme deutlich: (4)

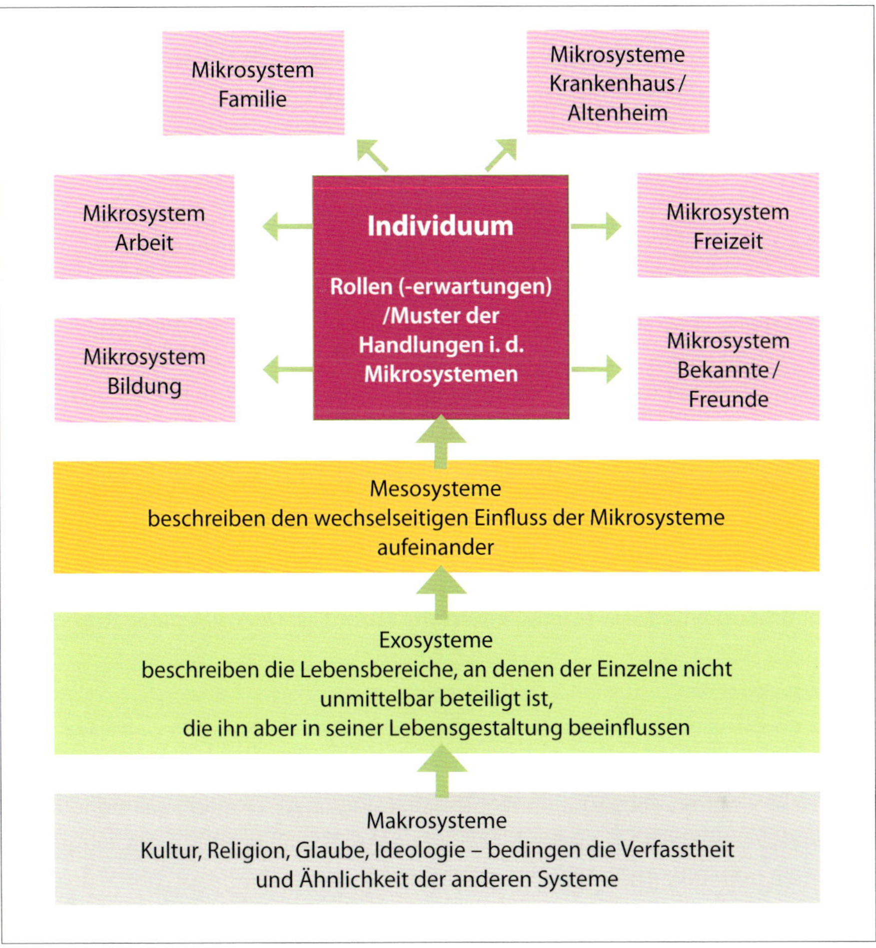

Weitere Erläuterungen zu den einzelnen Systemen:

Mikrosystem:

Dieses System stellt die Gruppen dar, zu denen eine Person unmittelbar Kontakt hat. In welcher Lebensgemeinschaft lebt sie, wie sieht ihre primäre Bezugsgruppe aus? Ist es ein klassisches Modell oder handelt es sich um Patchwork – Modelle, eine eingetragene Partnerschaft? Lebt sie in der häuslichen Umgebung oder wird sie in einer Alteneinrichtung betreut? Gehen die Kinder in die Tageseinrichtung? Gibt es Freunde, Nachbarn? Und: Welche Rollenerwartungen gibt es in den Beziehungen innerhalb dieser Systeme, bei der Arbeit, in der Freizeit?

Mesosystem:
Wie stehen die einzelnen Systeme in Beziehung zueinander? Wie ist der Austausch zwischen Schule und Eltern? Welche Bedeutung hat das für ein Kind? Wie verständigen sich z. B. Krankenhaus und familiäres System während des Krankenhausaufenthaltes eines Familienmitgliedes – gleich ob Kind oder Großvater? Wie sind die Studienbedingungen der Freundin und was bedeutet das für mich, für die Beziehung? Welche Freizeitangebote gibt es für ältere Menschen im häuslichen Umfeld?

Exosystem:
Dieses System erfasst die Lebensbereiche, die sich auf uns auswirken, ohne dass wir selber daran beteiligt sind oder eine unmittelbare Beziehung zu ihnen hätten. Bronfenbrenner führt in diesem Zusammenhang den Arbeitsplatz des Vaters an, der sich selbstverständlich auf die Lebenssituation des Kindes auswirkt. Dies kann sicher auf berufstätige Paare übertragen werden. Auch der mediale Einfluss und die Digitalisierung der Gesellschaft können hier eingeordnet werden. Die Auswirkungen auf den einzelnen Menschen und die Systeme, in denen er seine Rollen wahrnimmt und mit Erwartungen konfrontiert wird, ist noch gar nicht abzusehen.

Makrosystem:
Dieses System ist der übergreifende Bezugsrahmen. Es geht um die Frage, welche generellen institutionellen Muster, Strukturen oder andere Vorgaben für eine Gesellschaft gelten. Dies können Weltanschauungen, Ideologien, Religionen oder die gesetzlichen Bestimmungen für das jeweilige Sozial- und Gesundheitssystem sein – wie in den Kapiteln 2 und 3 erläutert. Auf dieser Ebene werden richtungsweisende gesellschaftspolitische Entscheidungen getroffen: z. B. zur Rentenpolitik, zur Migration, zur Finanzierung der Krankenkassen, zu Bedingungen der Berufsausbildung.

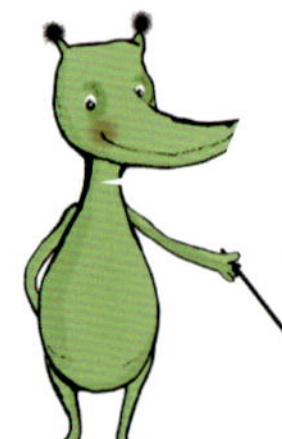

Die beschriebenen Systeme haben – je nach Lebensphase – unterschiedliche Auswirkungen. Diese Erkenntnis definiert Bronfenbrenner als Chronossystem. Diese am Lebenslauf orientierte Perspektive wird später im Modell der Entwicklungsaufgaben differenziert werden.

Aufgabe zum Beispiel Kathrin Meier – Vertiefung
Versuchen Sie die Lebenssituation von Kathrin Meier mit Hilfe des Ansatzes zu systematisieren. Wie beeinflussen sich die Lebensbereiche von Kathrin Meier? Wie stehen die verschiedenen Systeme in Beziehung zueinander? Nutzen Sie dazu auch die Begrifflichkeiten des sozialökologischen Ansatzes.

Über die Auseinandersetzung mit der eigenen Lebenssituation/eigenen Berufswahlmotivation haben Sie den Grundansatz einer sozialökologischen Lebensweltperspektive nun kennen gelernt. In den beiden folgenden Modellen, die aus diesen Grundüberlegungen hervorgegangen sind und diese weiterentwickelt haben, werden die Beispiele nun aus Ihrem Adressartenkreis gebildet werden, indem die typischen Lebenslagen eines alten Menschen und eines Kindes beschrieben werden

6.2 Ein Oberschenkelhalsbruch und seine Folgen – Erläuterungen nach dem Ansatz von Baacke

Maria Hunnekuhl, 86 Jahre:

Maria Hunnekuhl lebt 43 Jahre in ihrer Wohnung im Ortsteil Werne in Bochum – mitten im Ruhrgebiet – 25 Jahre gemeinsam mit ihrem Mann Erwin, der nach einem schweren Herzinfarkt vor drei Jahren verstorben ist. Hier, am Rande der Großstadt fühlt sie sich wohl. Nachbarschaft, die Partei, in der beide seit Jugendjahren Mitglieder sind, Fußball beim VfL am Wochenende oder auch ´mal ins Schauspielhaus oder zum Musical nach Dortmund in die Westfalenhalle, wenn das Programm interessant war. „Mich kriegt hier keiner raus, nur liegend", ist ein Spruch, der Frau Hunnekuhl immer mal wieder herausrutscht. Sie lebt einfach immer noch gerne in der kleinen, aber gemütlichen Wohnung, in der sie noch alles im Griff hat: Sie kocht für sich, macht die Wäsche und putzt die Wohnung selber. Nicht zuletzt sind da die netten und hilfsbereiten Nachbarn. Auch die neuen Mieter, Peter und Karl, ein gleichgeschlechtliches Männerpaar, sind freundlich und haben immer ein Wort übrig. Seit einem halben Jahr gibt es sogar eine WhatsApp-Gruppe: Für alle Notfälle oder wenn jemand zum Geburtstag einladen will. Ja, mit dem Handy kommt sie auch noch klar. Da kann man sich mal zum Kaffee in der Tagesstätte verabreden. Freundin Ulla, die in Langendreer wohnt, kommt dann mit der Straßenbahn. Frau Hunnekuhl ist wohl das, was man eine rüstige Rentnerin nennt. Bis zum November im letzten Jahr. Wie fast täglich macht sie sich auf den Weg zum Einkauf. Aufschnitt und Brot fehlen noch fürs Wochenende. Auf dem Bürgersteig übersieht sie eine hochliegende Gehwegplatte und stürzt. Starke Schmerzungen, Prellungen und ein Bluterguss, das sind die ersten sichtbaren Symptome. Im Krankenhaus stellt sich komplizierter Oberschenkelhalsbruch heraus. Nicht nur der Hüftkopf soll ersetzt werden, nein, Frau Hunnekuhl bekommt eine komplett neue Hüfte. Nach dem Krankenhausaufenthalt geht es zur Reha: Unfallchirurgen, Reha-Mediziner und Geriater auch Pflegekräfte, Physiotherapeuten und andere medizinisch tätige Personen sind beteiligt. Ziel ist es, die frühere Mobilität und Selbstständigkeit wiederherzustellen. Aber die Schmerzen werden nicht weniger, der Heilungsprozess geht nicht voran. So kommt nach der Reha die Kurzzeitpflege, aber die Hoffnung, schnell wieder in der eigenen Wohnung ein selbstständiges Leben führen zu können, schwindet immer mehr. Eine völlige Heilungsperspektive ist ausgeschlossen. Frau Hunnekuhl wird mit starken Einschränkungen hinsichtlich ihrer Selbstständigkeit, vor allem mit Blick auf die Mobilität leben müssen. Ihre Perspektive liegt in der stationären Versorgung in einer Altenhilfeeinrichtung. Der nächste freie Platz ist in Bochum Hordel, am anderen Ende der Stadt. Hierzu hat Frau Hunnekuhl in ihrem Leben bislang noch keinen Bezug gehabt.

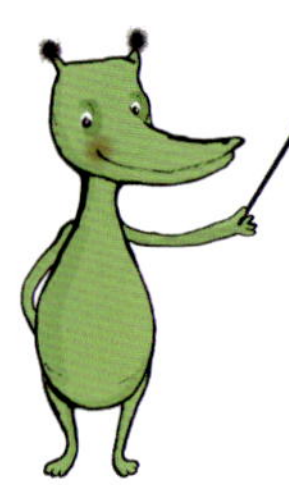

Aufgabe: Frau Hunnekuhl: Wie ein Unfall das Leben verändert

- Ordnen Sie mithilfe des folgenden Schemas das Leben von Frau Hunnekuhl bis zu ihrem Unfall.
- Welche Veränderungen sind für die einzelnen ökologischen Zonen zu erwarten?
- Berücksichtigen Sie in Ihren Überlegungen auch mögliche Leistungen der Pflegeversicherung im Pflegefall (Kap. 4.5.5).

Übersicht: Das Zonenmodell nach Dieter Baacke

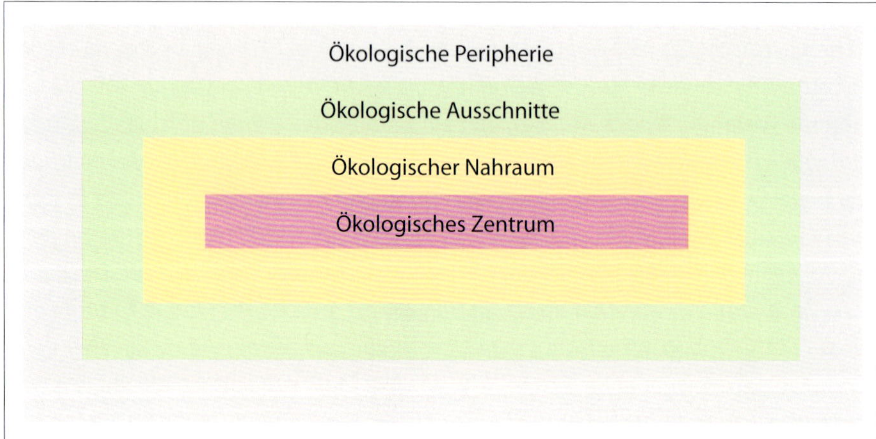

Erläuterungen:

- Ökologisches Zentrum: Ebene der Intimität, des Schutzraumes: Familie, Heim, Wohnheimgemeinschaft.
- Ökologischer Nahraum: Ebene der Außenkontakte - Freizeit im Sozialraum: Stadtteil, Straße, Wohnviertel, Gaststätten, Cafés, Jugendzentren, Vereine.

- Ökologische Ausschnitte: Ebene der Außenkontakte – Funktionsübernahme: Schüler:innenrolle, Rolle als Nachbar:in, Aufgaben in Vereinen, Aufgaben in der Einrichtung.
- Ökologische Peripherie: Ebene gelegentlicher Kontakte, ‚Events': Urlaubsreisen, Veranstaltungen, kulturelle Angebote. (5)

6.3 Bedeutung von Räumen für Kinder und Jugendliche – Das Inselmodell nach Zeiher

Das Zonenmodell von Baacke geht offensichtlich von der Vorstellung aus, dass, aufeinander folgend, der Reihe nach oder auch nebeneinander die einzelnen Zonen für den Menschen ihre Bedeutung haben. Das kann so sein, muss aber nicht. Insbesondere für die Lebenssituation von Kindern hat Helga Zeiher das sogen. Inselmodell entwickelt, das im Folgenden auch auf die Lebenswelten von Jugendlichen und jungen Heranwachsenden Anwendung findet.

„Der Lebensraum ist nicht ein Segment der realen räumlichen Welt, sondern besteht aus einzelnen separaten Stücken, die wie Inseln verstreut in einem größer gewordenen Gesamtraum liegen, der als ganzer unbekannt oder zumindest bedeutungslos ist." (6)

Im Zentrum steht das Zuhause, das ökologische Zentrum. Von hier aus werden die anderen „Inseln" aufgesucht: (7)

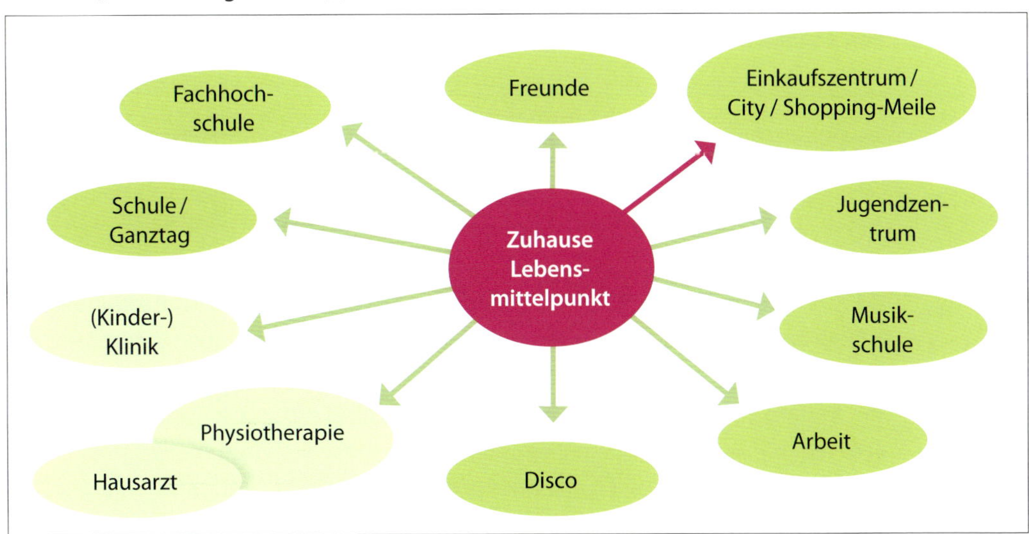

Sämtliche dieser – als Inseln dargestellten – Räume, in denen sich Kinder, Jugendliche, Erwachsene und alte Menschen bewegen, haben eine mehr oder weniger große Bedeutung. Das vorangestellte Schema zielt dabei eher darauf ab, die Lebenswelt von Kindern und/oder Jugendlichen darzustellen. Für erwachsene und alte Menschen müssten andere Inseln/Räume hinzugefügt bzw. die vorhandenen durch weitere ausgetauscht bzw. erweitert werden (Tagesstätte, Kneipe, Seniorenheim …)

Die drei hellgrünen Räume aus dem medizinischen Handlungsfeld werden in vergleichbare Schemata üblicherweise nicht integriert. Sie sind deshalb aufgenommen worden, um auf die besonderen Bedingungen von Kindern und Jugendlichen hinzuweisen, die unter chronischen Erkrankungen erleiden. Es stellen sich dann nämlich notwendigerweise Fragen: Welche Inseln sind noch erreichbar? Wie können die Wege zwischen den Inseln überbrückt werden? Wie sollten die Räume – aus der Perspektive Heranwachsender – gestaltet sein?

Gehen wir den Fragen vor dem Hintergrund eines Kindes mit angeborenem Herzfehler (8) nach:

Pro Jahr hat ca. 1 Prozent aller Kinder einen angeborenen Herzfehler. Angeborene Herzfehler betreffen meistens die unvollständige Trennung von Kreislauf- bzw. Herzteilen: Häufig wird ein Loch in der Herzscheidewand diagnostiziert, das sich bei manchen Kindern nach der Geburt nicht von selber wieder schließt. Eine Operation kann hier nachhaltig, oft ohne zukünftige Beeinträchtigungen, Abhilfe schaffen. „Es gibt aber auch komplexe Herzfehler, von denen entweder das Herz selbst oder die angrenzenden Gefäße betroffen sind. Herzkammern können z. B. zu klein sein, Herzklappen können fehlen oder verengt sein. Herznahe Gefäße können verlagert oder vertauscht sein. Derartige Herzfehler werden heutzutage – z. T. in mehreren Schritten – in der Regel erfolgreich operiert. Auch Herztransplantationen im Kindesalter gibt es. Meist sind Einschränkungen der körperlichen Leistungsfähigkeit die Langzeitfolge …" (9)

Mit Blick auf das vorangestellte ‚Inselschema' wird schnell deutlich, dass sich die Lebenslage betroffener Kinder und Jugendlicher deutlich von gesunden Gleichaltrigen unterscheidet. Die Herausforderungen an die Kinder und Jugendlichen selber, aber auch an die Räume, zu denen sie noch Zugang haben bzw. ihnen Zugang verschafft wird, sind enorm und außergewöhnlich. Je nach Grad und Art der Erkrankung kann es sein, dass ein herzkrankes Kind in seiner Mobilität zwischen den Inseln kontinuierlich auf Hilfe angewiesen ist oder die Wege gar nicht bewältigen kann. Es wird für seine Aufgaben und Herausforderungen mehr Zeit benötigen. Sport bzw. bewegungsorientierte Unternehmungen können nur eingeschränkt wahrgenommen werden. Pausen und Ruhezeiten sind wichtig. Die Tabletteneinnahme muss regelmäßig kontrolliert werden. Eltern, Freundinnen und Freunde, Nachbarinnen und Nachbarn, Erzieher:innen und Lehrer:innen müssen über die individuelle Belastbarkeitssituation Bescheid wissen und bereit sein

- Sonderregelungen zu treffen (z. B. mehr Zeit zugestehen),
- Verständnis aufzubringen (häufige Toilettengänge wg. Entwässerungstabletten, Blutmessungen),
- Hilfe zu leisten und (ärztliche) Hilfe zu organisieren,
- Assistenz beim Spiel, Sport, Einkauf, Essen usw. zu leisten oder zu organisieren.

Daneben können konkrete Anforderungen an die Räume selber gestellt werden, nicht zuletzt in der Behandlungssituation: Welchen Qualitätskriterien sollten Räume für Kinder und junge Heranwachsende entsprechen? Wie sollten sie gestaltet sein, damit Behandlungsphasen, die lange andauern und belastend sind, möglichst gut überstanden werden können? Kinder und Jugendliche als handelnde Subjekte, als Akteure der eigenen Entwicklung (Piaget), diesem Anspruch sollten sowohl Außen- als auch Innenräume nachkommen. Dieses Ziel ist sicher für den medizinischen Bereich immer eine Herausforderung. Die Orientierung an einer optimalen medizinischen Versorgung einerseits und an der darüberhinausgehenden Lebenssituation von Kindern und Jugendlichen andererseits ist nicht einfach, ist ein Balanceakt.

Die folgende Übersicht soll helfen, den Bereich der medizinischen Versorgung auch als Lebensraum von Kindern, Jugendlichen und jungen Erwachsenen einzuordnen. Ggf. ergeben sich Anregungen zur Gestaltung von Räumen und zum Umgang mit altersspezifischen Entwicklungssituationen. Wesentlich sind zunächst zwei grundsätzliche Anforderungen, denen alle Räume genügen sollten:

Anforderung	Erläuterung
Sicherheit und Anregung	Schutz vor Gefährdungen/Verletzungen, Aufsicht, Geborgenheit, Erfahrungsmöglichkeiten, aktive Handlungsmöglichkeiten, Selbstwirksamkeit.
Erreichbarkeit / Zugänglichkeit	Barrierefreiheit; Erreichbarkeit/Zugänglichkeit der unterschiedlichen Raumzonen: Innenräume, Garten, Wohnumfeld (offene Raumkonzepte).

Der Raum wird häufig – neben den anderen Kindern, den Jugendlichen und den Erwachsenen – als dritter Pädagoge bezeichnet. Wie vielschichtig die pädagogische Bedeutung von Räumen ist, zeigt die Übersicht.

Raumart	Bedeutung für die kindliche Entwicklung
Bewegungs- und Handlungsräume	Aneignung der Welt vollzieht sich durch Bewegung: Bedeutung für - die kognitive Entwicklung, - die Gesundheitsförderung, - das Selbstkonzept (Selbstwertgefühl) und - den Raumsinn (Orientierung im Raum).
Spielräume	Kinder drücken sich über das Spiel aus; Kinder ziehen keine Grenze zwischen Spiel und Realität. Von daher sind Räume immer auch Spielräume und sollten Möglichkeiten zum Spiel bieten. Die Spielformen, die Art des Spiels verändern sich im Laufe der Entwicklung. Die grundsätzliche Bedeutung des Spiels sollte erkannt und dementsprechend die Lust am Spiel gefördert werden.
Lern- und Bildungsräume	Räume sollten anregungsreich und damit entwicklungsfördernd gestaltet sein, damit Lernen und Bildung ermöglicht wird. Es geht hierbei vor allem um informelle, nicht-genormte, auf Neugier und Interesse basierende Lern- und Bildungsaktivitäten – im Gegensatz zum normierten schulischen Lernen.
Entfaltungs(zeit) räume	„Zeit verlieren heißt Zeit gewinnen" (Rousseau): Menschen benötigen auch in der zeitlichen Dimension Platz, um sich entwickeln zu können. Die Einschränkung der Eigenzeit bedeutet immer auch: Einschränkung der Selbstbestimmungsmöglichkeiten – zeitlebens für alle.
Erholungs(zeit) räume	Pausen, angemessene Rhythmisierung / Phrasierung des kindlichen Alltags sind wichtig für die Erholung, die physiologische Versorgung. Dies gilt nicht zuletzt bei kranken Kindern und Jugendlichen.
Beziehungs- und Sozialisations-räume	Der Kontakt zu anderen, die Erfahrungen in der Peer-Group sind wichtige Voraussetzungen, um Sozialkompetenzen als Basis für eine gelungene Auseinandersetzung mit aktuellen und zukünftigen Rollen (-zuweisungen) in der Gesellschaft zu entwickeln.

vgl. hierzu Kriterien für Kinderräume Übersicht (10)

Die Überlegungen hinsichtlich der pädagogischen Bedeutung von Räumen für Kinder kann auf eine medizinische Relevanz der Architektur von Krankenhäusern für die Lebenslage von Menschen in klinischen Situationen insgesamt ausgeweitet werden. Nachfolgendes Info⊕ gibt hierzu einige grundsätzliche Anregungen.

Medizinisches Fachpersonal hat den Fokus auf die Gesundung der Patient:innen. Dieses ist oberstes Ziel und liegt selbstverständlich auch im Interesse aller. Der Gesundungsprozess hat jedoch viele Dimensionen. Da steht die gelungene Operation im Zentrum, gefolgt von sachgerechter Pflege und Betreuung. Ggf. folgen auch notwendige Rehabilitationsmaßnahmen, um die Funktionsfähigkeit des Körpers ganz oder weitestgehend wiederherzustellen.

Die drei beschriebenen Ansätze sollten – aus einer sozialökologischen Perspektive – verdeutlichen, dass zu einer ganzheitlichen Sichtweise auch das Lebensumfeld des Menschen gehört und dass dessen Berücksichtigung im Behandlungsprozess zu einer Perspektiverweiterung führen kann. Die Bedeutung von Räumen als Teil des Lebensumfeldes wurde mit Blick auf Entwicklungsprozesse in jungen Jahren dargestellt und sollte Auswirkungen auf die Gestaltung von Kinderkliniken und pädiatrischen Stationen haben. Dass räumliche Erfahrungen in klinischen Zusammenhängen für alle Menschen von Bedeutung sind, machte der Exkurs ‚Heilende Architektur' deutlich.

Die beschriebenen Modelle sind als theoretische Konstrukte generalisierend. Sie gelten für jeden Menschen. Letztlich ist aber jede:r Einzelne mit seiner:ihrer eigenen Identität Teil der beschriebenen Systeme, Zonen oder Inseln. Mit ihnen tritt er:sie in Wechselwirkung, von ihnen wird er:sie begleitet, angenommen, kann sich – im besten Fall – dort verwirklichen. Die Bereiche können aber ebenso abweisend, marginalisierend und ausgrenzend wirken. Sie tragen – je nach „Beschaffenheit" – sehr zur Verwirklichung individueller Ansprüche bei. Ebenso sind diese Bereiche nicht statisch. Sie können auch durch zielgerichtetes Handeln verändert, menschlichen Bedürfnissen angepasst werden. Einrichtungen der Gesundheits- und Altenhilfe haben diesbezüglich Entwicklungen hinter und sicher auch noch vor sich.

Mit Blick auf die Wechselwirkung zwischen Gesellschaft und Individuum haben wir uns nun dem gesellschaftlichen Teil genähert. Welche Voraussetzungen aber bringt der einzelne Mensch mit, der in diesen Systemen, Zonen oder Inseln lebt, leidet oder glücklich ist?

Diese individualisierende Sicht soll durch die Anwendung zweier Theorieansätze vermittelt werden. Einerseits betrachten wir den Menschen aus seiner biografischen Entwicklung. Andererseits definieren bzw. betrachten wir Entwicklungsaufgaben, die für unterschiedliche menschliche Entwicklungsphasen von herausgehobener Bedeutung sind.

Information

Heilende Architektur

- Der amerikanische Forscher Roger Ulrich weist 1984 nach, dass bei Patienten:innen, die an der Gallenblase operiert waren und deren Zimmer nur die Sicht auf eine Mauer gewährte, ein messbar höherer Schmerzmittelbedarf gegeben ist als bei der Vergleichsgruppe.
- Der Schwede Per-Olof Sandman beschreibt 2006, wie sich das psychische Empfinden Schwerstkranker negativ ändert, wenn sie sich abwärts („Abstieg") zu ihren Behandlungsräumen begeben müssen.
- Eine niederländische Studie aus dem Jahr 2010 belegt, dass Menschen mit einer Krebsdiagnose hohe Stresswerte aufweisen, weil sie Räume dunkler, enger und überfüllter empfinden als ihre gesunden Partner. (11)

Wenn es so ist, dass die Wahrnehmung der räumlichen Umgebung Einfluss auf unser Befinden hat, dann können Räume zu Stressoren werden aber – im positiven Fall – sich auch positiv auf unser Befinden auswirken, aus medizinischer Sicht eine ‚heilende Wirkung' entfalten. Inzwischen gibt es wichtige Erkenntnisse, die bei der Planung und Umsetzung von Krankenhäusern bzw. Patient:innenzimmern berücksichtigt werden sollten. (12) Krankenhausarchitektur sollte sich derartige Erkenntnisse zum Planungsmaßstab machen.

- **Gesamtkonzeption:** Regionaltypische Bauweise vermittelt ein ‚Heimatgefühl'. Gute Orientierungsmöglichkeiten im Haus durch Farben, Beschilderung reduzieren Verwirrung und damit Stress. Die Trennung unterschiedlicher Funktionsbereiche: Patient:innenzimmer und „Boulevard" mit Cafés, Läden und Verwaltung vom Behandlungstrakt als eher angstmachender Bereich (Beispiel: Uniklinik Hamburg Eppendorf).
- **Selbstwirksamkeit:** Kann ein:e Patient:in selbstständig das Licht an- und ausschalten, die Raumtemperatur einstellen, Rollos oder Rollladen eigenständig bedienen, ihr / sein Bett selber bewegen und einstellen, reduziert sich sein Gefühl, dem System ‚Krankenhaus' ohnmächtig ausgeliefert zu sein. Die Ausstattung mit Bildern, Spielmöglichkeiten ermöglichen aktive Auseinandersetzungen und lenken von der Krankheit ab.
- **Licht und Farben:** In sonnigen Räumen (bodentiefe Fenster, Balkone) erholen sich die Patient:innen schneller. Und: In hellen Räumen macht das Personal weniger Fehler; wichtig: Die Patient:innen durch effektive Beschattungssysteme vor Hitze schützen. Im Eltern-Kind-Zentrum der Uniklinik Bonn „sollen die gelben, orangenen und grünen Sonnenläden am hellweißen Gebäude schon vor Betreten der Klinik den Kindern Angst nehmen…" (13)

- **Soziale Kontakte:** Besucher:innenecken sollten auch außerhalb der Patient:innenzimmer vorhanden sein. Eltern sollten die Möglichkeit haben, in den Zimmern ihrer Kinder zu übernachten. „Im Princess Máxima Centrum für Kinderonkologie in Utrecht haben die Architekten ein Zimmer entwickelt, in dem Eltern und Kinder ihren eigenen Bereich haben, der nach Lust und Laune voneinander getrennt oder verbunden werden kann, je nachdem, ob das Kind Sicherheit und Schutz sucht oder sich alleine zurückziehen möchte." (14) Aber auch für die Eltern kann die Rückzugsmöglichkeit angesichts der Belastung durch den Klinikaufenthalt wichtig sein. Ebenso möchten Patient:innen, die sich einer Chemotherapie unterziehen, nicht gerne alleine sein. Eine Patient:innenbefragung macht deutlich, dass Viererzimmer durchaus gewünscht sind, die Patient:innen fühlen sich in dieser Kleingruppe wohl. (15)
- **Abläufe ‚Warten':** Untersuchungen, Arztgespräche und Therapien werden in der Regel von Wartezeiten begleitet. Tanja Vollmer, Architekturpsychologin an der TU Berlin, hat hierzu eine klare Position: „Warten tut weh. Das ist messbar", sagt sie. Und sagt deutlich: Am schlimmsten sei das Warten irgendwo auf dem Gang. Jeder wisse dies, doch sei es weiterhin Standard in deutschen Krankenhäusern und auch weltweit: „Dabei ist das Warten auf Gängen für die Patienten eigentlich unerträglich, das kommt bei unserer Arbeit immer wieder heraus." (16)
- **Maggie-Center:** Benannt nach der Krebspatientin Maggie Keswick Jencks, gibt es in Großbritannien sogenannte Maggie Center. Dies sind Krankenhäuser mit integrierten Entspannungs- und Begegnungsräumen. Diese Angebote sollen den Patient:innen „Stress, Ängste und Unsicherheiten bei der Bewältigung ihrer Krankheit nehmen." (17)

Anmerkungen zu 6:

(1) Bronfenbrenner, Urie, Die Ökologie der menschlichen Entwicklung, Stuttgart 1981, S.13

(2) ebenda

(3) ebenda, S. 37

(4) vgl. hierzu: Epp, André (2018). Das ökosystemische Entwicklungsmodell als theoretisches Sensibilisierungs- und Betrachtungsraster für empirische Phänomene [48 Absätze]. Forum Qualitative Sozialforschung / Forum: Qualitative Social Research, 19(1), Art. 1, http://dx.doi.org/10.17169/fqs-19.1.2725. ; 05.02. 2020;

(5) vgl. Dieter Baacke, Der sozialökologische Ansatz zur Beschreibung und Erklärung des Verhaltens Jugendlicher, 1984, S. 84f.

(6) Zeiher, Helga, Die vielen Räume der Kinder. Zum Wandel räumlicher Lebensbedingungen seit 1945, in Preuss-Lausitz, Ulf u. a., Kriegskinder, Konsumkinder, Krisenkinder, Berlin 1983, S. 187.

(7) Zeiher, Helga, Organisation des Lebensraums bei Großstadtkindern – Einheitlichkeit oder Verinselung? In: Bertels, L.; Herlyn, U. (Hrsg.). Opladen, 1990, S. 35-58.

(8) vgl. hierzu: Bundeszentrale für gesundheitliche Aufklärung (Hrsg.), Chronische Erkrankungen im Kindesalter – Ein gemeinsames Thema von Kindertagesstätte, Elternhaus und Schule, Köln, o.J., S. 35ff.

(9) ebenda, S. 37.

(10) Meyer, Franziska, Meierhofer Marie, Projekt, Fremd- und Selbstevaluation der Lebensqualität von Kindern zwischen 3 und 6 Jahren in urbanen und ländlichen Lebenswelten des Kantons Zürich, Teil A Expertise zu Lebensräumen und Lebenswelten junger Kinder, unicef, S. 6 ff, 2012.

(11) Effizienz statt Erholung, Warum deutsche Krankenhäuser keine heilende Umgebung bieten, in: GEO, https://www.geo.de/wissen/gesundheit/18886-rtkl-effizienz-statt-erholung-warum-deutsche-krankenhaeuser-keine-heilende Zugriff: 13.01.2021

(12) vgl. die folgenden Aspekte bei: Witte, Felicitas, Licht, Luft und Smileys, in: Süddeutsche Zeitung Nr. 170, 25./26 Juli 2020.

(13) ebenda

(14) ebenda

(15) Schmitt-Sausen, Nora, Heilende Architektur: Der Krankheit Raum geben, Deutsches Ärzteblatt, 2017, https://www.aerzteblatt.de/archiv/187401/Heilende-Architektur-Der-Krankheit-Raum-geben Zugriff am 13.01.2021

(16) ebenda

(17) ebenda

Kapitel 7

Erklärungsansätze Ebene Individuum

„Und jedem Anfang wohnt ein Zauber inne". Sei es beim Eintritt in den Beruf oder – viele Jahre später – beim Beginn der Rentenzeit: Dieser berühmte Satz wird oft bei Feiern zitiert, wenn für Menschen neue Lebensphasen beginnen. Er entstammt dem Gedicht ‚Stufen' von Hermann Hesse aus dem Jahr 1941. Hesse hat das Gedicht geschrieben nach langer Krankheit, mitten im Krieg.

Der kleine lyrische Ausflug kann helfen, ein Grundverständnis einer auf das Individuum bezogenen Perspektive auf die Lebenslagen von Menschen zu vermitteln.

Stufen

Wie jede Blüte welkt und jede Jugend
Dem Alter weicht, blüht jede Lebensstufe,
Blüht jede Weisheit auch und jede Tugend
Zu ihrer Zeit und darf nicht ewig dauern.
Es muß das Herz bei jedem Lebensrufe
Bereit zum Abschied sein und Neubeginne,
Um sich in Tapferkeit und ohne Trauern
In andre, neue Bindungen zu geben.
Und jedem Anfang wohnt ein Zauber inne,
Der uns beschützt und der uns hilft, zu leben.

Wir sollen heiter Raum um Raum durchschreiten,
An keinem wie an einer Heimat hängen,
Der Weltgeist will nicht fesseln uns und engen,
Er will uns Stuf' um Stufe heben, weiten.
Kaum sind wir heimisch einem Lebenskreise
Und traulich eingewohnt, so droht Erschlaffen;
Nur wer bereit zu Aufbruch ist und Reise,
Mag lähmender Gewöhnung sich entraffen.

Es wird vielleicht auch noch die Todesstunde
Uns neuen Räumen jung entgegen senden,
Des Lebens Ruf an uns wird niemals enden,
Wohlan denn, Herz, nimm Abschied und gesunde!

Hermann Hesse, 1941

Stufen als Lebensstufen, das ist der lyrische Bezug, mit dem Hesse den Lebensweg eines Menschen erfasst. Beginnend mit der Jugend bis hin zur Todesstunde werden einzelne „Lebenskreise" durchlaufen. Die positive Bedeutung jeder einzelnen Phase („blüht jede Lebensstufe") wird dabei ebenso deutlich wie deren Vergänglichkeit („Wie jede Blüte welkt und jede Jugend – Dem Alter weicht"), die in den zum Ende hin auch immer kürzer werdenden Strophen ebenfalls stilistisch ihren Ausdruck findet. Der gesamte Lebensweg soll jedoch von der Bereitschaft getragen sein, sich positiv gestimmt auf Neues einzulassen („Bereit zum Abschied sein und Neubeginne" – „heiter Raum und Raum durchschreiten"). Das Leben wird beschrieben als Abfolge von Entwicklungen und Erlebnissen, bis hin zur „Todesstunde", die aber nicht das endgültige Ende bedeutet: „Wohlan denn, Herz, nimm Abschied und gesunde!"

Was sind das für Aufgaben, denen sich jeder von uns stellen muss? Was kennzeichnet die Entwicklung eines Menschen im Spannungsfeld zwischen gesellschaftlichen Erwartungen einerseits und persönlicher Entwicklung andererseits? Unterschiedliche Autoren haben sich mit dieser Frage auseinandergesetzt. Erik H. Erikson hat hier ein Phasenmodell beschrieben, das im Folgenden – unter Bezugnahme auf Havighurst und Hurrelmann – vorgestellt wird. In einem zweiten Schritt wird dieses Modell aus der Perspektive eines biografischen Ansatzes methodisch erweitert. Selbstverständlich sind dabei auch die oben beschrieben Lebenswelten für die gesellschaftlichen Erwartungshaltungen von zentraler Bedeutung.

7.1 Auch bei Krankheit Entwicklung erfolgreich gestalten – Das Konzept der Entwicklungsaufgaben nach Erikson

„Jeden Tag sah ich sie, diese jungen Ladys, am Strand verteilt […] Sie bewohnten das Niemandsland zwischen Adoleszenz und Erwachsensein, wo Unsicherheit und Unschuld, Freude und weltverdrossener Zynismus miteinander streiten, wo verschiedene Masken an- und ausprobiert werden. […] Nach einer gewissen Zeit würden sie … nach Hause fahren – vielleicht, um wieder in Fabriken zu arbeiten oder ihre Ausbildung zur Sekretärin fortzusetzen; sie würden zu herrischen Vätern zurückkehren, zu ihren treulosen Freunden … und dann vielleicht zu langweiligen Ehemännern…. […] Und dann, vielleicht in fünf oder zehn Jahren, würde es für manche von ihnen Babys geben, ein zunehmend einengendes häusliches Leben und das allmähliche Versauern gegenüber allen Dingen, die mal als liebenswert galten." (1)

Die Stufen im Überblick:

Stufe/Alter	psychosoziale Krise	wichtige Beziehungen
1. Stufe 0 – 1 / Baby	Vertrauen vs. Misstrauen	Mutter
2. Stufe 2 – 3 / Kleinkind	Autonomie vs. Scham / Zweifel	Eltern
3. Stufe 3 – 6 / Vorschulkind	Initiative vs. Schuld	Familie
4. Stufe 7 – 12 / Schulkind	Eifer vs. Unterlegenheit	Nachbarn,
5. Stufe 12 – 18 / Adoleszenz	Ich-Identität vs. Rollenverwirrung	Peers
6. Stufe 20er / junger Erwachsener	Intimität vs. Isolation	Partner, Freunde
7. Stufe späte 20er –mittleres bis 50 er/Erwachsenenalter	Generativität vs. selfabsorption	Haushalt / Kolleg:innen
8. Stufe 50er und älter / reifes Erwachsenenalter	Integrität vs. Verzweiflung	„meine Leute"

In diesem kurzen Ausschnitt aus dem Roman ‚Offene See' von Benjamin Myers, schildert der junge Robert seine Beobachtungen und Gedanken. Er hat sich – im Nachkriegsengland – nach der Schule von zu Hause aufgemacht, um Zeit für sich gewinnen, Zeit, die er nutzen will, um sich über seine Zukunft Gedanken zu machen. Dieses Thema spiegelt sich auch in dieser Szene: Robert versetzt sich in die ‚jungen Ladys am Strand', die auch auf der Suche nach sich selber sind und ‚verschiedene Masken' ausprobieren. Gleichzeitig stellt er Vermutungen über deren zukünftigen Lebensweg (Freundin – Ehefrau – Mutter) als wenig beglückende, sondern eher ernüchternde Erfahrung an. Vom frühen bis zum mittleren Erwachsenensein wird hier literarisch eine Bestandsaufnahme versucht. Ein Lebensausschnitt, wie er sicher für viele Frauen denkbar ist; Phasen im Lebensverlauf, mit spezifischen Herausforderungen, Wünschen, Chancen und Risiken.

Eine der bekanntesten Persönlichkeitstheorien, die die unterschiedlichen Anforderungen verschiedener Lebensphasen beschreibt, ist von Erik Erikson entwickelt worden. (2) Erikson ist 1902 in Frankfurt geboren. Sein biologischer Vater verließ die Mutter vor der Geburt. Seine Mutter zog Erik die ersten drei Jahre allein groß, bis sie Eriks Kinderarzt heiratete und nach Karlsruhe zogen. Nach dem

Abitur wollte Erik Künstler werden, führte ein unstetes Leben. In seiner Wiener Zeit fand er den Zugang zur Psychologie. 1933, nach der Machtübernahme durch die Nationalsozialisten, zog die gesamte Familie zunächst nach Kopenhagen und emigrierte dann in die USA, nach Boston – die Mutter war jüdischen Glaubens. Erikson lehrte unter anderem an den Universitäten in Harvard, Yale und Berkeley. Diese wenigen Ausführungen können vermuten lassen, dass Erikson selber vor immer neue Herausforderungen gestellt wurde und sich ihnen stellte. So ist die Beschreibung von Entwicklungsaufgaben eines seiner zentralen Themen geworden.

Insgesamt unterscheidet er acht Stufen, die aufeinander folgen. Jeder Stufe ist zu eigen, dass sie bestimmte Entwicklungsaufgaben beschreibt. Jede einzelne Aufgabe wird mit zwei Begriffen belegt, beim Kleinkind sind dies z. B. Vertrauen und Misstrauen. Zwischen diesen Begriffen findet die erfolgreiche Entwicklung statt. So ist es für ein Kind ganz wesentlich, Vertrauen in seine Umwelt zu entwickeln, gleichzeitig sollte auch nicht blind vertraut werden, Misstrauen ist also auch wichtig. Wenn eine Stufe abgeschlossen ist, nimmt der Einzelne hieraus Stärken mit, die ihn auf den weiteren Stufen begleiten.

Erläuterungen:

1. Stufe

In aller Regel ist die Mutter die erste Bezugsperson für das Neugeborene. Zwischen beiden beginnt ein Prozess, in dem es zentral ist, Vertrauen aufzubauen. Über eine Mutter (oder eine andere erste Bezugsperson), auf die es sich verlassen kann, entwickelt das Kind dieses Zutrauen in sich selbst: den eigenen Körper, die eigenen Bedürfnisse. Das Verhalten der Mutter muss dafür von Kontinuität (stetig, dauerhaft) und Konsistenz (ohne Widersprüche) geprägt sein. Fühlt sich das Kind abgelehnt, werden die Bedürfnisse nicht befriedigt, wird es zurückgewiesen, entwickelt das Kind Misstrauen gegenüber der Welt. Es sollte jedoch auch nicht zu einer Überversorgung kommen. Kinder müssen auch lernen, auf Bedürfnisbefriedigung zu warten, im Vertrauen darauf, dass sie letztlich kommt. Wichtig ist die richtige Balance. So gewinnen Kinder Vertrauen und zugleich die Fähigkeit zur Hoffnung, dass sich letztlich die Dinge gut entwickeln. Eine wichtige Basis, um später auch mit Enttäuschungen umgehen und sich von Problemen abgrenzen zu können.

2. Stufe

Das vom Kind überschaubare Umfeld erweitert sich, es kommen weitere Personen (Vater, Großeltern Geschwister…) und Umgebungen hinzu. Es ist in dieser Phase für das Kind wichtig, diese neuen personellen und materiellen Umwelten erkunden zu können. Es sollte in seinem Erkundungsdrang unterstützt, sich unabhängig und autonom fühlen. Das fördert das Selbstwertgefühl. Bei einer Überbetonung von Kontrolle, bei einer zu großen Ängstlichkeit der Eltern, die den Bewegungsdrang des Kindes eingrenzt, führt dies zu Selbstzweifeln und Scham beim Kind. Diese können aber auch entstehen, wenn dem Kind überhaupt kein Sinn für die Grenzen der eigenen Fähigkeiten vermittelt wird: uneingeschränkte Freiheit ist irritierend und verunsichernd. Das Kind fühlt sich in seinem Handeln nicht bestärkt.

3. Stufe

Die Stufe weist Parallelen zur zweiten auf. Die Herausforderungen der Welt wachsen weiter an, im kindlichen Spiel werden – auf Basis von Fantasie und Kreativität – eigene Ideen ausprobiert. Dabei lernt das Kind auch Verantwortung zu übernehmen: Warum mache ich etwas? Welche Ziele verfolge ich? Wie wirkt sich mein Handeln auf andere aus? Die letzte Fragestellung weist darauf hin, dass in dieser Entwicklungsstufe auch die Fähigkeit, moralische Urteile zu entwickeln, entsteht. Es stellt sich, neben der notwendigen Initiative, die das Kind entwickeln sollte, die Frage nach den Folgen des Handelns, nach einem möglichen Schuldigwerden. Die Unfähigkeit, kein oder ein zu geringes Schuldbewusstsein zu entwickeln, kann im späteren Leben zu Rücksichtslosigkeit gegenüber anderen führen.

4. Stufe

In der nun beginnenden Schulzeit treten zunehmend die Gleichaltrigen (die,Peers') und die Lehrer:innen in das Leben des Kindes ein, der Sozialraum differenziert sich. Durch Fleiß erwerben die Kinder Erfolgsgefühle, sehen sich in ihrem Handeln bestätigt. Ablehnung durch Lehrer:innen oder Mitschüler:innen vermitteln Unterlegenheit und Minderwertigkeitsgefühle. Besonders extrem können diese sich bei Rassismus, Sexismus oder anderen Formen offener Diskriminierung zeigen. Wichtig ist jedoch, Kinder auf dieser Stufe weiterhin in ihrem Kind-Sein zu sehen und zu akzeptieren. Es sind keine kleinen Erwachsenen, die die Projektionen ihrer Eltern erfüllen sollen.

5. Stufe

Die fünfte Stufe beginnt mit der Pubertät und endet zwischen 18 und 20 Jahren. Es geht auf dieser Stufe darum, ein Bild von sich zu entwickeln: Wer bin ich? Was sollen meine Aufgaben sein? Was sind meine Rollen? Es geht darum, eine Ich-Identität zu erreichen, einen Entwurf davon zu haben, wie man in die Gesellschaft hineinpasst, wie man von ihr gesehen und akzeptiert werden will. Es ist der Übergang von der Jugend in das Erwachsenenalter. Es kann sinnvoll sein, in dieser Zeit eine gedankliche Auszeit zu nehmen, um seine zukünftige Rolle zu überdenken. Erikson nennt dies ein psychosoziales Moratorium. Eine solche Auszeit könnte ein Jahr im Ausland sein, aber auch ein soziales, ökologisches oder kulturelles Jahr im Rahmen des Bundesfreiwilligendienstes. Fehlentwicklungen auf dieser Stufe können zu einer Rollendiffusion führen. Die eigene(n) Rolle(n) ist/sind nicht klar definiert, verschwimmen. Wichtig ist aber auch, dass die jungen Erwachsenen im Prozess der eigenen Rollenfindung die notwendige Toleranz gegenüber anderen Rollenmustern bewahren und den eigenen Weg nicht idealisieren. Eine andere Fehlentwicklung in dieser Phase könnte sein, sich zu eng an Gruppen, Vereine zu binden, die eigene Identität nur daraus abzuleiten. Das eigene Ich wird zugunsten einer Gemeinschaft aufgegeben. Sekten bieten hierfür ein besonders negatives Beispiel.

6. Stufe

Die Aufgabe der nun folgenden Stufe, das junge Erwachsenenalter, ist es, Intimität zu erreichen. Damit ist in erster Linie die Nähe zu und die Verbundenheit mit einem Partner, einer Partnerin gemeint. Aber es kann ebenso die enge Freundschaft wie auch eine hohe gesellschaftliche Akzeptanz gemeint sein. Es gibt durchaus gesellschaftliche Entwicklungen, die die Umsetzung dieses Anspruches erschweren. Die Anonymität einer digitalen Gesellschaft, die Anforderungen an Mobilität, Social Distancing zu Corona Zeiten sind nur einige Aspekte, die es heute jungen Erwachsenen nicht immer leicht machen, Nähe, Vertrautheit und Gemeinschaft zu empfinden. Die jungen Heranwachsenden laufen hier Gefahr, sich in oberflächlichen, ständig wechselnden Beziehungen zu verlieren (Promiskuität). Auf der gegenüberliegenden Seite steht der völlige Rückzug, Ausschluss und / oder Isolation aus sozialen Zusammenhängen.

7. Stufe

Mit der Sorge um die nachfolgende Generation richtet sich das Entwicklungsziel weniger auf sich selber, sondern auf andere. „Generativität meint die Ausdehnung der Liebe in die Zukunft hinein." (3) Diese sorgende Liebe muss sich aber nicht nur auf den eigenen Nachwuchs beziehen, sie kann sich ebenfalls im Unterrichten, im Schreiben, in sozialem Engagement ausdrücken. Es gibt viele Möglichkeiten, sich für zukünftige Generationen zu engagieren, sich für sie einzubringen. Wie in den anderen Stufen gibt es auch hier Gefahren der Fehlentwicklung: Der Rückzug in sich selber, wenn Menschen der Gesellschaft den Rücken gekehrt haben. Oder das soziale Überengagement; hier fehlt dem Einzelnen letztlich die Zeit für sich selber.

8. Stufe

Um das sechzigste Lebensjahr beginnt die Stufe, die als Alter gekennzeichnet wird. Inzwischen mag sich diese Stufe zeitlich etwas nach oben verlagert haben, die Verschiebung des Renteneintrittsalters kann dafür als Beleg angeführt werden. Nichtsdestotrotz beginnt doch früher oder später die Phase, in der durch die Verrentung wichtige Funktionen eingebüßt werden. Elterliche Pflichten werden ggf. durch die Aufgaben von Großeltern abgelöst, aber die Verbindlichkeit der Aufgabe fehlt oftmals. Wenn dann Krankheiten eintreten oder im unmittelbaren Umfeld Freunde sterben, dann drängen sich auch Gedanken an den Tod in das eigene Bewusstsein. Ziel dieser Stufe ist es, diese Veränderungen als Teil der eigenen Lebensgeschichte mit all ihren Erfolgen, Fehlern und Misserfolgen anzunehmen und darüber eine Ichintegrität zu entwickeln. Ebenso sollte es gelingen, die Endlichkeit des eigenen Lebens zu akzeptieren. Dies ist ein hoher Anspruch, der sicher nicht jedem zu jeder Zeit gelingt. Es werden immer Zweifel übrigbleiben. Diese sollten aber nicht dominant werden und den Menschen verzweifeln lassen.

Jede einzelne Stufe stellt eine Entwicklungsherausforderung dar, deren Gelingen von vielen Faktoren abhängig ist. Die oben beschriebenen möglichen Fehlanpassungen machen deutlich, dass eine angemessene Bewältigung dieser Lebensabschnitte nicht selbstverständlich ist.

Es hängt von vielfältigen Rahmenbedingungen ab, ob und wie die jeweilige „Krise" bestanden wird. Hier gibt es sicher eine Bandbreite zwischen „Erfolg" und Misserfolg" – nicht nur ein Entweder-oder. Erikson sieht aber grundsätzlich die Notwendigkeit einer erfolgreichen Bewältigung. Andernfalls werden nicht bewältigte Aufgaben zu lebensbegleitenden Belastungen. Es sollte dabei auch deutlich werden, dass viele wichtige Entwicklungsfaktoren auch außerhalb der eigenen Einflussmöglichkeiten liegen. Dies sollen folgende Fragestellungen exemplarisch deutlich machen:

- In welches Familiensystem wurde ich hineingeboren? Neben dem klassischen Familienmodell mit Mutter, Vater und zwei Kindern gibt es unterschiedlichste Erziehungspartnerschaften vom Patch-Work-Modell bis hin zur Situation Alleinerziehender. Für die zukünftige Mutter-Kind-Beziehung kann auch bedeutsam sein, ob es sich um eine gewollte Schwangerschaft handelt, in welcher Entwicklungsstufe Mutter (und Vater) selber sind.
- Wie ist die Versorgung mit Betreuungsplätzen für Kinder unter drei Jahren vor Ort? Können berufstätige Eltern, Alleinerziehende auf ein ausreichendes Angebot zurückgreifen, so dass ihr Kind Kontakte zu Gleichaltrigen – als Grundlage für die Entwicklung sozialer Kompetenzen – aufbauen kann.

- Wie ist die Schullandschaft in der Kommune? Wie groß sind die Klassen? Gibt es Ganztagsangebote, die eine verlässliche Übermittagsbetreuung absichern? Gibt es ein differenziertes Angebot an weiterführenden Schulen, die unterschiedliche Bildungsverläufe ermöglichen und fördern?

- Wie stellt sich der Lehrstellenmarkt dar? Wie sind die beruflichen Entwicklungsmöglichkeiten? Befindet sich die Gesellschaft in einer Phase von Vollbeschäftigung oder hoher Arbeitslosigkeit?

- Wie ist mein weiteres Lebensumfeld? Welche kulturellen Angebote gibt es? In welchen Nachbarschaften, unter welchen räumlichen Bedingungen lebe ich? Bin ich durch meine berufliche Entwicklung zu häufigen Umzügen gezwungen, muss ich weite Strecken zum Arbeitsplatz zurücklegen?

- In welchen sozialen Bezügen lebe ich mit zunehmendem Alter? Gibt es Trauerfälle? Wie ist der Übergang in den Ruhestand gestaltet? Kann ich weiterhin in meinem Umfeld sinnvolle Aufgaben übernehmen?

Immer, wenn die vorangestellten Fragen für den Einzelnen unbefriedigend, nicht schlüssig im Sinne der eigenen Lebensgestaltung beantwortet werden können, bleibt möglicherweise eine Entwicklungsaufgabe ungelöst. Für zukünftige Fachkräfte im Gesundheitswesen ist es wichtig, die einzelne Patientin, den einzelnen Patienten, den älteren Menschen in der Pflege- und Betreuungssituation, auch aus dem Blickwinkel dieser Aufgaben in der aktuellen Lebenssituation verstehen und einordnen zu können. Dabei kommt in ihrer Arbeitssituation Krankheit oder Pflege als Faktor hinzu. Je nach Art der Krankheit und in Abhängigkeit vom Krankheitsverlauf, je nach Pflegegrad und der spezifischen Pflegesituation ist die Bewältigung der Entwicklungssituation mehr oder weniger belastet oder insgesamt gefährdet.

Am Beispiel der fünften Stufe (Pubertät bis junges Erwachsenenalter) soll dies beispielhaft verdeutlicht werden. Die Bedeutung dieser Stufe wird in Anlehnung an Hurrelmann weiter differenziert.

Die Studie zur Gesundheit von Kindern und Jugendlichen in Deutschland – KIGGS – (4) ist eine vom Robert Koch-Institut durchgeführte Untersuchung zum Gesundheitszustand der Kinder und Jugendlichen in Deutschland von 0 - 17 Jahren sowie deren gesundheitlicher Entwicklung bis ins Erwachsenenalter. Ziel der Studie ist es, hier verlässliche Daten zu liefern.

„Bei Kindern und Jugendlichen zählen allergische Erkrankungen wie Heuschnupfen (allergische Rhinitis), Asthma bronchiale und Neurodermitis (atopisches Ekzem, atopische

Dermatitis) zu den häufigsten gesundheitlichen Beeinträchtigungen. Das alltägliche Leben ist durch ihre Beschwerden oft erheblich belastet. Beim Heuschnupfen kommt es infolge der allergischen Entzündungsreaktion im Bereich der Nasenschleimhäute zu Juckreiz, Niesattacken, verstärkter Schleimsekretion sowie erschwerter Nasenatmung. Nicht selten sind zusätzlich auch die Augen mitbetroffen. Auslöser der Beschwerden können verschiedenste Allergenquellen sein, zum Beispiel Pollen, Schimmelpilze, Tierepithelien oder Hausstaubmilben. Asthma bronchiale wird ausgelöst durch eine Überempfindlichkeit der Bronchien gegen verschiedene Reize. Es treten dabei reversible, anfallsartige Verengungen des Bronchialsystems auf, die zu Husten, Pfeifgeräuschen beim Atmen (Giemen) bis hin zu Atemnot führen können. Bei der Mehrheit der betroffenen Kinder ist Asthma allergisch bedingt. Neurodermitis und allergisches Kontaktekzem sind unterschiedliche allergisch bedingte Erkrankungen der Haut mit Symptomen wie starkem Juckreiz, Rötungen und Bläschen [1, 2]." (5)

Insgesamt sind 16% der Kinder und Jugendlichen von Heuschnupfen, Asthma und / oder Neurodermitis betroffen. Auf die einzelnen Krankheitsbilder verteilen sich die Zahlen wie folgt: Heuschnupfen ca. 1 Million; Neurodermitis ca. 900.000, Asthma ca. 500.000. Die Ergebnisse sind – im Vergleich zur KIGGS-Basiserhebung (2003 – 2006) – auf hohem Niveau stabil. Aktuell leidet noch mehr als jedes sechste Kind an mindestens einer dieser Erkrankungen.

Im Folgenden setzen wir uns etwas genauer mit dem Thema Asthma als Faktor für individuelle Lebenslagen auseinander. ,In der Regel fängt das Asthma früh an. Als Ursache gilt eine Kombination von genetischen Faktoren und Umwelteinflüssen. Hier ist insbesondere das Rauchen während der Schwangerschaft und im Umfeld des Kindes als Faktor zu erwähnen. Asthma im Kindesalter hat aber grundsätzlich eine gute Prognose. Kinder mit nicht-allergischem Asthma verlieren dies in der Regel in der Schulzeit. Kinder mit allergischem Asthma haben in der Pubertät eine gute Chance es zu verlieren. Allerdings gibt es auch problematische, chronische Entwicklungen. Dabei sind die Beschwerden ähnlich wie bei Erwachsenen. Es kommt zu Atemnotfällen, die ängstigen, es kann eine regelmäßige, jahrelange Inhalationsbehandlung notwendig sein. Die psychosoziale Komponente der Krankheit gilt es in der Therapie zu berücksichtigen.' (6)

Was bedeutet eine derartige Erkrankung für die Lebenswelt von Menschen? Welche Bedeutung hat eine Erkrankung wie Asthma für die Entwicklung einer Ich-Identität? Selbstaussagen Betroffener machen deutlich, dass die Auswirkungen vielfältige sein können. (7) Folgende Aussagen machen die Belastungen deutlich:

Gesundheitliche Dimension

„Die Asthma-Anfälle können zu jeder Tages- und Nachtzeit auftreten." (Daniel)

„Ab meinem 16. Lebensjahr wurden die Symptome schlimmer." (Daniel)

„Die meisten Anfälle können keinem konkreten Auslöser zugeordnet werden. Was ich weiß, ist, dass ich auf Zigarettenrauch reagiere, auch auf bestimmte Duftstoffe (...) bei Anstrengungen (...) auf Wetterwechsel, zum Beispiel bei Nebel." (Daniel)

„Dann geht es relativ schnell und die Atmung fängt an zu pfeifen und es entsteht so ein brodelndes Geräusch. Das Ausatmen fällt schwer. Ich vergleiche das immer damit, durch einen halb zugedrückten Strohhalm auszuatmen." (Daniel)

„Nach einem Marathon habe ich jedoch eine Erkältung bekommen, die ich nicht ausheilen konnte. Die asthmatischen Beschwerden haben wieder zugenommen. Trotz der Asthma-Schübe, die ab und an wieder auftraten, habe ich dennoch in dieser Zeit nie mit dem Sport aufgehört. Noch heute mache ich so vier- bis fünfmal in der Woche Sport." (Georg)

„Dank der Medikamente erlebe ich durch die Erkrankung keine Einschränkung meiner Lebensqualität." (Georg)

„Ich konnte lange Zeit nur gebeugt gehen, langsam laufen, habe die Schultern hochgezogen und immer nur sehr schlecht Luft bekommen." (Helena)

„Im Alltag habe ich das Spray und die anderen Notfallmedikamente immer dabei. Es bietet so eine Art Sicherheitsleine. Ich habe alles in meinem Rucksack und das Spray nehme ich immer mit. Das gehört einfach schon automatisch dazu." (Helena)

„Es gibt da ja sehr viele Empfehlungen, wie beispielsweise keinen Teppichboden, keine Haustiere, kein Federbett, Ledercouch. Wir haben uns viel informiert und uns Gedanken gemacht, wahrscheinlich mehr als wir hätten machen müssen." (Lennard – Elternperspektive, Vater)

„Problematisch wird es dann, wenn verschiedene Faktoren zusammenkommen. Beispielsweise wenn es draußen extrem kalt ist, wenn er sich einen Schnupfen einfängt und dann vielleicht noch bei einem Freund gewesen ist, der ein Haustier hat. Dann können die Lungenfunktionswerte drastisch in den Keller gehen." (Lennard – Elternperspektive, Vater)

Soziale Dimension

„Ich konnte nicht auf Partys gehen, wegen dem Zigarettenrauch, musste große Menschenansammlungen meiden." (Daniel)

„Ich war als Kind in einer Außenseiterposition." (Daniel)

„Ich glaube, dass meine Familie und mein Freundeskreis mehr Angst haben als ich selber. Es ist sicher für die Familie und Freunde nicht schön zu sehen, wenn man in der Klinik an diverse Apparate angeschlossen ist. Als meine Freundin mich so zum ersten Mal gesehen hat, das hat sie schon als schlimm empfunden. Sie litt ziemlich darunter." (Daniel)

„Ich war oft ausgeschlossen, zum Beispiel, wenn die anderen Kinder Ausflüge machten oder Sport trieben." (Georg)

„Für die Bewältigung meiner Erkrankung habe ich sehr viel Kraft aus der Selbsthilfe geschöpft. Der gegenseitige Austausch mit anderen Betroffenen war besonders wichtig für mich." (Georg)

„Als das Asthma diagnostiziert wurde, stand ich mitten im Studium. Ich konnte noch nie so körperlich aktiv sein wie viele andere. Es gab immer Einschränkungen. Ich war manchmal schon sehr frustriert. Ich habe immer gedacht, dass ich mit anderen mithalten muss, habe mich immer an anderen gemessen. Das war ein Fehler. Ich habe nicht nach meinen Qualitäten, was ich selbst kann, gesucht." (Helena)

Personale Dimension

„Für mich wurde dort klar, dass Asthma Teil meines Lebens ist und ich mit der Erkrankung leben muss. Es war lange Zeit schwierig für mich, mit Asthma zu leben. Es hat mich gestört, manchmal auch genervt. Heute habe ich mit meiner Erkrankung Frieden geschlossen. (Georg)

„Heute sehe ich mich als Manager meiner Krankheit." (Georg)

„Am Anfang stand die Krankheit im Zentrum meines Lebens. Jetzt bin ich froh, dass ich sie als einen Teil von mir akzeptiert habe." (Helena)

„Wir versuchen jetzt seit etwa zwei Jahren, dass er mehr Verantwortung für sich und seine Krankheit übernimmt. Er soll lernen, daran selber zu denken und ein Bewusstsein zu entwickeln. Es ist ja seine Gesundheit." (Lennard – Elternperspektive, Mutter)

In allen drei Dimensionen (gesundheitlich, sozial, personal) erleben die Betroffenen zum Teil deutliche Einschränkungen hinsichtlich ihrer Lebensqualität und der Wahrnehmung ihrer Lebensansprüche, sei es beruflich oder privat. Auch wenn die Krankheit sich letztlich ,managen' lässt, stellt sie doch – neben den üblichen Lebensanforderungen – eine zusätzliche, besondere Herausforderung dar. Vor allem in der 5. Stufe, der Adoleszenz, kann dies die Persönlichkeitsentwicklung negativ beeinflussen. Hurrelmann setzt sich mit dieser Phase – auf Basis von Eriksons Grundmodell – differenzierter auseinander. So sieht er in der Auseinandersetzung mit den vielfältigen Institutionen in dieser Phase für den Einzelnen eine große Herausforderung. „Dazu gehören Familien, Gleichaltrigengruppen, Schulen, Jugendzentren, Freizeitanbieter, Einrichtungen der Berufsbildung, Hochschulen und Medien. Sie alle wirken als ,Sozialisationsinstanzen', weil sie dazu beitragen, den Prozess der Persönlichkeitsentwicklung der ihnen angehörenden und anvertrauten jungen Leute zu unterstützen." (8) Zusätzlich „... kommt es durch die Geschlechtsreife zu einem abrupten Ungleichgewicht in der körperlichen und psychischen Entwicklung der Persönlichkeit. Der gesamte Körper ist in anatomische, physiologische und hormonale Veränderungen einbezogen, was umfassende Auswirkungen auch auf der seelischen und sozialen Ebene hat". (9) In der Orientierung zwischen der Wahrnehmung gesellschaftlicher Rahmenbedingungen und dem Erleben eigener körperlichen Entwicklungen soll der Jugendliche auf seinem Weg zum Erwachsenen folgende vier zentrale Entwicklungsaufgaben lösen.

1. Qualifizieren: Entwicklung intellektueller und sozialer Kompetenzen, Bildung und Qualifizierung – Ziel: Übernahme der Rolle der/des Berufstätigen.

2. Binden: emotionale Ablösung von den Eltern, Bindungsfähigkeit – Ziel: Übernahme der Rolle der Familiengründerin/des Familiengründers.

3. Konsumieren: Umgang mit Wirtschafts-, Freizeit- und Medienangeboten – Ziel: Übernahme der Rolle der Konsumentin/des Konsumenten.

4. Partizipieren: Entwicklung eines Werte- und Normensystems, politische Partizipation – Ziel: - Übernahme der gesellschaftlichen Mitgliedsrolle einer Bürgerin/eines Bürgers. (10)

Asthma in seiner chronischen Ausprägung bindet bei den Betroffenen ein hohes Maß an physischer und psychischer Energie. Es bestimmt den eigenen Tagesablauf, reduziert den Zugang zu anderen Lebenswelten und macht Vorgaben für die Gestaltung der häuslichen Umgebung. Dazu kommen die körperlichen Einschränkungen und begleitende Angst vor einem asthmatischen Anfall. Die Krankheit steht – insbesondere am Anfang – im Mittelpunkt des eigenen Lebens.

- Mit Blick auf die Entwicklungsherausforderungen gilt sie in ihrer chronischen Ausprägung als Risikofaktor für mangelnden Bildungserfolg. (11) Damit gefährdet sie auch mögliche berufliche Perspektiven.

- Da die Eltern, als Teil des unmittelbaren sozialen Umfelds, für einen positiven Verlauf eine besondere, sehr enge Unterstützerrolle einnehmen, können sich die geforderten Ablösungsprozesse als schwierig darstellen, sind oftmals eine besondere Herausforderung.

- Die Auseinandersetzung mit der Übernahme von Rollen im öffentlichen Raum (Konsument:in/Bürger:in) wird ggf. von der Dominanz Krankheit verdrängt, hat eine reduzierte Wertigkeit, relativiert sich. Im Vergleich mit den Gleichaltrigen können Minderwertigkeitsgefühle entstehen, die ein Rückzugsverhalten begründen.

Wenn die Heranwachsenden die Krankheit, die es zu managen gilt, als Teil ihrer Persönlichkeit akzeptieren, wird es eher gelingen, schulische, berufliche, soziale Aufgaben anzugehen und gesellschaftlichen Rollenanforderungen zu entsprechen. Für die:den Jugendliche:n als Patient:in ist es sicher von Vorteil, wenn sie:er von den Fachkräften im Gesundheitswesen in ihrer:seiner Lebenssituation ganzheitlich wahrgenommen wird. Es ist in dieser Lebensphase nicht nur die Krankheit als Herausforderung zu bewältigen.

7.2 Das Leben der anderen im Blick haben – Die biografische Perspektive

„Er saß auf der Veranda, trank und hielt die Hand seiner Frau. Er würde also sterben. Das war es, was sie gesagt hatten. Noch ehe der Sommer vorbei war, wäre er tot. Anfang September würde man draußen auf dem Friedhof, drei Meilen östlich von der Stadt, Erde über ihn schütten, auf das, was von ihm übrig war. Man würde seinen Namen auf einen Grabstein meißeln, und dann wäre es so, als hätte es ihn nie gegeben." (12)

Der Roman ‚Kostbare Tage' von Kent Haruf schildert die letzten Monate von Dad Lewis. Wenige Monate später, kurz vor seinem Tod, spricht der Pfarrer Rob Lyle in Anwesenheit von Mary, seiner Frau, Lorraine, seiner Tochter und der Nachbarin Berta May folgendes Gebet:

„Mögest du die materielle Welt ohne Schmerzen, Groll, Traurigkeit, schlechtes Gewissen, Selbstzweifel oder Sorgen verlassen, und mögen deine Ängste, Befürchtungen und Kümmernisse verschwinden. Mögest du einfach Frieden haben." (13)

Ziel der achten Lebensstufe nach Erikson ist es, ‚die eigene Lebensgeschichte mit all ihren Erfolgen, Fehlern und Misserfolgen anzunehmen und darüber eine Ichintegrität zu entwickeln'. Dies ist die Lebenssituation von Dad Lewis, durch den bevorstehenden Tod zeitlich verdichtet, sich dieser Aufgabe innerhalb eines kurzen Zeitraums von nur wenigen Monaten zu stellen. Das vergangene Leben anzunehmen mit seinen vielen schönen Erfahrungen, den Erfolgen, aber auch mit erlebten Widersprüchen und Belastungen. Dad Lewis kann hier auf die innige und liebevolle Beziehung zu seiner Frau blicken, ebenso wie auf die enge Beziehung zu seiner Tochter. Er kann stolz darauf sein, ein erfolgreicher und geachteter Geschäftsmann geworden zu sein, der seinen beiden Mitarbeitern mit viel Respekt begegnet und von ihnen geschätzt wird. Er ist zudem in seine Nachbarschaft integriert und genießt auch hier hohes Ansehen. Aber, da ist auch ein ehemaliger Mitarbeiter, den er vor Jahren wegen Unregelmäßigkeiten bei der Abrechnung entlassen hat und der daraufhin Suizid begangen hat. Und, da ist nicht zuletzt sein Sohn, Frank, dessen Homosexualität er nie akzeptieren konnte und zu dem die Familie bis heute keinen Kontakt mehr hat, ja nicht mal weiß, wo er wohnt. Diese Lebensgeschichte von Dad Lewis wird in Gesprächen, Erinnerungen und Selbstgesprächen vermittelt. Es wird deutlich, wie wichtig, herausfordernd, glücklich und auch schmerzhaft das Erinnern, der Rückblick sein kann. Dad Lewis ist bei seinen Erinnerungen auf sich selber und auf die Unterstützung seiner familiären Umgebung angewiesen. So bittet er auch einmal seine Frau, mit ihm einen Ausflug an die für ihn bedeutsamen Orte zu unternehmen, um sich zu erinnern.

Selbstverständlich findet in dem Roman aber keine zielgerichtete Biografiearbeit statt. In professionellen Settings innerhalb des Gesundheitswesens oder in Pflegeeinrichtungen kann Biografiearbeit eine wichtige Funktion einnehmen, indem sie beansprucht, „... Rahmen zu schaffen, in denen verschüttete Erinnerungen und Erfahrungen sich Ausdruck geben können ..." (14) Dabei gibt es unterschiedliche Ansätze und Konzepte biografischer Zugänge. „Allen Ansätzen gemein ist jedoch die Vorstellung, dass es ein zutiefst menschliches Bedürfnis ist, dem Leben einen sinnhaften Bezug (einen Bedeutungsfaden) zu geben, sich selbst dabei als lebendigen Gestalter der eigenen Lebensgeschichte zu erleben und damit Identität unter den Bedingungen von Kontinuität und Diskontinuität zu konstituieren – kollektiv gebunden und doch individuell verschieden." (15) „Kollektiv gebunden", damit sind die großen gesellschaftlichen Linien gemeint, denen alle gleichermaßen ausgesetzt sind, wie z. B. die Digitalisierung vieler Lebensbezüge, der Klimawandel oder große wirtschaftliche Krisen. „Individuell verschieden" meint demgegenüber die individuelle Auseinandersetzung des Einzelnen mit diesen gesamtgesellschaftlichen Entwicklungen, eben: seine spezifische Biografie. „Biografiearbeit ist der Versuch, Mensch-Sein als Körper, Geist und Seele in den individuellen, gesellschaftlichen und tiefenpsychologischen Dimensionen wahrzunehmen. In der Rückschau auf das eigene Leben geschieht Einbettung in das gesellschaftliche Leben. In der Schau auf das gesellschaftliche Leben wächst Verständnis für das Eigene. Biografiearbeit ermöglicht, sich sinnhaft als Bestandteil eines Kontinuums zu definieren." (16)

In der ‚biografischen Begegnung' ist es hilfreich, folgende Aspekte zu berücksichtigen, zu reflektieren (17):

Sinnstiftung und Kontinuität

Biografisches Arbeiten soll – aus der Sinngebung der Vergangenheit helfen, auch der Zukunft eine Bedeutung zu verleihen. Welche Lebenslinien führen aus der Vergangenheit weiter in die Zukunft? Wo liegen – ggf. verschüttete – Hobbys/Interessen und Fähigkeiten, an die ich im Alter anknüpfen könnte?

Realität und Konstruktion

Biografische Arbeit bewegt sich immer zwischen der Aufdeckung von real gelebtem Leben und der Konstruktion der eigenen Lebensgeschichte. Da sind negative Erfahrungen, die verdrängt wurden und Rollenzuschreibungen, die der Realität nicht standhalten. Wie war mein Status, mein Ansehen während meiner beruflichen Tätigkeit wirklich? War das Verhältnis zum verstorbenen Ehepartner tatsächlich von tiefer Zuneigung und gegenseitiger Achtung geprägt?

Veränderungen

Leben ist Veränderung, die wird in der Biografiearbeit deutlich. Veränderungsperspektiven gilt es auch für die Zukunft zu erkennen und anzunehmen. Wo wird mein Lebensort nach dem Krankenhausaufenthalt sein? Kann ich noch in der häuslichen Umgebung versorgt werden oder steht unweigerlich der Wechsel in eine stationäre Pflegeeinrichtung an?

Kommunikation

Ein ganz wesentliches Element der Biografiearbeit ist die Kommunikation, das Gespräch. Hier ist es wichtig, dass sich die Gesprächspartner auf ‚Augenhöhe' begegnen. Es gibt kein einseitiges Befragen bzw. Ausfragen, sondern „offene Ohren, respektierende Bejahung und einfühlendes Anfragen" (18). Dennoch ist es möglich, Lebensinhalten zu begegnen, die mit Scham oder Versagen belegt sind. Hier könnten neue Erklärungsmuster, Perspektivwechsel gefunden werden, die der Vergangenheit eine andere Logik vermitteln. Hängen meine Krankheitsängste vielleicht mit dem eigenen, langen Krankenhausaufenthalt in der Kindheit zusammen? Habe ich mich deshalb nicht ausreichend um meinen Mann kümmern wollen und können und ihn früh in ein Altenheim ‚abgegeben'?

Ganzheitlichkeit

Wie schon oben geschrieben: Biografische Arbeit berührt eine individuelle und eine gesellschaftliche Dimension. Da ist die Lebensgeschichte mit den objektiven Daten und Fakten, die in gesamtgesellschaftliche Entwicklungen integriert sind. In der Wahrnehmung und im Erleben der eigenen Lebensgeschichte manifestiert sich die psychische Dimension, die Verarbeitung der eigenen Lebensgeschichte.

Selbstverständlich erwerben Fachkräfte im Gesundheitswesen keine therapeutische Zusatzqualifikation in der Methode ‚Biografiearbeit'. Es geht vielmehr darum, ein grundlegendes Verständnis von der Bedeutung des bisher gelebten Lebens für die aktuelle Lebenslage eines Menschen zu gewinnen, dabei können die vorab beschriebenen Grundsätze hilfreich sein. Ob als junger oder alter Patient, ob als junge oder alte Patientin, ob als alter Mensch in der ambulanten Betreuung oder als Bewohner:in in einer Pflegeeinrichtung. Das Gegenüber ist nicht nur eine Momentaufnahme seiner aktuellen Lebensbezüge, es ist immer auch die Summe seines bisherigen Lebens. Ein derartiges biografisches Verstehen des anderen kann vor allem auch bei demenziell erkrankten Patientinnen und Patienten bzw. Bewohnerinnen und Bewohnern dazu beitragen, Bedürfnisse und Ressourcen besser zu erkennen.

Biografiearbeit als Element der Arbeit hat bei Menschen in allen Lebensphasen Bedeutung. Als struktureller Bestandteil der Arbeit wird sie voraussichtlich in der Betreuung alter Menschen an Bedeutung gewinnen. Neben der Grundpflege und der medizinischen Versorgung sollten Raum und Zeit gefunden werden, um den alten Menschen Anstöße zu geben, sich zu erinnern, über das eigene Leben nachzudenken, ins Gespräch zu kommen.

Es gibt vielfältige Möglichkeiten, um dieses umzusetzen. Die Bandbreite der Themen, die angestoßen werden kann, ist ebenso vielfältig wie die möglichen Methoden. Kindheit, Schule, Arbeit, Wohnen, Technik, finanzielle Sicherheit können über offene Gesprächsrunden thematisiert werden. Sie können methodisch begleitet und unterstützt werden durch Fotos, Lieder, Gegenstände oder Spiele. Sie können sich auf den einzelnen oder Gruppen beziehen. Es können die gesamtgesellschaftlichen Entwicklungen im Vordergrund stehen oder die Lebensgeschichte des Einzelnen. Die jeweiligen Settings können dazu dienen, Begegnungen zu fördern, Gefühle zu wecken oder auch Krisen zu verarbeiten. (19) Diese Vielfalt hier vorzustellen würde den Rahmen dieses Buches sprengen. In einer sich ganzheitlich verstehenden Pflege werden die Bewohner:innen dankbar sein, wenn sie einmal auf die im Raum vorhandenen Bilder und Fotos, nach der Herkunft der Möbel, dem früheren Wohnort, dem Lieblingsessen usw. gefragt werden. Wenn hier im pflegerischen Alltag kleine, von Empathie getragene Gesprächssituationen entstehen, kann das viele positive Emotionen erzeugen, die ganz maßgeblich zu einem gelungenen Tag beitragen. Das biografisch orientierte Alltagsgespräch – ,Tür-und-Angel-Gespräch' – kann in seiner Bedeutung für die Bewohner nicht hoch genug eingeschätzt werden. Die damit ausgelösten Gedanken haben ihre, i. d. Regel positive Wirkung über die Situation hinaus.

Zur Bedeutung der biografischen Selbstreflexion für die Rolle als Fachkraft

Professionelle Biografiearbeit im medizinisch-pflegerischen Handlungsfeld kann sich auch auf die Mitarbeitenden selber beziehen. In diesem Zusammenhang geht es dann darum, die eigenen Wertehaltungen innerhalb der Arbeit zu reflektieren. Es ist anerkannt, „dass professionelles Handeln sich nicht aus der Anwendung von Technologien allein ergibt, sondern dass beim Einsatz der ,Person als Werkzeug' (vgl. v. Spiegel 2004, S. 97 ff.) immer auch Motive eine Rolle spielen, die ihre Grundlage in den biografisch vermittelten Werthaltungen der Professionellen haben (z. B. Helfermotive, Bearbeitung eigener biografischer Erfahrungen, Übertragung eigener Vorstellungen vom gelungenen Leben usw.)". (20) Supervision kann dazu beitragen, diese Anteile zu reflektieren. Innerhalb von Aus- und Weiterbildung und kontinuierlicher Teamarbeit sollten Haltungen entwickelt werden, die Patient:innen und Bewohner:innen mit Respekt und Toleranz begegnen. Dies gilt auch für den interprofessionellen Umgang im Team.

Zwei Beispiele:

- Die hoch engagierte Altenpflegerin Brigitte G. fühlt sich in ihrer Arbeit insbesondere für Frau B. verantwortlich. Sobald Frau B. schellt, wendet sie sich ihr zu. Beim Reichen der Nahrung wendet sie mehr Zeit auf als bei den anderen Bewohnerinnen und Bewohnern, dies gilt auch für Zeit bei der

Pflege. Bei einer Teamsupervision kommt dies zur Sprache. Innerhalb der folgenden Sitzungen wird deutlich, dass Frau B. die Altenpflegerin an ihre verstorbene Oma erinnert. Diese hat jahrelang mit im Haushalt gelebt, Brigitte G. hat sich immer für sie verantwortlich gefühlt.

– Nach einem gescheiterten Medizinstudium hat Peter H. eine Ausbildung zum Altenpfleger gemacht. Arztvisiten stellen für ihn ein Problem dar. Er kann die Fachkompetenz der behandelnden Ärzt:innen nicht akzeptieren, sieht den Arzt als Konkurrenz. Es gibt regelmäßig Diskussionen um den richtigen therapeutischen Weg, die er auch anschließend mit den Bewohnerinnen und Bewohnern fortführt. Dies führt zu Irritationen und Nachfragen.

Resilienz und Kohärenz – Lebenskrisen gestalten und überwinden

„Manche Menschen scheinen einen unsichtbaren Schutzschild mit sich zu tragen: Schicksalsschläge werfen sie nicht um, Stress perlt an ihnen ab. Wo andere mit Depressionen, Sucht, Angsterkrankung oder posttraumatischen Belastungsstörungen reagieren, bleiben sie gesund. Resilienz bezeichnete ursprünglich die Fähigkeit, Extremsituationen durchzustehen, ohne Schaden an der Seele zu nehmen." (21) Dabei ist Resilienz keine angeborene Eigenschaft. Sie entsteht vielmehr im Rahmen förderlicher Entwicklungsbedingungen und -prozesse. „Als Schutzfaktoren auf Seiten des Kindes gelten: positives Temperament, überdurchschnittliche Intelligenz und ein positives Selbstkonzept. Zu den sozialen Ressourcen zählen: Günstige familiäre Lebensverhältnisse, Vorhandensein einer Vertrauensperson und gute externale Unterstützungssysteme." (22)

Krankheit und Pflegebedürftigkeit sind sicher ganz bedeutsame Stresserfahrungen, die Menschen an die Grenzen ihrer Belastbarkeit führen. Um derartigen Erfahrungen begegnen zu können, ist neben der Resilienz auch das Kohärenzgefühl von zentraler Bedeutung, um in schwierigen Situationen neue Lebensperspektiven entwickeln zu können. Es bezieht sich auf die Verstehbarkeit, die Machbarkeit und die Sinnhaftigkeit einer aktuellen Belastungssituation.

Das heißt:

» Eine Krankheit in ihrer aktuellen und zukünftigen Bedeutung muss einzuordnen sein.

» Die eigenen und die sozialen Ressourcen im Umfeld sollten eruiert werden ebenso wie die des medizinischen-rehabilitativen Apparates – als Mittel und Wege mit der Situation umgehen zu können.

Information

» Die anstehenden Anforderungen sollten im Lebenszusammenhang als sinnhaft wahrgenommen werden und positiv dazu motivieren, die Belastungen anzugehen.

Dieser Ansatz geht auf Aaron Antonovsky zurück. Er sieht den Menschen in einem Kontinuum zwischen den Polen „völlige Gesundheit" und „völlige Krankheit". In diesem Spektrum gilt es, alle Faktoren zu mobilisieren, die den Blick auf die Gesundheit richten. Bewusstmachen der Krankheit, lernen mit der Krankheit, sich entwickeln in der Krankheit, überwinden der Krankheit: Das sind Schritte, die dem o.g. Kohärenzgefühl entsprechen. Menschen mit hoher Resilienz gelingt dies besser. Antonovsky beschreibt diesen Ansatz mit dem Begriff ‚Salutogenese'. (23)

7.3 Abschied nehmen und neu ankommen: Transitionsprozesse gestalten

Der sozialökologische Ansatz von Bronfenbrenner und Baacke hat gezeigt, dass der einzelne sich in seiner aktuellen Lebenssituation zwischen verschiedenen Systemen bewegt und von diesen beeinflusst wird. Auch die Systeme selbst stehen nicht losgelöst nebeneinander, sie beeinflussen sich. Das Beispiel von Kathrin Meier macht dies deutlich für ihre neue Berufswahlentscheidung. Am Beispiel des Oberschenkelhalsbruchs von Frau Hunnekuhl wurde klar, wie nachhaltig sich Krankheiten auswirken können. Hier führte sie zu einem Wechsel des Lebensortes.

Das Zonenmodell von Zeiher ließ erkennen, wie vielfältig die Segmente sind, zwischen denen wir uns bewegen. Auch medizinische Bereiche sind als Zone relevant und können in ihrer Bedeutung beschrieben werden. Der Übergang in diesen Sektor ist nicht selbstverständlich. Im Gegenteil, er ist für viele Menschen mit Angst besetzt.

Die Bedeutung von Übergängen wird auch deutlich, wenn das Individuum im Lebensverlauf betrachtet wird. Eriksons Modell der Verarbeitung psychosozialer Krisen liegen viele Übergänge im Lebenslauf zugrunde, die wichtige Herausforderungen darstellen: Schule, Beruf, Familie, Verrentung, Alter sind nur einige Beispiele.

Der biografische Ansatz zielt dabei vor allem auf die Wahrnehmung und das Erleben dieser Entwicklungsaufgaben beim Einzelnen. Unter welchen gesellschaftlichen Rahmenbedingungen haben diese Prozesse stattgefunden und – ganz wesentlich – wie wurden einzelne Übergänge verarbeitet. Die erfolgreiche Gestaltung von Übergängen in den verschiedenen Lebensphasen ist für die

Lebenslage von hoher Bedeutung. Denn: „Diese sind in der Regel mit einem Abschied von Vertrautem verbunden und erfordern ein sich Einlassen auf Neues – neue Personen, neue Einrichtung, neue Abläufe. Übergänge stellen längerfristige Prozesse dar (vgl. Griebel & Niesel, 2011) und sind sowohl für den Einzelnen/die Einzelne als auch für sein/ihr (soziales) Umfeld mit Veränderungen verbunden. In Abhängigkeit der Bewältigung können sie sich positiv oder negativ auf die individuelle Entwicklung auswirken." (24)

Die folgende Grafik verbindet Elemente aus den vorab dargestellten Theorien. Sie lässt erkennen, wie einzelne Entwicklungsaufgaben mit den verbundenen (Lebens-) Krisen (4. und 8. Stufe nach Erikson) und notwendigen Transitionsprozessen zwischen einzelnen Lebensinseln (Zeiher) bzw. Mikrosystemen (Bronfenbrenner) zu zentralen Herausforderungen in der Biografie eines Menschen werden. Dabei sind diese Lebenserfahrungen und -aufgaben eingebettet in die gesellschaftli-

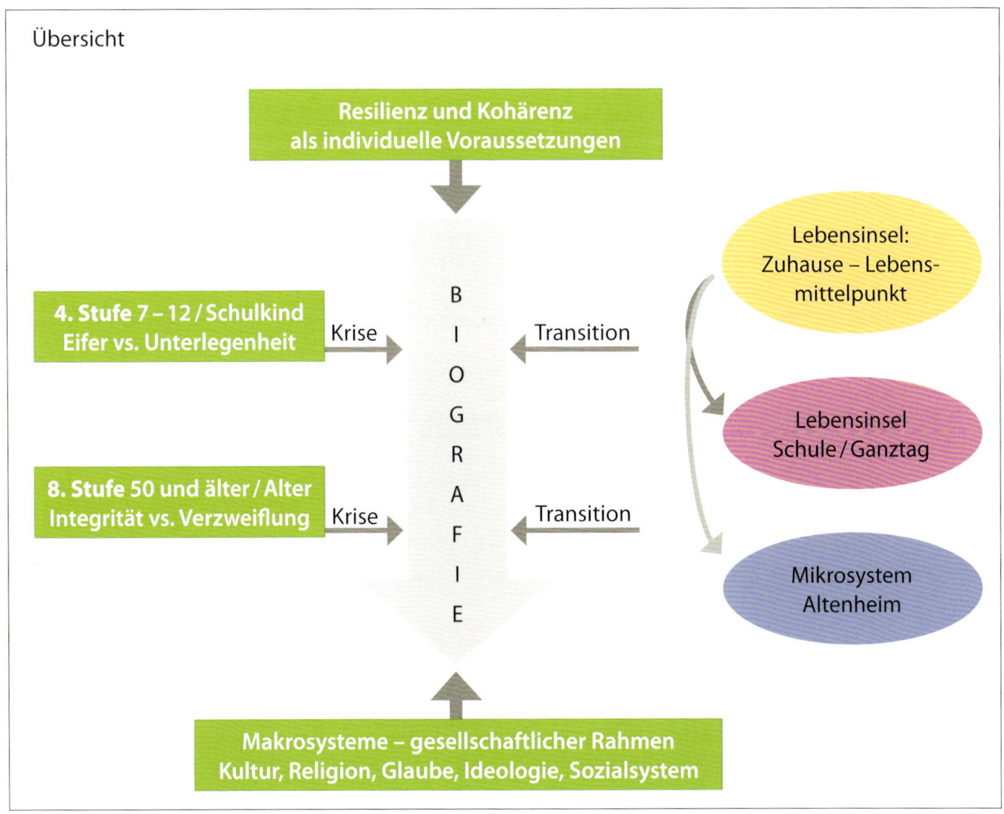

chen Rahmenbedingungen. Hier ist exemplarisch der kulturell-religiöse Kontext als Makrosystem angeführt.

Mit Blick auf die Transitionsprozesse sind vom Bayerischen Staatsinstitut für Frühpädagogik für den Übergang vom Kindergarten in die Grundschule drei Anforderungsbereiche beschrieben worden, die generell für eine erfolgreiche Gestaltung von Übergängen von Bedeutung sind. (25)

Diese Anforderungen betreffen folgende Dimensionen:

die individuelle Ebene	– Bewältigung starker Emotionen
	– Erwerb neuer Kompetenzen
	– Veränderung der Identität durch neuen Status
soziale Ebene	– Veränderung bzw. Verlust bestehender Beziehungen
	– Aufnahme neuer Beziehungen
	– Veränderung von Rolle und Status
kontextuelle Ebene / Lebensumwelten	– Auseinandersetzung mit den Unterschieden zwischen alten und neuen Lebensräumen
	– Integration unterschiedlicher Lebenswelten
	– Bewältigung weiterer Transitionsanforderungen

Phasen einer Heimaufnahme (26)

Für den konkreten Übergang in die stationäre Altenhilfe können darüber hinaus konzeptionelle Überlegungen angestellt werden, wie der Übergang gestaltet sein sollte. Neben vielen formalen Aspekten (Heimvertrag, finanzielle Aspekte) werden medizinische Daten oder auch Ernährungsgewohnheiten vorab besprochen, erfasst und vereinbart – zum Teil vergleichbar mit einer Patient:innenaufnahme in einem Krankenhaus.

Für den individuellen Eingewöhnungsprozess der Transition können folgende Phasen unterschieden werden:

Phase vor dem Heimeintritt

Die Entscheidung für den Umzug ist gefallen, so sie denn noch die Folge einer bewussten Entscheidungsfindung war. Damit ist auch die Auswahl für ein bestimmtes Heim getroffen worden. Erste Kontakte mit der Einrichtung haben stattgefunden. Verwaltungsleitung, Pflegedienst- und Stationsleitung sind bekannt, ebenso die räumlichen Bedingungen: Größe und Lage des eigenen Zimmers, Speisesaal und andere Gemeinschaftsräume. Es hat diesbezüglich Besuche im zukünftigen Zuhause gegeben. Wünschenswert ist auch ein Kennenlern-Besuch einer Vertretung vor Ort bei der/dem zukünftigen Bewohner:in. Ein derartiger Besuch macht Wertschätzung deutlich und ermöglicht frühzeitig gegenseitiges Kennenlernen.

Es beginnt die Vorbereitung auf den Umzug: Welche Möbel können mitgenommen werden? Wie wird der Umzug organisiert? Ebenso ist die Auswahl von Wäschen und Kleidung für die neue Wohnsituation erforderlich. Letztlich werden Datum und Uhrzeit für den Umzug festgelegt.

Tag des Umzugs

Zentrale Mitarbeiter:innen (Pflegedienst, Station, Verwaltung, Sozialdienst) aus der Einrichtung sollten am Tag zur Begrüßung der neuen Bewohnerin bzw. des neuen Bewohners anwesend sein. Der Tag sollte persönlich gestaltet sein, z.B. durch eine besondere Form der Begrüßung: Blumen, Obst auf dem Zimmer. Ggf. ist vom Pflegedienst ein:e Mitarbeiter:in als Bezugsperson benannt, die für die:den Bewohner:in als erste:r Ansprechpartner:in gilt. Der erste Tag sollte ebenfalls erneut für einen (kleinen) Rundgang genutzt werden, um auch andere Mitbewohner:innen kennenzulernen. Wenn in einem Speisesaal gemeinsam gegessen wird, sollte eine Vorstellungsrunde gemacht werden. Dabei sollte ein:e Mitarbeiter:in der Einrichtung die Vorstellung für die Bewohner:innen übernehmen, die mit dieser Aufgabe überfordert sind.

Phase(n) nach dem Umzug

In den ersten Tagen und Wochen nach dem Umzug werden Pflegeplanung und die Aktivitäten des täglichen Lebens umgesetzt und ggf. mit dem Hausarzt abgesprochen. Vorlieben und Abneigungen – soweit nicht schon aus den Vorgesprächen bekannt, sollten thematisiert und berücksichtigt werden. Der gewohnte Alltagsrhythmus des neuen Bewohners oder der neuen Bewohnerin und die Abläufe der Einrichtung stellen sich – so wäre es zu wünschen – aufeinander ein. In dieser ersten Phase kann es sicher auch zu Trauerreaktion kommen: Verlusterfahrungen der gewohnten und die Anforderungen der neuen Umgebung sind belastend und nur schwer zu verarbeiten. Es ist wichtig, dass in diesen Situationen Ansprechpartner:innen zur Verfügung stehen und die Bewohnerin oder den Bewohner auffangen können. Auch Bezugspersonen von außen – aus dem alten Leben – sind in dieser Phase von Bedeutung, so dass nach einigen Wochen eine Integration in die neue Lebenssituation gelingt.

Beispiel: Ehepaar Möllers

Er, Karl Möllers, 87 Jahre alt, inzwischen seit 22 Jahren im Ruhestand, sie, Petra Möllers, 83 Jahre alt, hat nach der Geburt der beiden Kinder ihren Beruf als Schulsekretärin mit 38 Jahren aufgegeben. Sie hat danach ihrem Mann, dem eine Schlosserei mit insgesamt 6 Mitarbeitern gehörte, bei den Büroarbeiten geholfen.

Das Leben der beiden ist bislang von alltäglicher Routine, aber auch von Abwechslung gekennzeichnet. Der Haushalt wird noch komplett von beiden gemeinschaftlich versorgt – einschließlich Wäsche und Hausreinigung. Tagsüber sind die beiden häufig in der Stadt zum Einkaufen. Man begegnet ihnen aber auch `mal beim Besuch eines Cafés in der Innenstadt. Hier treffen beide auch oft noch alte Bekannte. Die Gartenarbeit erledigt Herr Möllers, für das Beschneiden der Hecken und der Bäume holt er sich allerdings Hilfe. Solche Arbeiten sind mit der fortgeschrittenen Arthrose für ihn nicht mehr möglich.

Überhaupt, Frau Möllers ist der Stützpfeiler in der Beziehung. Sie ist die gesündere, die agilere der beiden. Sie organisiert nicht nur die regelmäßigen Arztbesuche. Viele Außenkontakte sind auf ihre vielfältigen Beziehungen zurückzuführen. Insbesondere aufgrund ihres Engagements in der Kirchengemeinde kommen immer mal wieder Bekannte auf eine Tasse Kaffee vorbei.

Schließlich sorgt Frau Möllers auch dafür, dass ihr Mann und sie noch zweimal im Jahr in Urlaub fahren. Im Frühjahr geht es in aller Regel nach Norderney, im Herbst ins Allgäu. Beide Strecken fahren sie mit der Bahn, das Auto haben sie schon vor längerer Zeit abgegeben. Finanziell geht es beiden gut, sie haben ihren Betrieb gut verkaufen können und auch so für die Zeit nach der Arbeit finanziell vorgesorgt.

Dann, vor vierzehn Tagen der radikale Einschnitt. Morgens, kurz vor der üblichen Einkaufstour, bekommt Frau Möllers heftige Schmerzen im Brustbereich. Der später festgestellte Hinterwandinfarkt ist tödlich. Für Herrn Möllers beginnt ein völlig neues Leben. Da die beiden Kinder nicht vor Ort wohnen, ist ein Verbleib in der eigenen Wohnung fraglich.

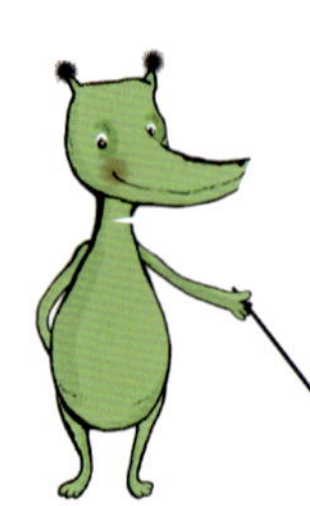
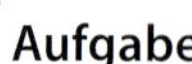

Aufgabe

Transitionsprozesse gehören in die Arbeitsperspektive von Fachkräften im Gesundheitswesen – nicht zuletzt auch bei der Begleitung älterer Menschen. Wie könnte die Zukunft von Herrn Möllers nach dem Tod seiner Frau sein?

Setzen Sie Dimensionen von Transition, wie sie das Bayerische Staatsinstitut für Frühpädagogik entwickelt hat, in Bezug zu diesem Beispiel und diskutieren Sie mögliche Transitionsperspektiven. Berücksichtigen Sie dabei auch die beschriebenen Phasen einer Heimaufnahme!

Anmerkungen zu 7:

(1) Myers, Benjamin, Offene See, Köln 2020, S. 176ff.

(2) Boeree, George, Persönlichkeitstheorien, Erik Erikson, Shippensburg 1997, deutsche Übersetzung Wieser, D. 2006, S. 6 ff.

(3) ebenda, S. 15

(4) vgl. hierzu im Folgenden: Robert Koch-Institut (Hrsg.), KIGGS. Studie zur Gesundheit von Kindern und Jugendlichen in Deutschland, https://www.kiggs-studie.de/deutsch/home.html Zugriff: 07.08. 2020

(5) Robert Koch-Institut (Hrsg.), Thamm, Roma, Poethko-Müller, Christina, Hüther, Antje, Thamm, Michael, Allergische Erkrankungen bei Kindern und Jugendlichen in Deutschland - Querschnittsergebnisse aus KIGGS Welle 2 und Trends, in: Journal of Health Monitoring, 2018 3(3), Berlin, S. 3 ff.

(6) von Mutius, Erika, Video-Interview: Kindliches Asthma: Entstehung, Behandlung und Prognose, aus: HelmholtzZentrum münchen, Deutsches Forschungszentrum für Gesundheit und Umwelt, Lungeninformationsdienst, https://www.lungeninformationsdienst.de/krankheiten/asthma/grundlagen/index.html Zugriff: 10.08. 2020.

(7) folgende Zitate aus: gesundheitsinformation.de, verstehen / abwägen / entscheiden, Themen von A-Z, Asthma, Erfahrungsberichte, erstellt am 27.09.2009, https://www.gesundheitsinformation.de/asthma-erfahrungsbericht-daniel.2593.de.html
Zugriff: 11.08. 2020

(8) Hurrelmann, Klaus, Quenzel, Gudrun, Lebensphase Jugend, Eine Einführung in die sozialwissenschaftliche Jugendforschung, Weinheim und Basel, 2013 (12), S. 25

(9) ebenda, S. 27

(10) ebenda, S. 28(11) Fachbeirat Hamm, „Entwicklungsrisiken", vorläufige Endfassung (11) 2013, https://www.hamm.de/fileadmin/user_upload/Medienarchiv_neu/Dokumente/Kinderbuero/KeKiz/Entwicklungsrisiken_vorlaeufige_Endfassung_01-2013.pdf
Zugriff: 12.08. 2020

(12) Haruf, Kent, Kostbare Tage, Zürich, 2020, S.10

(13) ebenda S. 316 f.

(14) Jansen, Irma, Biografie im Kontext sozialwissenschaftlicher Forschung, in: Hölzle, Christina, Jansen Irma (Hrsg.), Ressourcenorientierte Biografiearbeit, 2011 (2), S. 25.

(15) ebenda, S. 21

(16) Ruhe, Hans Georg, Methoden der Biografiearbeit, Lebensspuren entdecken und verstehen, Weinheim 2012 (5), S. 134.

(17) vgl. hierzu ebenda, S. 10ff.

(18) ebenda, S. 12.

(19) vgl. hierzu: ebenda, Kapitel ab S. 20.

(20) Jansen, Irma, ebenda, S. 27

(21) Lenzen, Manuela, Resilienz lässt sich lernen, in: PSYCHOLOGIE HEUTE, 2017, https://www.psychologie-heute.de/leben/38838-resilienz-laesst-sich-lernen.html
Zugriff 04.09. 2020

(22) Lattschar, Birgit, Wiemann, Irmela, Mädchen und Jungen entdecken ihre Geschichte, Grundlagen und Praxis der Biografiearbeit, Weinheim, 2018 (5), S. 21

(23) vgl. Antonovsky A., Salutogenese – Zur Entmystifizierung der Gesundheit Band 36, Tübingen, 1997

(24) Bundeszentrale für gesundheitliche Aufklärung (Hrsg.), Übergänge und Transitionen: Bedeutung, Fachliche Konzepte und Beispiele, Handreichung, Stand Dezember 2013, Köln 2013, S. 2.

(25) Niesel, Renate, Griebel, Wilfried, Staatsinstitut für Frühpädagogik, Neukonzeption des Übergangs vom Kindergarten in die Grundschule, https://www.ifp.bayern.de/projekte/vernetzung/uebergang_kita-grundschule.php
Zugriff: 22.08.2020

(26) vgl. hierzu: Mattle, Sieglinde, Übergang ins Seniorenheim, Graz, 2013. S. 23ff, https://docplayer.org/8803507-Uebergang-ins-seniorenheim.html
Zugriff: 16.02.2021

Kapitel 8

Sozialraum – der Ort, in dem wir leben

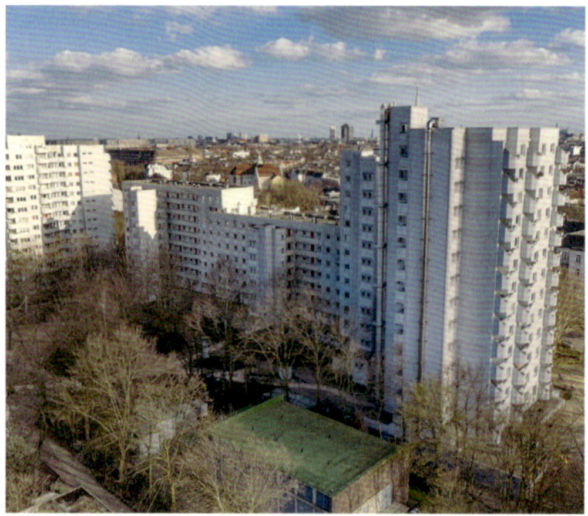

Hochhaussiedlung

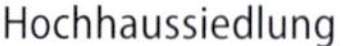

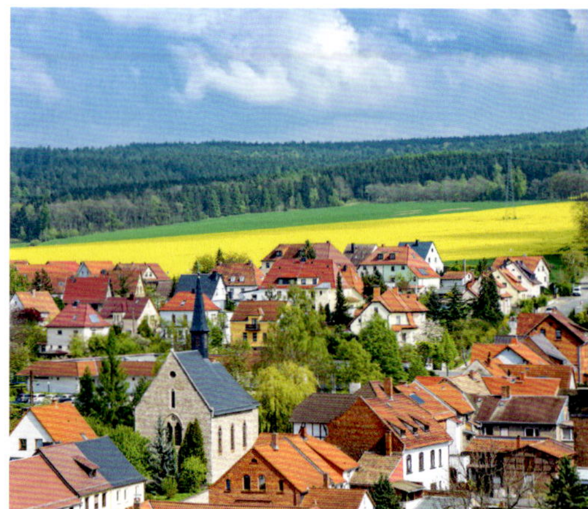

Dorf/Kleinstadt

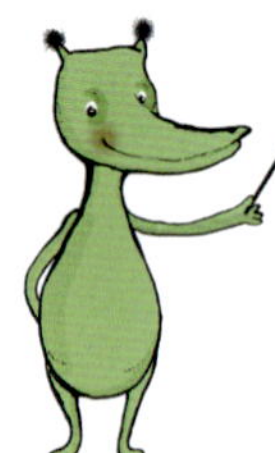

Vor einer theoretisch und praktisch handlungsorientierten Auseinandersetzung mit der Thematik Sozialraumorientierung beginnen wir mit einer kleinen Aufgabe:

Betrachten Sie die vier Fotos und stellen Sie sich die abgebildeten Szenerien als Lebens- bzw. Sozialräume vor. Welche Gefühle lösen die Bilder in Ihnen aus? Konstruieren Sie einen Zusammenhang mit den Aspekten Gesundheit und Alter, indem Sie überlegen, welche Auswirkungen die im Zusammenhang mit den Bildern vermuteten Lebensbedingungen auf alte oder kranke Menschen haben.

Der Mensch ist in seinem Handeln nicht frei. Er durchläuft – ob er will oder nicht – einzelne Lebensphasen, die geprägt sind von krisenhaften Ereignissen (Erikson), die es zu bewältigen gilt. Er ist eingebunden in einen sozialökologischen Rahmen, dessen „Zonen" (Baacke) „Inseln" (Zeiher) und „Systeme" (Bronfenbrenner) zugleich seine Erfahrungsräume und Handlungsmöglichkeiten darstellen, aber auch begrenzen. Auch die vorangestellten Bilder machen sicher Möglichkeiten menschlichen Handelns einerseits und Begrenzungen der Selbstverwirklichung andererseits – nicht zuletzt auch unter erschwerten Lebensbedingungen – deutlich.

Gelingt es nicht, die psychosozialen Krisen im Laufe des Lebens in den vorhandenen Beziehungen adäquat zu beantworten, dann kann es sein, dass Ängste, Traumata, Depressionen, Verhaltensstörungen, psychische Blockaden und Krankheiten uns einengen und daran hindern, unseren eigenen Weg zu gehen. Ebenso ist es möglich, dass der sozialökologische Rahmen, der uns umgibt, nicht die Möglichkeiten bereithält, die für diesen Weg notwendig wären. Freizeit, Ausbildung, berufliche Verwirklichung, Wohnen, Betreuungsangebote

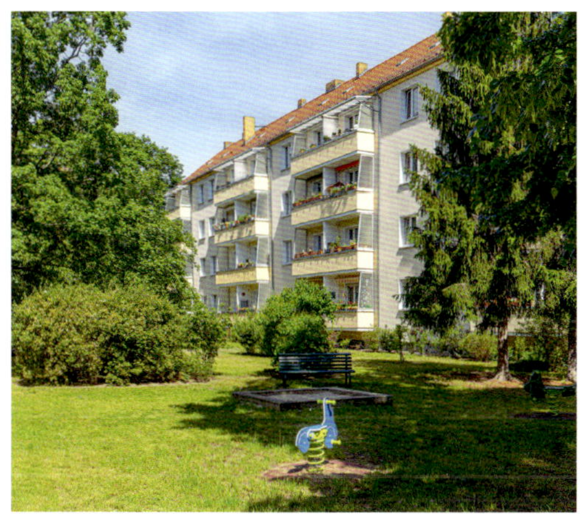

Mietshaussiedlung

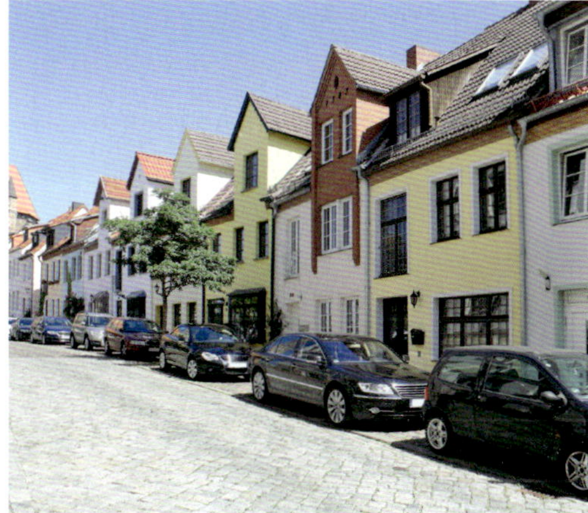

Innerstädtische Wohnbebauung

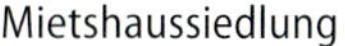

stellen allgemeine Rahmen dar, in denen unser Leben verwirklicht oder begrenzt werden kann.

Die Betrachtung und Analyse des Sozialraums ist ein wichtiger Schritt, um diese Grenzen und Möglichkeiten vor dem Hintergrund konkret vorhandener oder eben nicht vorhandener Angebote, Systeme, Dienstleister usw. zu analysieren.

In einem ersten Schritt betrachten wir den innerstädtischen Sozialraum einer Stadt mittlerer Größe. Es stellt sich als erstes die Frage nach dem Zuschnitt des Sozialraumes. Wo fängt ein Sozialraum an und wo hört er auf? Dies ist nicht festgelegt, sondern muss bei jeder konkreten Betrachtung neu definiert werden. Der Sozialraum kann eine abgegrenzte Siedlung sein, er kann durch einen Fluss begrenzt werden, der die Bebauung unterbricht oder, wie hier, eine Umgehungsstraße, die sich als urbane Grenzziehung anbietet. Er sollte aus einer handlungsbezogenen Perspektive von Pflege und medizinischer Betreuung nicht zu groß, nicht unüberschaubar sein.

Die Annäherung an diesen innerstädtischen Sozialraum vollzieht sich in drei Schritten, unter drei unterschiedlichen Blickwinkeln.

In einem ersten Schritt wird der Raum unter einer allgemeinen Perspektive betrachtet: Was bietet der Raum seinen Bürgerinnen und Bürgern, seinen Bewohnerinnen und Bewohnern insgesamt an? Wie ist die Situation mit Blick auf Handel, Kultur, medizinische oder pflegerische Versorgung?

Im zweiten und dritten Schritt werden die Perspektiven spezifiziert. Es werden differenziert zunächst die medizinische und die altenpflegerische Bedeutung des ausgewählten Raumes dargestellt. Dabei ist zu berücksichtigen, dass aus der

Perspektive ,Alter' alle drei Dimensionen von Bedeutung sind. Sowohl die generelle Versorgung, als auch die medizinische Situation ist in dieser Lebenslage wichtig. Es ist also auch denkbar, für die Dimension ,Alter' eine übergreifende Bestandsaufnahme durchzuführen.

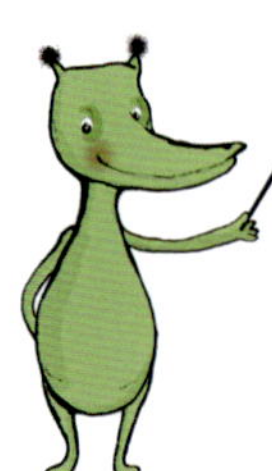

Aufgabe:
Betrachten Sie die drei Bestandsaufnahmen für den Sozialraum ,Innenstadt' und bewerten Sie das vorhandene Angebot für die einzelnen Analyseebenen.

Fragestellungen: Ist das Angebot ausreichend? Fehlt etwas? Vergleichen Sie die Abbildungen auch mit Ihnen bekannten innerstädtischen Sozialräumen.

In den folgenden Skizzen zum „Sozialraum Innenstadt" (S. 147f) wird Sozialraumorientierung als Bestandsaufnahme verstanden. Der abgegrenzte Raum wird unter einer inhaltlichen Perspektive analysiert, durchsucht. In diesem Fall sind es, neben einer allgemeinen Perspektive, die berufskundlichen Dimensionen, Medizin, Gesundheit' und ,Alter, Pflege'. Es wären viele weitere Kriterien denkbar, unter denen ein Sozialraum analysiert und einer Bestandsaufnahme unterzogen werden könnte: Freizeit, Kultur, Sport, Behörden, Handwerk, Handel usw. Je nach ausgewählter Dimension würden sich neue und andere Beschreibungen ergeben. Die Bestandsaufnahmen könnten auch zu einzelnen Altersstufen (siehe Tabelle zu Eriksons Stufen im Überblick in Kapitel 7.1) in Beziehung gesetzt werden. Freizeitangebote für Kleinkinder oder Vorschulkinder würden sich sehr unterscheiden von Angeboten für junge Heranwachsende. Ebenso ist die Struktur des Einzelhandels, sind die in einem Sozialraum existierenden Geschäfte in ihrer Bedeutung für Jugendliche anders einzuschätzen als für ältere Menschen.

Um sich eine Übersicht über vorhandene Möglichkeiten zu verschaffen, ist es denkbar, wie in den drei Beispielen vorzugehen: Auswahl und Festlegung des Raumes, grafische Zuordnung als Verbindung zu den gegebenen Möglichkeiten. Das Internet bietet hier viele Möglichkeiten, Übersichten grafisch ansprechend darzustellen. Es ist aber ebenso möglich, die Zusammenstellung mithilfe eines Rasters durchzuführen, siehe Seite 148f. Das Raster ist einem Schwerpunkt zugeordnet und nach einzelnen Kriterien differenziert. Wichtig ist auch, darüber nachzudenken, welche Kriterien nicht bedient werden können und ob ggf. aus benachbarten Sozialräumen Dienstleistungen genutzt werden müssen. Auf die Frage, wie gemeinsam – nicht zuletzt auch mit älteren Menschen – Sozialräume erschlossen werden können, wird im Abschnitt 8.2.1 eingegangen.

Sozialraum Innenstadt – generelle Beschreibung

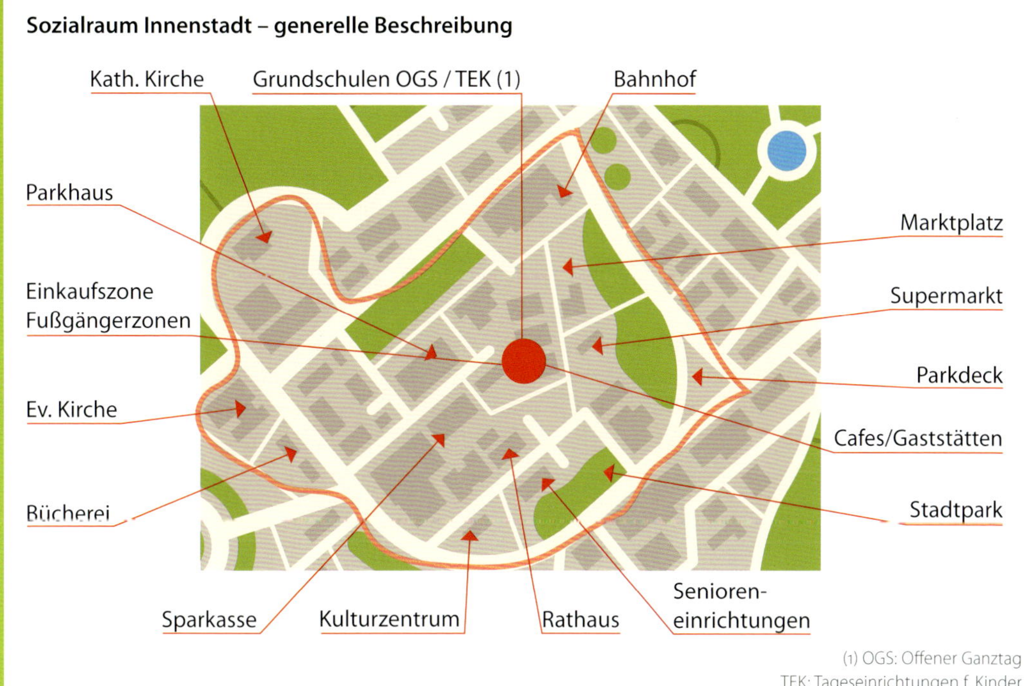

(1) OGS: Offener Ganztag
TEK: Tageseinrichtungen f. Kinder

Sozialraum Innenstadt, Schwerpunkt Gesundheit

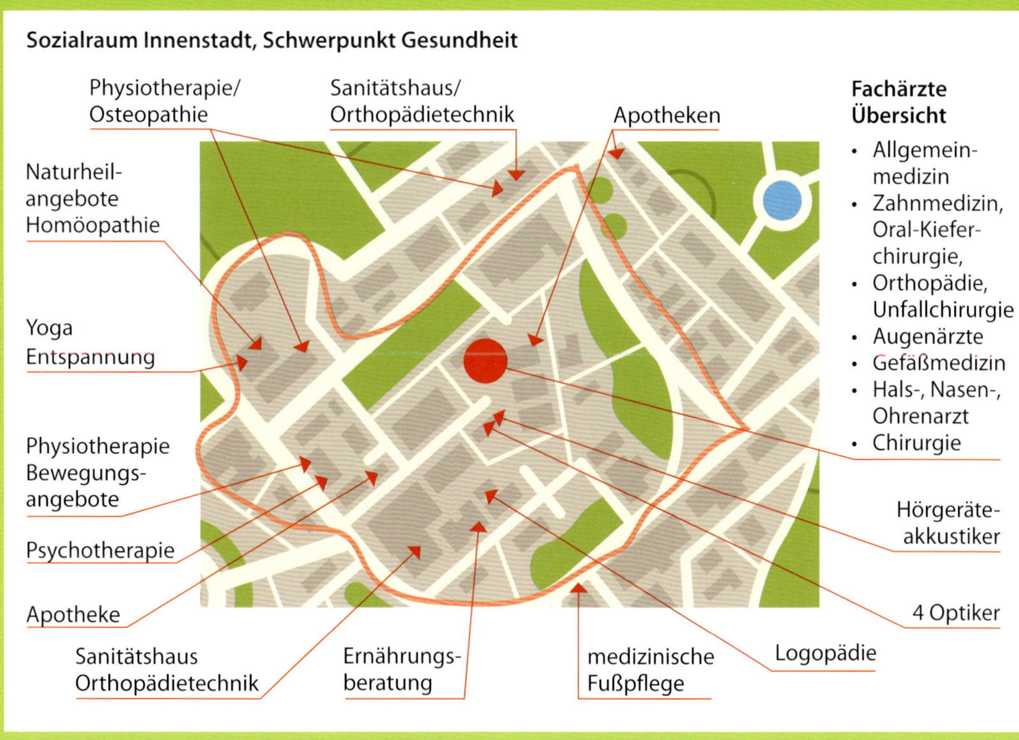

Fachärzte Übersicht

- Allgemein-medizin
- Zahnmedizin, Oral-Kiefer-chirurgie,
- Orthopädie, Unfallchirurgie
- Augenärzte
- Gefäßmedizin
- Hals-, Nasen-, Ohrenarzt
- Chirurgie

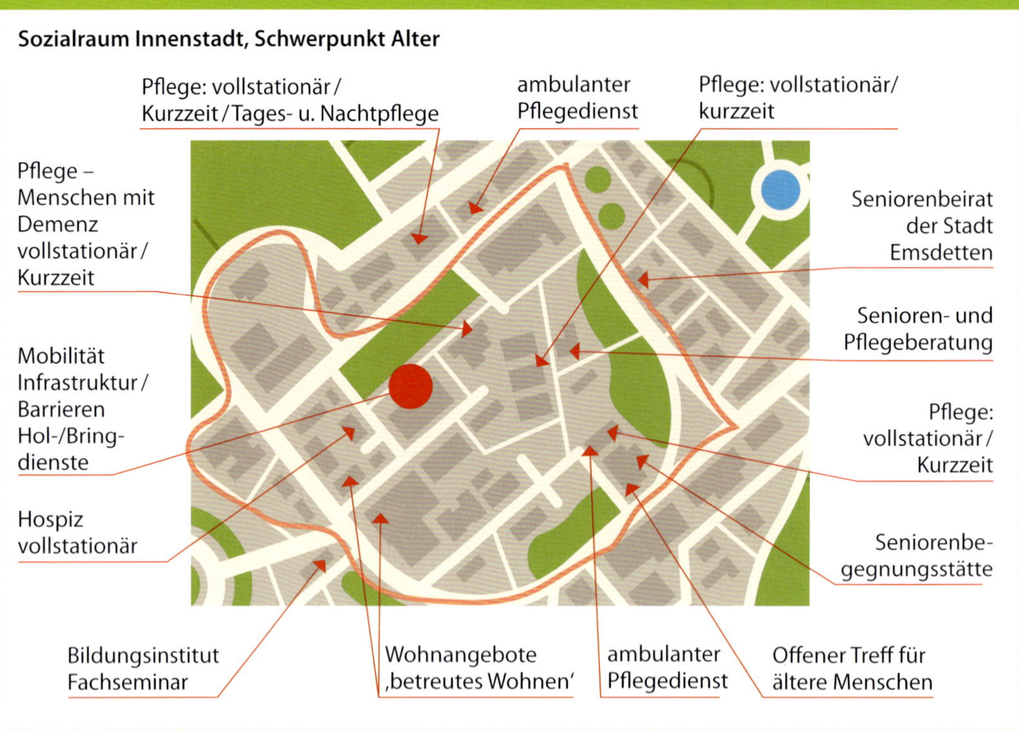

Sozialraum: geografische Eingrenzung: Dimension Medizin / Gesundheit		**ggf. benachbarter Sozialraum**
Kriterien	**Kontaktdaten**	**Kontaktdaten**
Fachärzte		
Allgemeinmedizin		
Zahnmedizin		
Orthopädie		
Augenärzte		
Hals-, Nasen-,Ohrenarzt		
Neurologie		
Apotheken		

Optiker		
Hörgeräteakkustiker		
Physiotherapie		
Psychotherapie		
Logopädie		
Podologie		
Sanitätshäuser / Orthopädietechnik		
Notfallversorgung		
weitere Dienste		

Sozialraum: geografische Eingrenzung: Dimension Alter / Pflege		**ggf. benachbarter Sozialraum**
Kriterien	**Kontaktdaten**	**Kontaktdaten**
Pflege / Pflegeheime		
vollstationäre Pflege		
Kurzzeitpflege		
Teilstationäre Pflege: Tagespflege		

Sozialraum: **geografische Eingrenzung:** **Dimension Alter / Pflege**		**ggf. benachbarter Sozialraum**
Kriterien	**Kontaktdaten**	**Kontaktdaten**
Teilstationäre Pflege: Nachtpflege		
ambulante Dienste		
Hospiz		
Beratungsangebote		
Begegnungsstätten		
Wohnangebote		
barrierefreie Wohnungen		
betreutes Wohnen Servicewohnen		
Mittagstisch		
Mobilität		
Barrierefreiheit		
Abholdienste		
weitere Dienste		

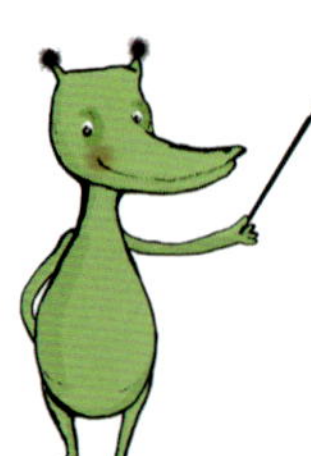

Aufgabe:

- Wählen Sie eine der beiden Dimensionen ‚Alter/Pflege' bzw. ‚Gesundheit/Medizin' aus.
- Nehmen Sie als erstes eine geografische Eingrenzung des zu untersuchenden Sozialraumes vor.
- Recherchieren Sie danach innerhalb des Sozialraumes anhand der vorgegebenen Kriterien und füllen Sie die Liste aus. Führen Sie ggf. weitere Dienste auf. Berücksichtigen Sie dabei auch die Übersichten zu Fachärzten in Kapitel 4.1.

8.1 Sozialraumorientierung – theoretische Grundlagen

Die Bestandsaufnahme ist der erste und grundlegende Schritt für die Auseinandersetzung mit dem Sozialraum. Mit ihr gewinnen wir einen Einblick in einen sozialgeografisch abgrenzbaren Lebensraum und damit das Wohn- und Lebensumfeld der dort lebenden Menschen. Dieses Lebensumfeld ist keine feste, vorgegebene Größe. Im Gegenteil: Ausgehend von insbesondere kommunalen Planungs- und Gestaltungsprozessen unterliegt es permanenten Veränderungsprozessen.

Der „Sozialraum" als handlungsorientierte Kategorie geht über eine Zustandsbeschreibung hinaus. Unter dem Begriff Sozialraumorientierung werden Stadtteile, Nachbarschaften, Wohnumfeld (=soziale Nahräume, Quartiere) als dynamisch zu entwickelnde Räume gesehen, in denen die dort lebenden Menschen als eigenständige Subjekte respektiert werden. Dieser Ansatz gilt für alle Handlungsfelder sozialer Arbeit: Kinder- und Jugendhilfe; Bildung, berufliche Qualifizierung und Arbeit; *Migration, Integration bzw. Inklusion; besondere Lebenslage, wie z. B. Armut oder Wohnungslosigkeit; Dorf- und Stadtentwicklung, Alten- und Behindertenhilfe, Gesundheit und Rehabilitation* (1). Die kursiv gesetzten Punkte sind für die Lebensdimensionen ‚Alter' und ‚Gesundheit' von besonderer Bedeutung.

Insgesamt haben sich folgende handlungsleitende Prinzipien für die Umsetzung des Konzeptes Sozialraumorientierung entwickelt. (2)

Ausgangspunkt jeglicher Arbeit sind der Wille bzw. die Interessen der Menschen
Was sind Wünsche und Ziele der Bewohner:innen eines Sozialraumes? In der Antwort auf diese Frage liegt sicher ganz wesentlich der Schlüssel zu einer erfolgreichen Arbeit im Sozialraum. Partizipation, Beteiligung, Teilhabe, Mitwirkung, Mitbestimmung, das sind die Begriffe, die als Handlungsprinzipien von Bedeutung sind. Dabei geht es auch darum, die Betroffenen in ihrer Rolle als mündige Bürgerin, mündiger Bürger ernst zu nehmen und „mitzunehmen". Das Verhältnis von professionellen Mitarbeiterinnen und Mitarbeitern, ehrenamtlich Tätigen und Betroffenen ist hier ganz wesentlich betroffen. Partizipation und Teilhabe als Basis und Anspruch einer demokratischen Gesellschaft beginnt in der Kindheit und Jugend und reicht bis ins hohe Alter hinein, sie ist ein lebenslanger Anspruch. Und: Sie ist kein Selbstzweck, sondern fördert die Verantwortung für die angestoßenen Ideen, Aufgaben und Projekte, die sich auf alle Lebensbereiche beziehen können. Wie die folgende Grafik (3) zeigt, vollzieht sich Partizipation auf verschiedenen Qualitätsstufen:

Stufe 1: Die Tagesstätte hat 10jähriges Jubiläum. Sie erhält zu diesem Anlass neue Möbel, ein Programm für den Tag wird von der Leitung vorbereitet. Die Einrichtung soll nach außen einen guten Eindruck vermitteln. Die Besucher der Einrichtung haben keinerlei Kenntnis.

Stufe 2: Die Nutzer werden nicht einbezogen, sie sollen am Tag des Jubiläums aber anwesend sein – am besten in guter Kleidung erscheinen.

Stufe 3: Die Nutzer werden vor dem Jubiläum an einem üblichen Nachmittagstreff über das bevorstehende Jubiläum und die Abläufe informiert.

Stufe 4: Die Nutzer werden vor dem Jubiläum an einem üblichen Nachmittagstreff über das bevorstehende Jubiläum und die Abläufe informiert. Sie werden darüber hinaus nach ihren Überlegungen für ein solches Fest gefragt. Sie haben aber keine Kontrolle darüber, ob ihre Ideen berücksichtigt werden.

Stufe 5: Die Besucher werden differenziert nach ihren Ideen gefragt. Es ist anzunehmen, dass ihre Überlegungen Einfluss haben; die Einflussnahme ist jedoch unverbindlich.

Stufe	Bereich
9 Selbstorganisation	Geht über Partizipation hinaus
8 Entscheidungsmacht	Partizipation
7 Teilweise Entscheidungskompetenz	
6 Mitbestimmung	
5 Einbeziehung	Vorstufe der Partizipation
4 Anhörung	
3 Information	
2 Anweisung	Nicht Partizipation
1 Instrumentalisierung	

Stufenmodel nach Wright et al. © aus Wright, MT (Hg.) (2010)
Partizipative Qualitätsentwicklung in der Gesundheitsförderung und Prävention. Bern: Huber (S. 42)

Stufe 6: Besucher und Leitung stimmen gemeinsam den Ablauf des Jubiläums ab. Ebenso werden Prospekte für die Anschaffung der neuen Möbel gesichtet und ein Besuch in einem Möbelhaus vereinbart. Entscheidungen sollen abgestimmt und gemeinsam getroffen werden.

Stufe 7: Die Leitung der Einrichtung hat beschlossen, dass die Entscheidung für die Anschaffung der Möbel – im Rahmen eines definierten Kostenrahmens – den Ehrenamtlern und den Nutzern überlassen wird.

Stufe 8: Nutzer und Ehrenamtler bestimmen auch den Ablauf des gesamten Jubiläums. Die professionellen Mitarbeiterinnen und Mitarbeiter geben Hilfestellung und Tipps bei der Vorbereitung und Umsetzung.

Stufe 9: Nutzer und Ehrenämter organisieren die Tagesstätte in Eigenregie. Eine professionelle Leitung gibt es nicht.

Auch wenn die Stufen 8 und 9 im Alltag kaum anzutreffen sein werden, vermittelt das Schema einen guten Eindruck, wie intensiv und weitreichend Partizipation gedacht sein kann. Es soll auch kein Interessengegensatz zwischen professionellen Mitarbeiterinnen und Mitarbeitern konstruiert werden. Es gilt jedoch, eine Sensibilität zu entwickeln, ob und wie weit die Interessen der betroffenen Menschen einbezogen worden sind, ob eher „mit ihnen" oder „für sie" gehandelt wurde. Der Grad der Beteiligung ist eine wichtige Bedingung für das Gelingen sozialräumlicher Projekte

Wichtig: Das Prinzip der Beteiligung kann sich – wie hier – auf ganze Gruppen, aber ebenso auch auf einzelne Personen beziehen.

Aktivierende Arbeit hat grundsätzlich Vorrang vor betreuender Tätigkeit

Möglichst lange selbstständig zu bleiben, ist erklärtes Ziel vieler älter werdender Menschen: Keine Abhängigkeit, sondern Autonomie, so lange es eben möglich ist. Auch dieses Prinzip kann auf das Beispiel der Jubiläumsveranstaltung in der Tagesstätte übertragen werden. Die Besucher:innen bzw. Nutzer:innen der Tagesstätte werden von ihren individuellen Bedingungen her sehr unterschiedliche sein. Körperliche, geistige, ökonomische Voraussetzungen werden sich unterscheiden. Während Herr Schulte noch rüstig ist, über eine gute Pension verfügt und im eigenen Haushalt lebt, ist Frau Müller stellenweise desorientiert („tüddelig"), auf den Rollstuhl angewiesen, lebt in einem Pflegeheim und hat monatlich einen kleinen Barbetrag zur Verfügung. Für Herrn Schulte ist es selbstverständlich, sich einzubringen, eine aktive Rolle zu übernehmen. Bei Frau Müller stellt sich die Frage nach den Möglichkeiten – auch unter den gegebenen Einschränkungen – sich engagiert in ihr eigenes Leben einbringen zu können. Diese Frage führt unmittelbar zum nächsten Prinzip.

Bei der Gestaltung der Aktivitäten und Hilfen spielen personale und sozialräumliche Ressourcen eine wesentliche Rolle

Über welche Möglichkeiten verfügt Frau Müller selber noch? Welche Ressourcen können ggf. wieder geweckt werden? Wie kann sie durch die vorhandenen Dienstleistungssysteme und ehrenamtlichen Angebote des Sozialraumes Unterstützung erfahren, so dass Eigenaktivität geweckt wird? Gibt es für sie als Altenheimbewohnerin, die Möglichkeit mobil zu bleiben, weiter die Einrichtung zu verlassen, sich im Sozialraum zu orientieren, ggf. für sich selber Einkäufe zu tätigen, wie z. B. Obst oder Süßigkeiten zu kaufen? Auf welchen Ebenen Unterstützung greifen kann, macht das heilpädagogische Assistenzmodell nach Theunissen deutlich (4). Es ist gut auf die Lebenssituation älterer Menschen übertragbar.

Assistenzebene	Erläuterung	Beispiel – Ebene ‚Alter'
Lebenspraktische Assistenz	Hilfen zur Alltagsbewältigung	Rollator; Rollstuhl; Rollstuhl schieben; Nahrung reichen
Dialogische Assistenz	Herstellung und Fundierung einer vertrauensvollen Beziehungsgestaltung und kommunikativen Situation	Gespräche anbieten; Besuchsdienste in Pflegeheimen
Konsultative Assistenz	gemeinsame Beratung in Bezug auf psychosoziale Probleme, Lebenspläne, Lebensziele, Zukunft	Senioren und Pflegeberatung
Advokatorische Assistenz	Anwaltschaft, Fürsprecherfunktion, Stellvertreter, Dolmetscher	Begleitung bei Arzt- und Behördenbesuchen;
Facilitatorische Assistenz	Bildungsgelegenheiten bieten	Umgang mit digitalen Medien: Tablet / Handy
Lernzielorientierte Assistenz	Lernhilfen bieten	zielgruppenorientierte Einführung (Tempo anpassen, Sprache)
Sozialintegrierende Assistenz	soziale und gesellschaftliche Integrationshilfe; Dabeisein ermöglichen	Begleitung bei Sport- und Kulturereignissen
Intervenierende Assistenz	Halt gebende, stützende Hilfen; Grenzen erleben	Unterstützung in schwierigen Lebenssituationen (Krankheit, Todesfälle)

Es gilt, die Ressourcen der Betroffenen zu aktivieren, zu erhalten und mit den vorhandenen Ressourcen im Sozialraum abzugleichen und Unterstützung im Rahmen geplanter Projekte, Aktivitäten zu generieren. Das kann sich sowohl auf die Organisation eines Theaterbesuchs in der nahegelegenen Großstadt beziehen als auch auf die Begleitung zum Arzt für die anstehende Blutentnahme. Ziel jeglicher Assistenz ist die möglichst selbstbestimmte Lebensführung.

Aktivitäten sind zielgruppen- und bereichsübergreifend angelegt

‚Frau Berger, 44 Jahre, arbeitet als Einzelhandelskauffrau mit einer dreiviertel Stelle in einem Schuhgeschäft. Den 6 Jahre alten Sohn, Thomas, erzieht sie nach der Trennung von ihrem Mann vor einem Jahr alleine. Lediglich alle zwei Wochen nimmt er Thomas für das Wochenende zu sich. In den vergangenen zwei Monaten hat er diese Termine aber dreimal abgesagt. Er hat eine neue Beziehung, für die er „Zeit brauche", wie er sagt. Thomas leidet unter der Situation und reagiert zu Hause mit Rückzug. In der Schule zeigt er sich höchst aggressiv, streitet sich mit seinen Mitschülerinnen und Mitschülern. In der letzten Woche ist es auch zu körperlichen Übergriffen gekommen, so dass die Schulleiterin, Frau Maier, zu einem Gespräch gebeten hat. Als Frau Berger ihren Sohn daraufhin bittet, sich zu den Vorwürfen zu äußern, wird er auch ihr gegenüber aggressiv und schlägt um sich.

Parallel muss sich Frau Berger um ihre 81-jährige Mutter kümmern. Die wohnt noch alleine, benötigt aber bei der Haushaltsführung – Einkauf, Putzen, Wäsche – Unterstützung. Ebenso begleitet sie ihre Mutter bei Arztbesuchen. Am kommenden Donnerstag wäre es wieder soweit gewesen: Zuerst zum Internisten für die Grippeimpfung, dann Großeinkauf beim Aldi. Am Samstag danach wird die Wäsche gemacht und die Wohnung einmal durchgeputzt, dann wäre ihre Mutter wieder für eine Woche versorgt.

Frau Berger wächst die Situation über den Kopf: Die nichtverarbeitete Trennung von ihrem Mann, die Sorge um die Entwicklung ihres Sohnes, die Belastung durch die Versorgung der Mutter. Nach einer weiteren Auseinandersetzung mit ihrem Sohn streikt ihr Körper, sie bekommt massive Kreislaufprobleme, meldet sich bei der Arbeit krank. Am nächsten Tag „schleppt" sie sich mit letzter Kraft zum Arzt, der ihr daraufhin dringend – zeitnah – eine Kur empfiehlt.

Die Situation von Frau Berger ist höchst problematisch. Sie selber ist gesundheitlich – physisch und psychisch – angegriffen, ihr Sohn wehrt sich gegen die vermeintliche Ablehnung durch den Vater mit Verhaltensauffälligkeiten, die Lebenslage der Mutter wäre durch eine Kur berührt und kaum aufrecht zu erhalten. Der Sozialstaat, so wie er im ersten Teil dieses Fachbuches vorgestellt wurde, bietet in einer solchen Situation unterschiedliche, spezifische Angebote, die jeweils auf eine der drei Personen zugeschnitten sind.

Für Frau Berger wäre in Abstimmung mit dem Hausarzt zu klären, welche Art von Kur angezeigt ist und wie das Antrags- und Bewilligungsverfahren umgesetzt wird.

Rechtliche Säule: Krankenversicherung, Rentenversicherung

Für Thomas käme infrage, gemeinsam mit der Mutter und dem leiblichen Vater eine Erziehungsberatung aufzusuchen. Ebenso könnte auf eine Unterstützung durch die Schulsozialarbeit sinnvoll sein.
Rechtliche Säule: Kinder- und Jugendhilfegesetz / Kinder- und Jugendförderungsgesetz, Schulgesetz.

Für die Mutter von Frau Berger müsste überprüft werden, ob sie Betreuungs- und Entlastungsleistungen in Anspruch nehmen kann. Hier wäre zunächst die Einordnung in eine Pflegestufe notwendig.
Rechtliche Säule: Pflegeversicherung (vgl. auch Kapitel 4.5)

Unser Sozial- und Gesundheitssystem ist auf Spezialisierung ausgerichtet. Wie das Beispiel deutlich macht, sind unterschiedliche Säulen unseres Sozial- und Dienstleistungssystems für einzelne Zielgruppen von Bedeutung. Das ist für die Nutzer oftmals unübersichtlich und dient auch nicht der Lösung der jeweiligen Probleme, die eben nicht isoliert voneinander zu betrachten sind, sondern systemisch zusammenhängen: Stellen Sie sich ein Mobile mit drei Fäden vor. An den einzelnen Fäden hängen die Problemfelder. Egal, an welchem Faden ich ziehe, es gibt immer Auswirkungen auf die anderen Fäden bzw. die anderen Problemlagen.

Verbessert sich der gesundheitliche Zustand von Frau Berger, ist die Versorgung der Mutter gesichert und sie kann ebenfalls entspannter mit den Herausforderungen ihres Sohnes umgehen. Wird für ihre Mutter eine Haushaltshilfe gefunden, kann sie in Ruhe ihre Kur angehen und nachhaltiger genesen. Die gilt auch für den Fall, dass es in der Erziehungsberatung gelingt, Thomas zu erreichen und der leibliche Vater für die Zeit der Kur sich um Thomas kümmert. Dies könnte auch das Vertrauensverhältnis zwischen Vater und Sohn wieder stabilisieren. Drei Lebenslagen, jede mit spezifischen Herausforderungen – alle miteinander verbunden. Zudem stellt sich die Frage, wer sich um die anstehenden Herausforderungen kümmern soll. Wo sind Ansprechpartner für Frau Berger, die nicht nur aus ihrer fachspezifischen Perspektive die jeweils einzelnen Lebenssituation angehen, sondern – wie mit einem Weitwinkelobjektiv – das gesamte Spektrum der Herausforderungen wahrnehmen und ganzheitlich angehen. Sozialraumorientierung hat als Anspruch diese Gesamtsicht. Dieser „Fallmanager" sollte fachlich in der Lage sein, die rechtlichen Grundlagen und Ansprüche einzuordnen und einen Überblick über die vorhandenen Ressourcen – sowohl auf der professionellen als auch der ehrenamtlichen Ebene – haben.

Vernetzung und Integration der verschiedenen Dienste sind Grundlagen für funktionierende Einzelhilfen

Bleiben wir weiter beim Fall der Familie Berger: Für diejenigen, die sich der Situation annehmen, sei es Frau Berger selber, ein Vertreter der einzelnen „rechtlichen Säulen" oder ein „Fallmanager" aus der Kommune, wird es ungleich leichter sein, Hilfe und Unterstützung zu organisieren, wenn die einzelnen Dienstleister aus dem Sozial- und Gesundheitswesen miteinander vernetzt sind und zusammenarbeiten. Es ist einleuchtend, dass eine Kooperation der Anbieter aus diesen Systemen die konkrete Fallarbeit erleichtert und den systemischen Blick auf die Gesamtsituation fördert. Vernetzung und Integration haben auf der einen Seite also den Einzelfall im Blick. Auf der anderen Seite geht es aber immer um die „strategische Weiterentwicklung der sozialen Infrastruktur vor Ort" (5). Die Koordination „der Akteure ermöglicht, dass Einzelhilfen verschiedener Handlungsfelder besser konzipiert, an ihren Schnittstellen besser miteinander verbunden werden und ineinandergreifen. Kooperation- und Netzwerkpartner können Einzelpersonen, Institutionen, Kirchengemeinden, Verbände, Unternehmen, Vereine u. a. sein." (6) Diese Sichtweise macht aus dem Sozialraum einen handlungsorientierten Präventionsraum.

Beispiel aus dem Handlungsfeld Gesundheit:

In der Corona-Pandemie wendet sich das kommunale Gesundheitsamt an die Ansprechpartner der niedergelassenen Ärzt:innen und Apotheken und bittet zu einem Gespräch. Darüber hinaus werden die ärztliche Direktorin und die Verwaltungsleitung des örtlichen Krankenhauses und die Ansprechpartner des Unternehmerverbandes eingeladen. Ebenso nehmen die Leitungen der beiden Pflegheime und der drei ambulanten Pflegeeinrichtungen am Gespräch teil. Gegenstand des Gespräches: Wie kann die Versorgung der Bevölkerung vor Ort mit einem Corona-Impfstoff optimal organisiert werden.

Aspekte, die eine Vernetzung notwendig erscheinen lassen:

- Wird dezentral – bei den niedergelassenen Ärztinnen und Ärzten – oder zentral in einem Impfzentrum geimpft?
- Wie kann ein Impfzentrum personell ausgestattet werden? Gibt es Koordinations- und Absprachemöglichkeiten unter den niedergelassenen Ärztinnen und Ärzten?
- Welche Aufgaben (Beschaffung, Verteilung des Impfstoffes, Impfung) können die Apotheken im Impfprozess übernehmen bzw. übernehmen sie?

- Wie und wo kann ein Impfzentrum räumlich untergebracht und ausgestattet werden? Gibt es in einzelnen Unternehmen Kapazitäten?
- Wie kann der Impfprozess – in Abhängigkeit von der Priorisierung einzelner Personengruppen – zeitlich abgestimmt werden? Kann es Absprachen für systematische Freistellungen zwischen den Unternehmen geben?
- Wie wird die mobile Betreuung/Impfung bei immobilen Patienten umgesetzt?
- Wie ist die aktuelle Situation in der ambulanten und stationären Pflege? Wer nimmt dort die Impfung vor?

Dieses Beispiel bezieht sich auf die gesamte Bevölkerung eines Raumes und eine übergeordnete Herausforderung. Die Fragestellungen zeigen, wie wichtig Absprachen und Vernetzungen sind, um komplexe Problemstellungen zu lösen. Nur wenn alle im Verbund reagieren, gibt es optimale Lösungen für den einzelnen Bewohner.

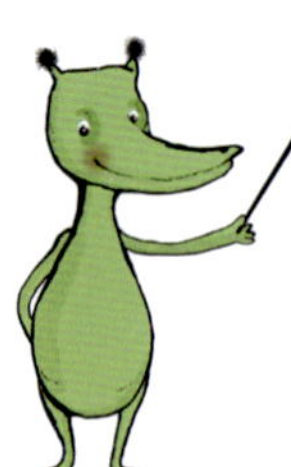

Aufgabe:
Die folgende Fragestellung verändert die Perspektive. Ausgangspunkt ist jetzt der einzelne und seine Lebenslage in einem Sozialraum.

Lesen Sie dazu zunächst die folgenden – wiederholenden – Aussagen:

Das Individuum,
- ist eingebunden in einzelne Systeme, vom Mikrosystem bis hin zum Makrosystem (> Bronfenbrenner, Kap. 6.1)
- macht dabei gleichzeitige Erfahrungen in unterschiedlichen Lebenszusammenhängen, auf unterschiedlichen Lebensinseln (> Zeiher, Kap. 6.3)
- durchlebt stufenhaft krisenhafte Ereignisse in seinem Lebenslauf (> Erikson, Kap. 7.1)
- durchläuft individuell – biografisch – in seinem Leben diese verschiedensten Lebensphasen und erfährt herausfordernde Transitionsprozesse (> Biografiearbeit, Kap. 7.2/ Transition, Kap. 7.3).

Diskutieren Sie folgende These, stellen Sie einen Bezug zu den voranstehenden Grundaussagen her:

Der Sozialraum ist das dynamische – geografische, soziale, kulturelle und politische – Abbild der konkreten Lebensmöglichkeiten eines Menschen.

8.2 Sozialraumorientierung – konkret

Der theoretische Zugriff ist die eine Seite, die konkrete Umsetzung die andere. Wie kann Sozialraumorientierung gelingen? Welche methodischen Ansätze gibt es, um den Sozialraum zu einer handlungsorientierten Kategorie zu machen? Wie können die Interessen der Bewohnerinnen und Bewohner berücksichtigt werden? Wie gelingt die Aktivierung Einzelner und die bereichsübergreifende Vernetzung vieler?

Die folgenden Überlegungen beschreiben konkret Möglichkeiten, wie wir Lebenslagen verändern, verbessern, ‚in Angriff' nehmen können.

Übersicht:

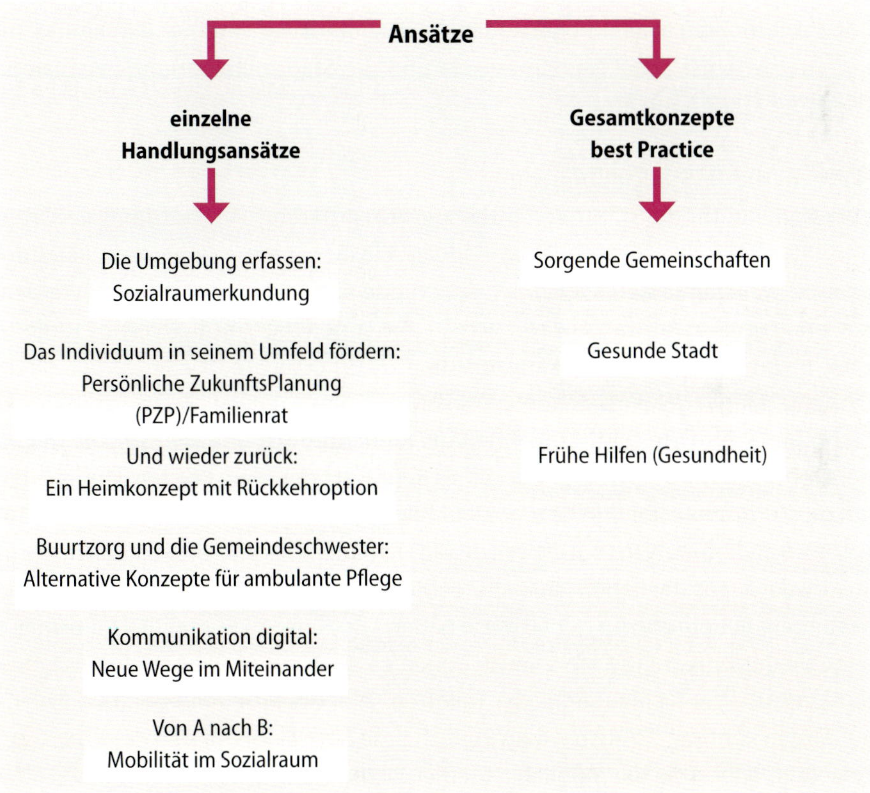

8.2.1 Die Umgebung erfassen: Sozialraumerkundung

Nicht zuletzt nach einem Umzug in ein Altersheim ist die geografische Umgebung, der Stadtteil oder eben: der Sozialraum neu und unbekannt. Es sind weder

Möglichkeiten noch Grenzen oder ggf. Gefahren bekannt. Aber nicht nur für neu hinzugezogene Bewohner:innen, sondern auch für langjährig Ansässige kann es durchaus von Bedeutung sein, sich einmal zielgerichtet mit den Ressourcen des sozialen Nahraumes auseinanderzusetzen und die eigene Lebenslage dazu in Beziehung zu setzen.

Wie kann das methodisch sinnvoll umgesetzt werden? Da sind zunächst einmal die oben vorgestellten Bestandsaufnahmen mit digitaler Unterstützung. Eine Luftaufnahme aus dem Netz gibt einen guten Überblick und kann bei der Strukturierung helfen. Dieser Weg mag in vielen Fällen aber an den Möglichkeiten insbesondere älterer Menschen scheitern. Es steht weder ein PC noch Laptop zur Verfügung, ebenfalls fehlen die medialen Kenntnisse zur Umsetzung. Von daher ist dieser Weg in aller Regel abhängig von intensiver externer Begleitung. Alternativ bieten sich die Nadelmethode und die Stadtteilbegehung als analoge Wege der Erkundung an.

Nadelmethode/Stadtteilbegehung

„Die Nadelmethode ist ein Verfahren zur Visualisierung von bestimmten Orten und Plätzen […]" (7) Sie … „ist eine ideale Einstiegsmethode einer Sozialraumanalyse, weil damit die Zielgruppen sehr niederschwellig angesprochen werden, d.h. ohne großen Aufwand lassen sich […] Personen dazu motivieren, bestimmte Orte in einem Sozialraum zu kennzeichnen." (8) In einer Stadtkarte werden direkt Orte mit Nadeln gekennzeichnet. Was könnten dies – aus der Perspektive älterer Menschen – für Orte sein? Zum einen die Einrichtungen und Dienste, die mit einem formalen Auftrag arbeiten, sei es als Behörde oder Dienstleister, vergleichbar mit der Zusammenstellung bezogen auf die Luftaufnahme „Schwerpunkt Alter" in Kapitel 8. Es könnten aber auch informelle Orte sein. Orte, deren Bedeutung nicht ausdrücklich aus der Lebenslage älterer Menschen ableitbar sind, aber doch eine besondere Bedeutung für genau diese haben könnten. Es könnten Bäckereien mit angegliedertem (Steh-) Café sein, an denen es günstige Angebote gibt. Es könnten ebenso öffentlich zugängliche Toiletten sein, die Probleme bei Inkontinenz auffangen könnten. Ebenso wären Bereiche mit Sitzgelegenheiten denkbar. Dem Einzelnen geben sie die Möglichkeit einer Sitzpause während des Einkaufs oder beim Spaziergang. Für mehrere Personen könnten solche Bänke als Treffpunkt und Kommunikationsort dienen. In vielen Städten gibt es im Freien angelegte Sportgeräte, die ggf. auch zur Fitness älterer Menschen einen Beitrag leisten könnten.

Auf der anderen Seite gibt es in Sozialräumen – gerade auch für ältere Menschen – angstbesetzte Räume. Das kann z. B. die Region um den Bahnhof sein, der damit – gefühlt – schwer zugänglich wird. Ebenso denkbar sind Spielplätze, die gerne zum Verweilen aufgesucht werden, aber inzwischen von Jugendlichen und/oder Wohnungslosen in Anspruch genommen werden, so dass die Älteren sich dadurch verdrängt fühlen.

In einer stadtplanbezogenen Bestandsaufnahme könnten positiv und negativ assoziierte Orte farblich ebenso unterschiedlich markiert werden, wie Orte, die eher von Frauen (Café) oder Männern (Boule-Platz) bevorzugt werden.

Die Nadelmethode ist zum einen vor Ort in einer Einrichtung, z. B. einer Tagesstätte direkt – stationär – anwendbar. Die Besucher sitzen im Kreis, der Stadtplan liegt auf dem Tisch und gemeinsam werden die Nadeln gesetzt. Ebenso ist eine PIN-Wand mit Stadtplan denkbar: Orte werden benannt, das Setzen der Nadeln wird von einer Person übernommen. Es ist aber auch die sogenannte ‚Mobile Nadelmethode' denkbar. Eine Gruppe bewegt sich im Sozialraum und spricht Passantinnen und Passanten auf einzelne Orte an, versucht über das Gespräch vertiefende Informationen zu bekommen. Die Bedeutung dieser Erweiterung liegt – neben der Gewinnung weiterer Informationen – in der Ausweitung des kommunikativen Settings.

Diese Kommunikation, der Austausch über die vermerkten Orte ist wesentlich. Erst dadurch gelingt es nachhaltig, die Qualität der Orte zu beschreiben und zu benennen. Dabei können individuelle Perspektiven beschrieben und diskutiert, zu einem gemeinsamen Anliegen gemacht und ggf. Änderungsperspektiven überlegt werden.

Um diese Perspektiven zu untermauern, macht es Sinn, vorab eine strukturierte, qualitative Stadtteilbegehung durchzuführen. Diese könnte thematisch orientiert sein. Wenn es z. B. um die Sitzmöglichkeiten in einem Sozialraum geht, wären neben einer Bestandsaufnahme auch die Entfernungen zueinander zu bewerten und der Zustand der einzelnen Sitzgelegenheiten. Dazu könnten Fotos gemacht werden und in die ‚Nadelkarte' integriert werden. Um die Änderungsperspektiven konkreter zu machen, sollte ein Mitarbeiter vom Dezernat / von der Abteilung ‚Planung und Bauen' eingeladen werden.

Diese Überlegung wird durch das folgende Beispiel (10) nachdrücklich bestätigt. Ein Altenheim hat sich zum Ziel gesetzt, sich stärker zum Sozialraum zu öffnen. Um die Möglichkeiten und Grenzen hierfür zu erfassen, wurde mit Studentinnen und Studenten der benachbarten Fachhochschule ein Projekt zur Sozialraumbegehung mit Rollstuhl und Rollator initiiert. Auch demenziell erkrankte Bewohnerinnen und Bewohner nahmen an der Erkundung teil. Wesentliches Ziel war es, die subjektiven Wahrnehmungen und Empfindungen der älteren Menschen zu erfassen. Ergebnis: Insbesondere Unterführungen werden als Problemzone erkannt.

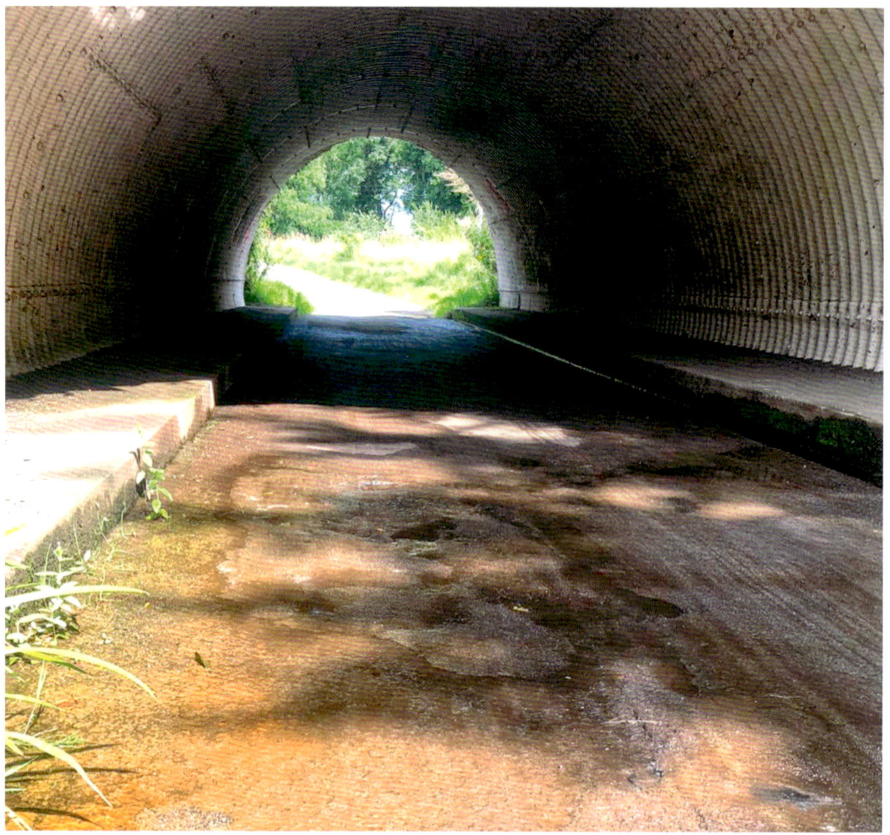

Unterführung

Die Aussage einer Bewohnerin bestätigt dies:

„Ich gehe nicht durch die Unterführung von der Brunnenstraße aus zurück zum Altenheim. Hier ist es mir zu dunkel. Außerdem ist der Boden zu huckelig für meinen Rollator und es kommen manchmal Autos ganz schön schnell angeschossen." (11)

Für ältere Menschen verschärft sich die Problematik – neben den Unebenheiten - durch Feuchtigkeit und die Rollatorperspektive bzw. den Blick zum Boden. (12)

Wie wichtig die Auseinandersetzung mit dem Sozialraum als konkret erfahrbare Lebenslage ist, wird hier mehr als deutlich. Es liegt aber auch auf der Hand, dass Veränderungen zwar angestoßen werden können, die Umsetzung aber oftmals durch andere Institutionen erfolgen muss. Hier wäre das Bauamt oder das Verkehrsamt Ansprechpartner für die Einrichtung. Kann der Belag ausgebessert werden? Gibt es alternative Verkehrsführungsmöglichkeiten?

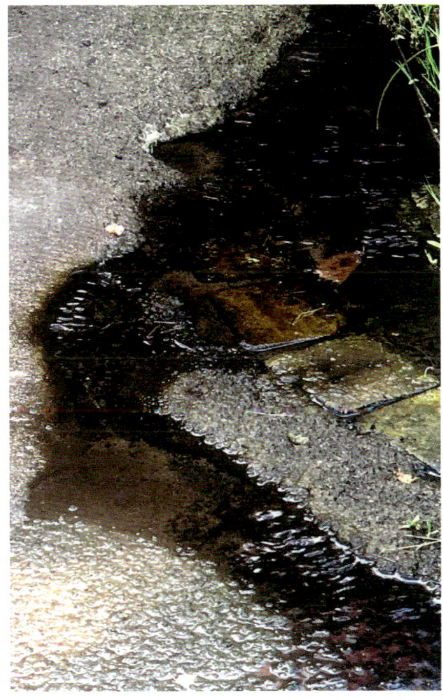

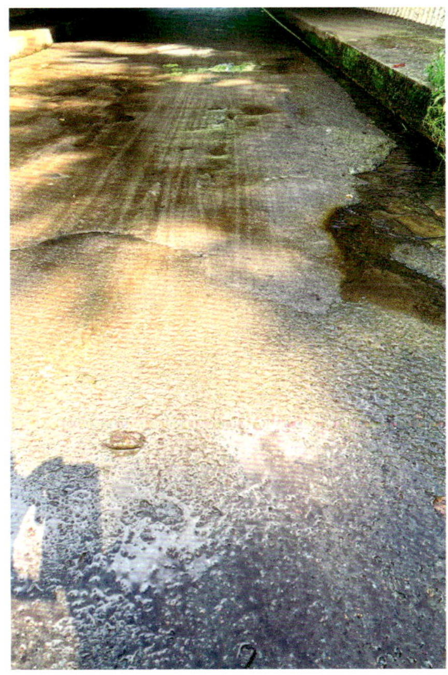

Bodenbelag uneben und feucht

8.2.2 Das Individuum in seinem Umfeld fördern: Persönliche Zukunftsplanung/Familienrat

Der Blick auf den Sozialraum als wesentliche Voraussetzung und Ausgangspunkt für Bestimmung der Lebenslage eines Einzelnen stand im letzten Kapitel im Zentrum der Auseinandersetzung. Dieses Kapitel konzentriert sich primär – als Ausgangspunkt – auf das Individuum selbst, um aus seiner Sicht Möglichkeiten der Unterstützung, Versorgung und Begleitung zu reflektieren, zu organisieren und umzusetzen.

Individualisierung heißt sich am Individuum, an der Persönlichkeit des Einzelnen zu orientieren. Dabei gilt, dass jeder Mensch ein unverwechselbares, von anderen unterscheidbares Individuum mit einer eigenen Identität ist. Diese Identität entwickelt sich in der Wechselbeziehung zur Umwelt, sie wird in der Beziehung zu Eltern, Peer-group, Lehrer:innen, Arbeitskolleg:innen, Lebenspartner:innen, Nachbarschaften usw. gebildet. Die Herausbildung dieser Identität – die Entwicklung einer unverwechselbaren Persönlichkeit – kann auch mit Begriffen wie Individualisierung, Personalisation oder Individuation umschrieben werden. Im Gegensatz dazu meint der Begriff Sozialisation eher die Anpassung des Ein-

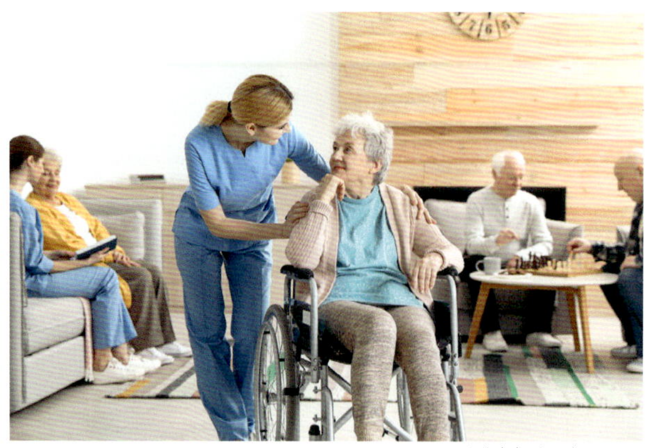

© AdobeStock – upixa

zelnen an gesellschaftliche Werte und Normen. Beides ist im Leben wichtig: gesellschaftliche Werte und Normen zu respektieren, zu übernehmen, in die eigenen Handlungsmuster zu integrieren. Gleichzeitig aber auch einen Entwurf von sich als eigenständiger Person zu haben; einer Person, die sich behauptet und gegenüber anderen abgrenzen kann. Welche Aufgabe kommt hierbei einer Fachkraft im Gesundheitswesen zu?

Betrachten Sie hierzu bitte die beiden Fotografien unter dem Thema: ‚Möglichkeiten und Grenzen der Individualisierung im Pflege- und Betreuungsalltag'.

Wie finden Pflege, Versorgung und Betreuung in Einrichtungen unseres Pflege- und Gesundheitssystems im Alltag statt? Ist es möglich, in einem engen Bezug zu den Bewohner:innen bzw. zu den Patient:innen auf den Einzelnen – individualisiert – einzugehen (Bild 1)? Oder führen Architektur, Größe der Einrichtung (Bild 2), der regelmäßig hohe Arbeitsdruck im Alltag, die hohe Zahl der Patient:innen und Bewohner:innen nicht zwangsläufig dazu, dass der einzelne Mensch aus dem Blick gerät? Ist der Maßstab ein möglichst reibungslos funktionierendes System und nicht das Individuum mit seiner Persönlichkeit? Berücksichtigen Krankenhaus und Pflegeheim mit ihren Essenszeiten, Dienstplänen, Wochenstrukturen die Bedürfnisse der Patient:innen und der Bewohner:innen oder stehen betriebliche Abläufe, das Funktionieren der jeweiligen Station im Vordergrund?

Sicherlich muss zwischen den Anforderungen und Abläufen eines Krankenhauses und einer stationären Einrichtung der Altenhilfe unterschieden werden. Der vorübergehende Aufenthalt im Unterschied zum i.d.R. dauerhaften Wohn- und Lebensort verändert den Arbeitsauftrag und die Zielsetzungen der Einrichtungen nachhaltig. Während in Pflegeeinrichtungen selbstverständlich die Persönlichkeit des Einzelnen eine wichtige Orientierung in der Pflege und Betreuung sein sollte, steht in einem Krankenhaus die schnelle Gesundung, die funktionsbetonte Behebung der Krankheit und und ihrer Symptome im Vordergrund.

Gleichwohl stellt sich für beide Einrichtungen die Frage, ob und wie Veränderungen, die das Individuum stärker ins Zentrum der Arbeit rücken, denkbar und umsetzbar sind. Diese Personenzentrierung kann bei der Haltung gegenüber Patient:innen und Bewohner:innen beginnen und bis zu konkreten methodischen Verfahren führen – letztere können sicher eher im Bereich der Altenhilfe eingesetzt werden.

Zwei Ansätze, die beides – personenzentrierte Haltung und definierte Abläufe – miteinander verbinden, sind die Methoden ‚Persönliche Zukunftsplanung' und ‚Familienrat'.

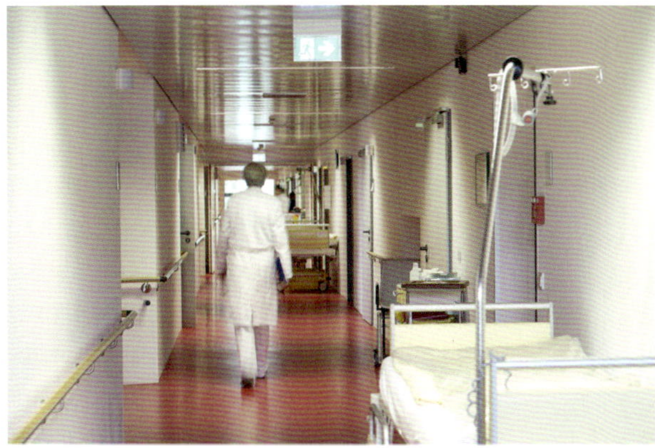

© AdobeStock - New Africa

Personenzentrierung

„Personenzentrierung stellt, wie das Wort schon sagt, eine Person ins Zentrum. Sie ist Dreh- und Angelpunkt von Planungen, Aktionen und Überlegungen, wird mit ihren Ideen und Bedürfnissen in den Blick genommen, kann selbst bestimmen und entscheiden. […] Mit der Personenzentrierung ist eben genau das gemeint, dass man Menschen als Individuen, als einzigartig betrachtet und sie gesondert, nicht als Gruppe, sondern als Einzelne in den Blick nimmt, begleitet und unterstützt.(13) Ausgehend von dieser Grundüberzeugung gilt es, Bewohner:innen und Patient:innen möglichst weitgehend an Entscheidungen zu beteiligen, ihnen Raum zu geben für eigene Überlegungen und Vorstellungen und vorhandene Fähigkeiten und Potenziale (=Ressourcen) einzubeziehen. Ausgangspunkt ist das, was die Person noch kann. Wie die beiden Ansätze zeigen, werden Ressourcen darüber hinaus nicht nur bei der Person gesehen, sondern auch in deren Umfeld. Sie stehen daher nicht im Gegensatz zu sozialräumlichen Konzepten, sondern sind eine weitere Facette dieses Ansatzes. Sie können als – personenbezogene – methodische Perspektiverweiterung gesehen werden. Personenzentrierung und Sozialraumorientierung verstehen sich eher im Gegensatz zu einer Dominanz der Institution – Institutionenorientierung.

Persönliche Zukunftsplanung (PZP)

Die PZP nimmt wesentlich auch Bezug auf das Umfeld der jeweiligen Person, „bestehend aus Menschen und den wichtigen Dingen, von denen die Person umgeben ist **und** (Hvh. d.d. Verf.) dem Sozialraum bzw. den verschiedenen Orten, Plätzen und Räumen, in denen sich diese Person bewegt. Demnach reicht es nicht, eine Person alleine ins Zentrum zu stellen und sie losgelöst von ihren Bezügen zu betrachten. Es braucht immer eine Gleichzeitigkeit von Person und Umgebung, um ein möglichst umfassendes Bild des jeweiligen Menschen und seiner Situation zu bekommen." (14)

Wie sehen die konkreten Schritte bei der PZP aus? (15)
Ausgangspunkt einer PZP ist eine Situation, die Veränderungen hervorruft. Das können z. B. Transitionsprozesse (vgl. Kap. 7.3) sein, die eine Begleitung notwendig machen. So brauchen Kinder Unterstützung, wenn sie von einer integrativen/inklusiven Einrichtung in eine Regeleinrichtung kommen. Auch der Übergang von der Familie in die Situation des betreuten Wohnens sollte bei Menschen mit Einschränkungen sinnvollerweise begleitet werden. Wie kann, wie sollte es weitergehen? Dies ist die Ausgangsfrage, die dann nicht alleine vom Betroffenen gelöst bzw. angegangen werden soll. Im Zentrum der Zukunftsplanung steht ein Unterstützerkreis, der die Entwicklungen anstoßen und begleiten soll. Er wird auch als „Kraftzelle" beschrieben, da er kontinuierlich, prozesshaft den Veränderungsprozess motivierend begleiten soll. „Im Unterstützerkreis kommen sowohl Familienmitglieder, Freundinnen und Freunde sowie Bekannte [...] als auch verschiedene Fachleute zusammen, um mitzudenken und mitzuhelfen. Viele haben zunächst Hemmungen, andere Menschen um Unterstützung zu fragen. Aber viele Menschen empfinden es auch als Ehre, dabei zu sein und ihren Beitrag leisten zu können." (16) Gefragt zu sein, gemeinsam mit anderen Aufgaben zu lösen und einen Teil dazu beitragen zu können, das ist für viele keine Belastung. Im Gegenteil: Es macht Freude und gibt Bestätigung. Diejenigen, die sich nicht einbringen wollen, kommen i.d.R. erst gar nicht zu einem ersten Treffen.

Im Zentrum der PZP steht dabei vor allem die Haltung, für die betroffene Person Positives bewirken zu wollen und sich dabei an deren (Lebens-) Zielen zu orientieren.

Beispiel:
Frau Gernke ist erfolgreich an Brustkrebs operiert worden. Es konnte eine brusterhaltende Operation durchgeführt werden, in der der Tumor und zusätzlich einige Lymphknoten entfernt wurden. Im Anschluss an die Operation stehen jedoch eine körperlich und seelisch sehr belastende Chemo- und Strahlentherapie und eine Reha-Maßnahme an. Lymphdrainage und Hormonbehandlung kommen ebenfalls auf Frau Gernke zu. Es ist davon auszugehen, dass Frau Gernke in den nächsten Wochen und Monaten – wie lange genau kann nicht prognostiziert werden – von der Krankheit eingenommen sein wird. Neben der Erkrankung als große Belastung sind die beiden schulpflichtigen Kinder im Alter von 8 und 12 Jahren die

weitere familiäre Herausforderung, nicht zuletzt, weil Frau Gernke alleinerziehend ist und ein Kontakt zum Vater der Kinder nicht besteht.

An dieser Stelle wäre es wünschenswert, wenn verantwortliche Person(en) sich der konkreten Situation annähmen und lösungsorientiert – im Sinne der PZP – einen Unterstützerkreis initiierten. Als verantwortliche Personen könnte dies Mitarbeiter:innen des Sozialen Dienstes im Krankenhaus und/oder Allgemeinen Sozialen Dienstes (ASD) und/oder des Jugendamtes der Kommune sein. Die Aufgabe, die sich stellt, ist, die sozialen Bezüge von Frau Gernke zu analysieren, diesbezüglich eine Bestandsaufnahme zu machen und ein erstes Treffen zu organisieren. Verwandte, Nachbarn, Klassenlehrer:in, Freund:innen und ggf. Eltern von Freunden ihrer Kinder sind die wahrscheinliche Zusammensetzung. Bei diesem Treffen müssten zunächst die zu bewältigenden Aufgaben definiert werden. Frau Gernke, als Person, um die es hier geht, ist vor allem um ihre Kinder besorgt: Wo ist deren Lebensort während der Reha-Maßnahmen? Wie ist die Freizeitgestaltung, insbesondere am Wochenende? Wer unterstützt bei den Hausaufgaben? Wer macht das Pausenbrot? Die Liste ist lang …

Aber auch sie selber, in ihrer ganz persönlichen Situation, braucht Hilfe von außen. Wer kann sie ggf. bei Arztbesuchen begleiten? Wer kann Einkäufe erledigen? Wer unterstützt im Haushalt?

Im Idealfall entwickelt sich aus dem ersten Unterstützerkreistreffen ein Netzwerk an Hilfestellungen, das die o.g. Problemlagen auffängt. Da wechseln sich Freunde und Verwandte in der Betreuung während der Kur ab. In den Wochen können die Kinder bei ihren Freunden nachmittags die Hausaufgaben machen. Die Nachbarin hilft beim Putzen, ein Rentner aus dem Haus erledigt die Einkäufe und Frau Gernkes langjährige Arbeitskollegin bietet sich – ebenso wie die beste Freundin – bei der Begleitung zu Arztterminen an.

Wie eingangs gesagt, im Idealfall. Aber, wie ebenfalls bereits gesagt: In einem solchen Kreis sich zu engagieren, das Gefühl zu haben, einen wertvollen Beitrag zur Lösung eines realen Problems beitragen zu können, macht Freude, bringt für alle Beteiligten einen Gewinn, nicht nur für die Frau Gernke und ihre Kinder.

Familienrat

Ein vergleichbarer Ansatz ist der Familienrat. Ähnlich wie bei der PZP geht es um ein personenzentriertes Instrument zur Lösung von Problemen in einem familiären Netzwerk. Der Familienrat als soziales Instrument ist in manchen Kommunen bereits strukturell in der Kinder- und Jugendhilfe fest verankert. Eine Verortung im System der Altenhilfe ist ebenso denkbar und schlüssig. Wichtig ist die Klärung der Zuständigkeiten für ein solches Instrument. Hier sollte eine Abstimmung zwischen der Kommune und den aktiven Trägern erfolgen.

Deutlich wird, dass die Lösungen von der Familiengruppe selbst getroffen werden. Das erhöht nachhaltig die Akzeptanz des Vorgehens und damit auch die Chance auf eine erfolgreiche Umsetzung. Hoffnung auf Erfolg wird auch daraus abgeleitet, dass ein großer Kreis viele Perspektiven in die Problemlösung einbringen kann. Ebenso wird eine Problemlösung entwickelt, die zur Situation, zu den anwesenden Familienmitgliedern und deren Ressourcen passt. Es wird nicht an der Situation – von außen – vorbeigeplant. Ähnlich wie bei der PZP ist zu erwarten, dass die Anwesenden gerne an Lösungen mitwirken wollen.

Im Gegensatz zur PZP ist ein Familienrat fest in drei Phasen gegliedert:

Übersicht: Ablauf des Familienrates (17)

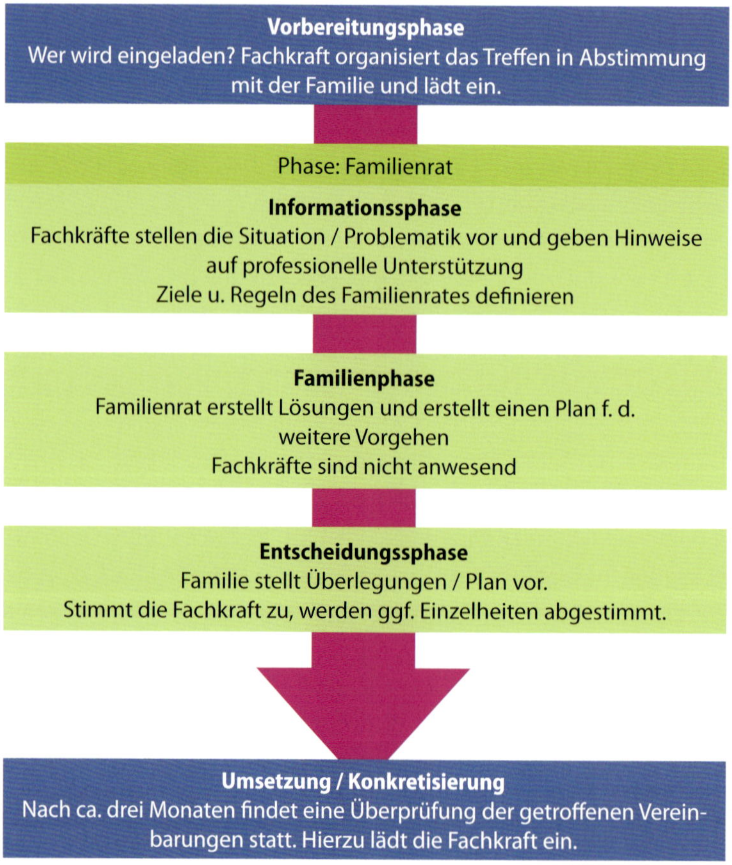

Vorbereitungsphase
Wer wird eingeladen? Fachkraft organisiert das Treffen in Abstimmung mit der Familie und lädt ein.

Phase: Familienrat

Informationsphase
Fachkräfte stellen die Situation / Problematik vor und geben Hinweise auf professionelle Unterstützung
Ziele u. Regeln des Familienrates definieren

Familienphase
Familienrat erstellt Lösungen und erstellt einen Plan f. d. weitere Vorgehen
Fachkräfte sind nicht anwesend

Entscheidungsphase
Familie stellt Überlegungen / Plan vor.
Stimmt die Fachkraft zu, werden ggf. Einzelheiten abgestimmt.

Umsetzung / Konkretisierung
Nach ca. drei Monaten findet eine Überprüfung der getroffenen Vereinbarungen statt. Hierzu lädt die Fachkraft ein.

Beispiel:
Herr Lohmeier war bis zu seinem 92. Lebensjahr noch weitestgehend fit. Er lebt im eigenen Haushalt, Wäsche und Haushalt werden von einer seiner zwei Töchter versorgt, die Verwaltung seiner finanziellen Angelegenheiten erledigt sein Sohn, der als rechtlicher Betreuer auch sein gesetzlicher Vertreter ist.

Kurz nach seinem 93. Geburtstag stürzt Herr Lohmeier mit seinem Fahrrad und erleidet neben Schürfwunden und Prellungen einen Kahnbeinbruch und muss operiert werden. Er soll insgesamt 7 Tage im Krankenhaus versorgt werden. Nach kurzer Zeit entwickelt Herr Lohmeier massive Unruhe und ein äußerst aggressives Verhalten gegenüber den Pflegekräften und seinen eigenen Angehörigen. Sein einziges Bestreben ist, möglichst schnell wieder in das eigene Haus zurückzukehren. Die fremde Umgebung im Krankenhaus irritiert ihn massiv, auch die besondere Betreuung in der geriatrischen Station des Krankenhauses führt zu keiner Besserung der Situation. Im Gegenteil: die innere Rastlosigkeit und Aggression nehmen zu, er ist auch von seinen Kindern nicht zu beruhigen, wandert immer häufiger durch die Stationen des Krankenhauses, schläft wenig, stört den Mitpatienten im gemeinsamen Zimmer.

An eine Rückkehr in die eigene Häuslichkeit ist nicht zu denken. Die Aufnahme in die stationäre Altenpflege scheidet ebenfalls aus, Herr Lohmeier würde in seinem Zustand die Pflegekräfte im Stationsalltag überfordern. So wird Herr Lohmeier in die gerontopsychiatrische Abteilung einer psychotherapeutischen Klinik verlegt. In einem vierwöchigen Aufenthalt wird er erfolgreich medikamentös eingestellt. Er wird ruhiger und zugänglicher. Seine Stimmung aber ist von Traurigkeit gekennzeichnet, er vermisst sein Zuhause und die gewohnten Tages- und Wochenabläufe. Ebenso ist er durch den Kahnbeinbruch eingeschränkt und hat körperlich stark abgebaut. Eine kontinuierliche Betreuung ist notwendig.

An dieser Stelle wäre es wünschenswert, wenn die Mitarbeiterin des Sozialen Dienstes der Klinik ein Treffen der Familienmitglieder organsierte, mit dem Ziel, einen Familienrat einzusetzen. Sie bespricht dieses mit dem Sohn von Herrn Lohmeier und lädt – neben dem Sohn – beide Töchter, die vier Enkelkinder ein. Zusätzlich kommt die Nachbarin, zu der ein enges Vertrauensverhältnis besteht, die gewissermaßen zur Familie gehört.

Nach dem Ablaufschema wäre dies die Vorbereitungsphase.

Phase ‚Familienrat'
Beim ersten Treffen informiert – Informationsphase – die Fachkraft über die Situation. Sie beschreibt einerseits die physische und psychische Entwicklung von Herrn Lohmeier, stellt aber auch dessen Wunsch heraus, wieder in die eigene Häuslich-

keit zurückzukehren. Sie gibt Informationen über die Systeme stationärer und teilstationärer Versorgung und zur Bedeutung des Medizinischen Dienstes der Krankenkassen (MDK) hinsichtlich der Zuordnung eines Pflegegrades (vgl. Kap. 4.5.2)

In der Familienphase einigen sich die Familienmitglieder auf folgende Überlegungen:

Herr Lohmeier verbleibt in seiner eigenen Häuslichkeit. Er soll tagsüber in eine Tagesstätte gehen. Haushalt, Wäsche, und „Finanzen" werden weiterhin von Tochter und Sohn übernommen bzw. organsiert. Zur Unterstützung kommt die Nachbarin; sie soll insbesondere die regelmäßige Tabletteneinnahme kontrollieren. Am Wochenende wird Herr Lohmeier abwechselnd von seinen Kindern betreut. Es wird von Woche zu Woche entschieden, wo die Betreuung stattfindet. Die vier Enkelkinder sind im Bereich ‚Freizeit' engagiert. Einmal wöchentlich geht Herr Lohmeier in seine Stammkneipe. Sonntags geht er in die Kirche. Hier wird er abwechselnd von seinen Enkelkindern im Rollstuhl hingebracht. Die vier sprechen sich untereinander ab. Der Sohn kümmert sich um den MDK, um einen Pflegegrad zu beantragen.

In der Entscheidungsphase stellen die Familienmitglieder der Fachkraft ihre Überlegungen vor. Diese regt an, dass die Enkelkinder vorab einen festen Betreuungsrhythmus vereinbaren sollen, das erhöhe die Verbindlichkeit der Aufgabe. Im Anschluss daran werden Herrn Lohmeier die Ergebnisse vorgestellt. Zunächst sieht er sich gegen die außerhäusige Tagesbetreuung an, stimmt aber schließlich zu, da auch ihm klar ist, dass er Betreuung benötigt.

Nach zehn Wochen der Umsetzung/Konkretisierung der Vereinbarung findet ein gemeinsames Treffen statt, an dem auch Herr Lohmeier teilnimmt. Insgesamt sind alle Beteiligten mit den Erreichten und der aktuellen Situation zufrieden. Herr Lohmeier ist inzwischen dem Pflegegrad 2 zugeordnet worden.

Mit Blick auf die kommenden Ferien muss jedoch überlegt werden, wie in den 4 Wochen, in denen die Kinder von Herrn Lohmeier allesamt im Urlaub sind, die Betreuung sichergestellt werden kann. Die Fachkraft gibt den Hinweis auf die Möglichkeiten der Kurzzeitpflege und den Rat, sich frühzeitig hierfür einen Platz zu sichern.

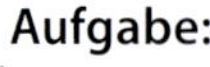

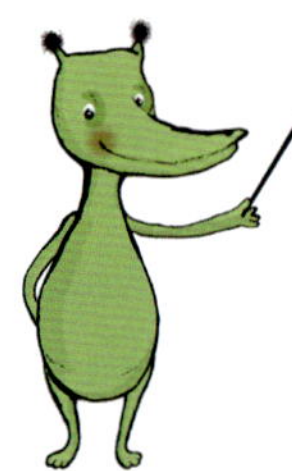

Aufgabe:

Persönliche Zukunftsplanung und Familienrat sind im Gesundheits- und Pflegebereich nicht etabliert. Wie die Beispiele zeigen, könnten sie jedoch einen wichtigen gesundheitsfördernden Beitrag im Verbund mit einem Sozialraum leisten.

Wie beurteilen Sie die beiden Möglichkeiten, Menschen in individuellen Lebenssituationen personenzentriert zu verstehen und unter Einbeziehung des (nahen) Sozialraumes zu unterstützen und zu begleiten? Könnten Sie sich – unter Einbeziehung dieser beratenden, begleitenden und fördernden Tätigkeit – eine Erweiterung Ihres Berufsbildes vorstellen. Diskutieren Sie diese Frage zunächst in Kleingruppen und dann im Klassenverband.

8.2.3 Und wieder zurück: Ein Heimkonzept mit Rückkehroption

„Das war dann wohl mein letzter Umzug." „Bin jetzt im Heim, hier bleib' ich bis zum Schluss." Beide Äußerungen drücken eine Überzeugung aus, die für viele ältere Menschen Geltung hat. Die Aufgabe der eigenen Wohnung, der Umzug ins Pflegeheim, in die stationäre Altenhilfe hat etwas Endgültiges. Eine Rückkehr in die Eigenständigkeit, eine Rückkehr in eigene vier Wände gibt es in aller Regel nicht. Krankenhausaufenthalte nach Stürzen, Schlaganfällen oder anderen Erkrankungen sind oft der Ausgangspunkt für Pflegebedürftigkeit und den Umzug in ein Heim – ohne Rückkehroption.

Dass das nicht unbedingt so sein muss, wird am Beispiel der Mühlheimer Einrichtung „Haus Ruhrgarten" deutlich. (18) Ein neues Konzept ermöglicht in vielen Fällen die Rückkehr in das eigene Zuhause.

Die Bausteine dieses Konzeptes im Überblick:

Therapeutische Pflege mit rehabilitativen Anteilen

„In die Evangelische Altenhilfe Mülheim kommen Menschen, die durch ein aktuelles Ereignis (wie z. B. einen Unfall), eine akute oder chronische Erkrankung soweit eingeschränkt sind, dass sie nicht mehr in ihrem bisherigen Umfeld leben können.

Ziele der therapeutischen Pflege mit rehabilitativen Elementen sind die Verbesserung der gesundheitlichen Situation, Steigerung des Wohlbefindens und größtmögliche Selbstbestimmung des pflegebedürftigen Menschen. […]

Elemente des Ansatzes:

- Interdisziplinäre Konsultation: Bei Einzug eines neuen Bewohners bewertet ein interdisziplinäres Team die jeweilige gesundheitliche Situation und mögliche Ressourcen. An dieser Beratung nehmen ein Facharzt für Neurologie und Psychiatrie, ein Internist, ein Apotheker, ein Physiotherapeut, Fachpflegekräfte und die Pflegedienstleitung teil. Dabei werden Anamnese, bisherige Medikation und erfolgte Therapieansätze beleuchtet. Das geschieht unter der Fragestellung, ob und wie die gesundheitliche Situation nachhaltig stabilisiert oder verbessert werden kann und unter welchen Bedingungen eventuell eine Rückkehr in die eigene Häuslichkeit möglich wird.

- Individuelles Pflege- und Therapiekonzept: In der Folge wird die Medikamentengabe neu geplant, um mögliche Wechselwirkungen oder Über-Medikationen zu vermeiden. Außerdem entwickelt das Team im Rahmen des Ansatzes eine sinnvolle Kombination aus Physiotherapie, Bewegungstherapie, Laufschule, Rollatortraining, Logopädie, Ergotherapie oder Betreuung, ggf. auch in familienähnlichen Kleingruppen. [...]
- Parallel zu den gesonderten Therapiemaßnahmen bauen die Pflegekräfte weitere Übungen in den Pflegealltag ein. Sie können genau die Momente abpassen, in denen therapeutische Maßnahmen sinnvoll sind – und der Bewohner aufnahmefähig ist. So erlebt der Einzelne eine wertschätzende Lebenssituation, in der ihm vieles zugetraut wird, er eigene Fähigkeiten neu entdecken kann und Erfolgserlebnisse hat." (19)

Neben einer intensiven sozialen Betreuung sind im Haus Ruhrgarten insbesondere die Bewegungs- und Lichttherapie sowie die Musikgeragogik ausgewiesene Bestandteile des Gesamtkonzeptes.

Personenzentrierung

„Entscheidend für den Erfolg des therapeutisch-rehabilitativen Ansatzes sind Motivation und Kooperationsbereitschaft des Bewohners. Beim Umzug in eine Pflegeeinrichtung empfinden viele Menschen ihre persönliche Situation als perspektivlos und entmutigend." (19a) Hier setzt das Haus mit den gerontopsychiatrisch geschulten Fachpfleger:innen an: „Die Bezugspflegekräfte bauen eine vertrauensvolle Beziehung auf. Der Bewohner ist dadurch in vielen Fällen offen, bereit und motiviert, kontinuierlich an der Verbesserung seiner Lage mitzuwirken." (20) Es gilt, den Schlüssel für die Therapie bei den Bewohner:innen finden. ‚Die Taktung für die Therapie-Einheiten gibt der Bewohner vor, der Therapeut richtet sich nach dessen Tagesform.' (21)

Das Personal

Im Haus Ruhrgarten besteht eine sehr niedrige Personalfluktuation. Dies lässt auf eine hohe Zufriedenheit beim Personal schließen: Eine Arbeitsstelle, die Zufriedenheit verschafft, verlässt man nicht. „Über 70 Prozent der 82 [...] Beschäftigten arbeiten länger als zehn Jahre im Haus, einige mehr als 25 Jahre." (22) Diese hohe Zufriedenheit und geringe Fluktuation wird sich nachhaltig im Pflege- und Rehabilitationsprozess auswirken. Einerseits wird individualisierte Pflege so eher möglich – man kennt sich eben. Andererseits ist eine Arbeitsatmosphäre zu erwarten, die sich positiv auf die Lebensfreude der Bewohner:innen auswirken wird.

Die Deutsche Gesellschaft für Gerontopsychiatrie und -therapie hat das Konzept von „Haus Ruhrgarten evaluiert, die Zahlen der AOK ausgewertet. Die Ergebnisse sind bemerkenswert. „Der Ansatz senke ,die Krankheitslast für den Betroffenen', aber auch die Kosten für das Gesundheitssystem. Für die Jahre 2017 – 2019 zeigte sich: Im Vergleich zu anderen Heimen deutlich niedrigere Werte bei Krankenhaus-, Hilfsmittel- und Arzneimittelkosten pro Bewohner, zudem weniger lange Krankenhausaufenthalte." (23) Im Zeitraum von 2017 bis 2019 konnten 170 Menschen aus der Einrichtung wieder nach Haus entlassen werden. Für die Kostenträger sind dies zentrale Aspekte, um derartige Konzepte zu fördern. Aus der Perspektive des Sozialraumes ergibt sich ein weiterer Vorteil: Das Heim kann für viele seinen „Schrecken" als Endstation verlieren. Es gewinnt als Einrichtung der Rehabilitation einen ganz anderen Stellenwert und gleichzeitig ein ganz anderes Image im Netzwerk des Sozialraumes: Von der Endstation zur Durchgangsstation, von der Pflege bis zum Tod zur Reha-Einrichtung mit Lebensperspektive.

8.2.4 Buurtzorg und die Gemeindeschwester: Alternative Konzepte für ambulante Pflege

Buurtzorg bedeutet auf Deutsch „Nachbarschaftshilfe". Das Modell kommt aus den Niederlanden und hat dort die ambulante Pflege maßgeblich verändert. Was sind die wesentlichen Merkmale dieses gemeinnützigen Angebotes? Ambulante Pflege wird üblicherweise nach Leistungsmodulen abgerechnet. Einzelne pflegereiche Tätigkeiten werden dokumentiert und sind nach vorgegebenen Zeiteinheiten für die Pflegedienste abrechenbar. Das System ist eingespielt, es werden zielgerichtet Leistungen erbracht. Buurtztorg jedoch arbeitet anders.

Beispiel: Mittwoch, heute ist Duschtag für Herrn Müller. Beim Eintreffen des Pflegedienstes wirkt er jedoch sehr traurig und wirkt wenig motiviert für das regelmäßige Pflegeangebot. Auf Nachfrage der Pflegefachkraft, Frau Urban, erzählt Herr Müller, dass heute der Todestag seines ältesten Sohnes sei. „Oliver ist vor 15 Jahren an einem Hirntumor gestorben." Frau Urban verzichtet in diesem Fall auf das Duschen, trinkt mit Herrn Müller einen Kaffee und spricht über seinen Sohn, was dem alten Mann offensichtlich richtig guttut. (24) Dieses Beispiel würde nach dem deutschen Abrechnungssystem nicht funktionieren: Das Gespräch ist nicht vorgesehen und wäre von daher nicht abrechenbar.

Anders bei Buurtzorg: Hier organisieren sich Teams mit 10 - 12 Mitarbeiter:innen in einem begrenzten Sozialraum in einem hohen Maß eigenständig. Bei diesem Team liegt die fachliche Verantwortung und die Verantwortung für die Ressourcen – auch für den Personaleinsatz – und den Umgang mit Zeit. Das Team entscheidet über die täglichen Aufgaben, die beim Patienten, bei den Pflegebedürftigen anstehen. Es besteht – auch aufgrund der räumlichen Eingebundenheit –, ein Bezug zu den professionellen Netzwerken (Hausarzt, Krankenhaus, Therapeuten usw.). Daneben werden informelle Netzwerke entwickelt, die auf nachbarschaftlichem bzw. zivilgesellschaftlichem Engagement gründen. So kann es die Aufgabe des Pflegers sein, einen Schlaganfallpatienten nicht nur zu versorgen, sondern ganz wesentlich auch darauf zu achten, welche Reha-Maßnahmen zielführend sind, wie ggf. die Familie in die Förderung eingebunden werden kann, damit sich letztlich der Patient wieder selber helfen kann.

„Gute Pflege braucht Zeit für den ganzen Menschen und seine Lebenssituation. Jeden Tag aufs Neue. Mit diesem Anspruch an die ambulante Pflege hat Buurtzorg [sprich: bürtsorch] – das Original – in den Niederlanden den Pflegemarkt revolutioniert: Seit der Gründung des ersten Teams im Jahr 2007 durch Jos de Blok – übrigens ganz bewusst als gemeinnützige Organisation – ist Buurtzorg dort schnell zum größten Anbieter für ambulante Pflege geworden. Heute kümmern sich täglich über 1.000 Teams und 15.000 professionelle Pflege- und Betreuungskräfte um die individuellen Bedürfnisse ihrer Patient:innen. Der gesamte Pflegemarkt in den Niederlanden arbeitet inzwischen nach dem Buurtzorg-Modell." (25)

Das Modell im Überblick:

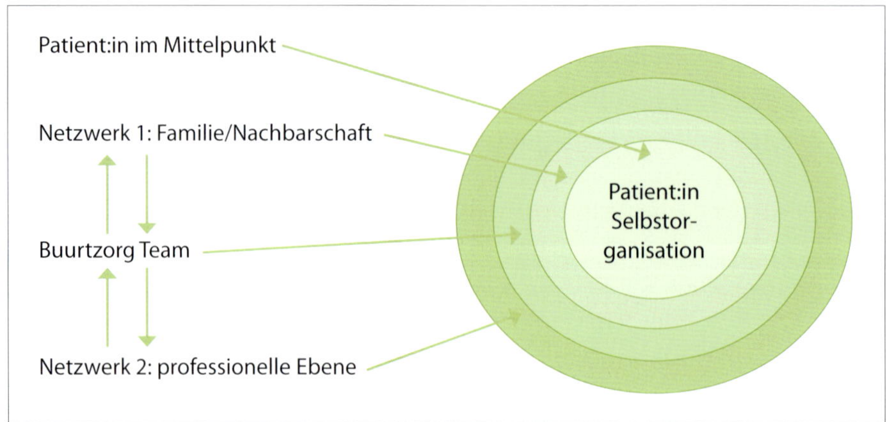

Folgende Zielsetzungen nimmt Buurtzorg für sich Anspruch:

- Menschlichkeit: Der Menschen steht im Mittelpunkt – die Patient:innen sollen feste Pflegekräfte haben
- Selbstbestimmung: Ziel ist die Eigenständigkeit im eigenen Haushalt
- Nähe: Die Teams leben und arbeiten in der Nachbarschaft der Patient:innen
- Zeit: Pflege ist nicht nach Vorgaben getaktet. Wesentlich sind die konkreten Bedürfnisse
- Entbürokratisierung: hohe Eigenverantwortlichkeit der Teams führt zu einer Verschlankung der xxxxxx und reduziert die Leistungskosten (overheadkosten). (26)

?!

Interview mit Gunnar Sander, geschäftsführender Gesellschafter bei der Buurtzorg Deutschland Nachbarschaftspflege gGmbH, Münster (03.12.2020)

Interview

Herr Sander, seit wann gibt es Buurtzorg in Deutschland?

Wir sind im Jahre 2018 – mit anderthalb Jahren Vorlaufzeit - im Rahmen eines Modellversuches mit drei Teams gestartet.

Warum der lange Vorlauf?

Wir haben uns intensiv mit der Idee auseinandergesetzt. Nach ersten theoretischen Auseinandersetzungen sind wir mehrfach vor Ort in den Niederlanden gewesen, haben mit Jos de Blok, dem Gründer gesprochen, haben viele Pflegeteams besucht, selber an Coachings teilgenommen und uns auch mit den digitalen Unterstützungsmöglichkeiten durch IT-Teams auseinandergesetzt.

Aber warum der Aufwand? Was war die Motivation für das Engagement?

Es ist meine tiefe Überzeugung, dass sich die ambulante Pflege bei uns in Deutschland in einer Sackgasse befindet. Die Demografie macht deutlich, dass wir auf Dauer die Pflegebedürftigen nicht mehr versorgen können. Gleichzeitig sind die Mitarbeiter:innen einem hohen Arbeitsdruck ausgesetzt. Die zeitlich getaktete Arbeit ist doch oft demotivierend und kann auch dazu führen, dass gute Kräfte die Pflege verlassen.

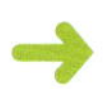

Wie sind Ihre ersten Erfahrungen?

Da gibt es unterschiedliche Ebenen, die bewertet werden müssen: Einerseits die Frage nach Mitarbeiter:innen, andererseits auch die Zusammenarbeit mit Kranken- und Pflegekassen.

Was meinen Sie genau? Welche Bedingungen müssen erfüllt sein, damit Buurtzorg auch in Deutschland ein Erfolgsmodell wird?

Fangen wir bei den Mitarbeiter:innen an: Hier muss an erster Stelle die Bereitschaft vorhanden sein, Verantwortung zu übernehmen. Flache Hierarchien wie bei Buurtzorg setzen eine hohe Eigenständigkeit voraus, z. B. bei der Personalauswahl, aber auch in der Pflege. Wer soll Bestandteil unseres Teams werden? Welche Prioritäten in der Pflege bei Herrn Müller setzen wir in der kommenden Woche? Derartige Fragen beantwortet das Team eigenständig. In Deutschland ist Medizin sehr hierarchisch organisiert, da ist ein solcher Denkansatz für viele Kolleg:innen Neuland und muss geübt werden.

Und die Zusammenarbeit mit den Kranken- und Pflegekassen?

Da sind wir auf dem Weg. In vielen Bundesländern, bei vielen Pflege- und Krankenkassen besteht inzwischen Konsens darüber, dass sich etwas ändern muss. Letztlich sind es dann immer einzelne Vereinbarungen, in denen die Bedingungen geklärt werden.

Buurtzorg zielt ja auch darauf ab, Ressourcen anders zu nutzen. Wie sieht es damit aus?

Ja, wie bei einem Zwiebelmodell beginnen wir bei dem Pflegebedürftigen selber. Was sind seine Fähigkeiten? Kann er sich, z. B. mit Hilfsmitteln, noch selber duschen oder muss das zwingend die Fachkraft machen? Muss unbedingt die Fachkraft darauf achten, dass täglich die Tabletten richtig eingenommen werden? Kann das evtl. auch die Nachbarin übernehmen? Aber auch niedergelassene Ärzt*nnen, Therapeuten und nicht zuletzt Verwandte, Nachbarn und Ehrenamtliche sind gefragt. Wohlgemerkt: Immer da, wo professionelles Handeln notwendig ist, wird es zur Verfügung gestellt. Das ist selbstverständlich.

Herr Sander, abschließend eine Frage zum neuen Berufsbild Pflegefachfrau bzw. Pflegefachmann. Wie beurteilen Sie die Reform?

Grundsätzlich stehe ich derartigen Entwicklungen positiv gegenüber. Ich hoffe, dass auch zukünftig genügend Fachkräfte den Weg in die Altenhilfe finden. Ich kann nur jede und jeden ermutigen. Es ist ein spannendes, sich entwickelndes Berufsfeld.

Neben dem Buurtzorg-Modell aus den Niederlanden soll auch noch auf sogenannte Gemeindeschwestermodelle hingewiesen werden. Hierzu wurden in unterschiedlichen Bundesländern Modelle erprobt. U.a. in Mecklenburg-Vorpommern in Anlehnung an die DDR Fernsehserie „Schwester Agnes", in der eine Schwester namens Agnes mit ihrem Moped Versorgungsmittelpunkt und Knotenpunkt aller „Netzwerke" in der Kommune war, das Modell AGnES (Arztenlastende, Gemeindenahe , E-Healthgestützte, Systemische Intervention), (27) und in Rheinland-Pfalz das Modell, „Gemeindeschwester plus" (28). Alle Angebote reagierten insbesondere auf eine zurückgehende Hausarztquote vor allem in ländlichen, eher dünnbesiedelten Gebieten.

Das Angebot „AGnES" aus Mecklenburg-Vorpommern (inzwischen auch in anderen ostdeutschen Bundesländern) erprobt, besteht aus folgenden Modulen:

AGnES-Grundleistungskomplex: bei jedem Hausbesuch bei allen Patienten

- Standardisierte, umfassende Einschätzung und Beurteilung des Gesundheitszustandes, der psychischen Verfassung, des sozialen Umfeldes, der Pflegesituation
- Delegierte Leistungen

Indikationsspezifische Module: bei spezifischen Indikationen

- Geriatrisches Assessment
- Modul für Palliativmedizin

Weitere Module:

- Arzneimittelkontrolle/Medikamentenanamnese
- Sturzprophylaxe
- Telecare (alternative/substituierende Überwachung oder weiterführende / intensivierte Überwachung)

Neben der Versorgung eines größeren Patientenstamms gilt der Blick auch dem sozialen Umfeld. Eine wohnortnahe Versorgung der Patient:innen ist ohne die Integration weiterer medizinischer Fachkräfte in die Vor-Ort-Versorgung perspektivisch nicht leistbar. Gleichzeitig wird die Tätigkeit der medizinischen Fachkraft gegenüber dem Arzt aufgewertet, indem teamorientiertes Arbeiten verstärkt wird. Dabei geht es aber nicht um eigenständig durchgeführte ärztliche Leistungen, sondern immer um die Delegation der ärztlichen Leistung. Wesentlich ist bei der

Umsetzung derartiger Entwicklungen die Beteiligung der Kassenärztlichen Vereinigungen in den jeweiligen Bundesländern. Hier müssen Vergütungsansprüche realisiert werden.

Einen noch stärkeren Einbezug in die Kommune, in das Gemeinwesen strebt das Konzept Gemeindeschwesterplus aus Rheinland-Pfalz an:

„Die Gemeindeschwesterplus besucht die Menschen nach deren vorheriger Zustimmung zu Hause und berät sie kostenlos und individuell. Das Angebot umfasst sowohl präventiv ausgerichtete Beratung, beispielsweise zur sozialen Situation, gesundheitlichen und hauswirtschaftlichen Versorgung, Wohnsituation, Mobilität oder Hobbys und Kontakte als auch die Vermittlung von wohnortnahen und gut erreichbaren Teilhabeangeboten, wie beispielsweise geselligen Seniorentreffen, Bewegungsangeboten, Veranstaltungen oder interessanten Kursen. Da es vor allem in ländlichen Regionen mit vielen kleinen Ortschaften an passgenauen Angeboten mangelt, ist es die Aufgabe der Gemeindeschwesterplus, entsprechende Angebote in den jeweiligen Regionen anzuregen bzw. zu initiieren und damit die Entwicklung gesundheits- und selbständigkeitsfördernder Infrastrukturen in den Kommunen mit voranzutreiben. […] Seit dem Jahr 2019 wird das Projekt „Gemeindeschwesterplus" in einer zweiten Phase fortgeführt und durch das Land Rheinland-Pfalz gemeinsam mit den gesetzlichen Krankenkassen und Krankenkassenverbänden finanziert. Ziel ist es, gesundheitsfördernde Strukturen und Angebote in der Lebenswelt Kommune zu stärken. Der präventive Hausbesuch steht dabei im Mittelpunkt. Im Rahmen der Zusammenarbeit ist es gelungen, die Anzahl der in Rheinland-Pfalz tätigen Fachkräfte im Projekt „Gemeindeschwesterplus" zu erhöhen. Mittlerweile nehmen 21 Kommunen am Projekt teil und es gibt 36 Fachkräfte Gemeindeschwesterplus in Rheinland-Pfalz." (29)

8.2.5 Kommunikation digital: Neue Wege im Miteinander

Die Digitalisierung führt zu einer Entgrenzung feststehender Räume. Soziale Netzwerke, wie Facebook, Twitter, Skype oder WhatsApp, geben uns die Möglichkeit, kontinuierlich mit Menschen in Kontakt zu stehen, die sich räumlich nicht in unserer Nähe befinden. Der audio-visuelle Zugang zu Tochter, Sohn, Freunden und Bekannten ist nahezu immer möglich. Dies hat für viele Menschen – gleich welchen Alters – eine nicht zu unterschätzende Funktion. Soziale Kontakte sind möglich, die wechselseitige Erreichbarkeit vermittelt ein Gefühl von Sicherheit und Nähe.

Diese Formen des Austausches sind auch vernetzt in Gruppen möglich. Die App für Familie, Freundeskreis und Nachbarschaft verbindet Menschen in einem größeren Kreis und stellt ebenfalls ein wichtiges Element sozialen Austausches und Handelns dar. Inzwischen gibt es professionelle Angebote, die die Vernetzung im Sozialraum unterstützen wollen. So werden per Postwurfsendung hierfür Einladungen verteilt. Über die bekanntgemachten Internetadressen können sich Interessierte zielgerichtet anmelden.

Sicher ist zu fragen, welche wirtschaftlichen Interessen die Betreiber dieser Plattformen verfolgen. Geht es letztlich um Internetauftritte, die als getarnte Werbeportale gewinnorientiert eine Marktlücke schließen wollen? Oder steht die ernstgemeinte Förderung nachbarschaftlichen Austausches im Vordergrund? Das sollte im Einzelfall geprüft werden. Für die Plattform „nebenan.de" lassen die aufgeführten Kooperationspartner – Diakonie Deutschland, Fachbereich Senioren – Hannover, Bundesarbeitsgemeinschaft Seniorenbüro – durchaus auf ein seriöses Anliegen schließen. Der Internetauftritt ist motivierend und ansprechend und verfügt mit den Aspekten Beiträge, Marktplatz, Veranstaltungen und Gruppen über eine schlüssige Systematik der Angebote. Nicht zuletzt für Menschen, die neu in einem Sozialraum sind oder deren Angehörigen- und/oder Freundeskreis sich verkleinert hat, kann ein solches Angebot hilfreich sein.

Beispiel: Nebenan.de (30)

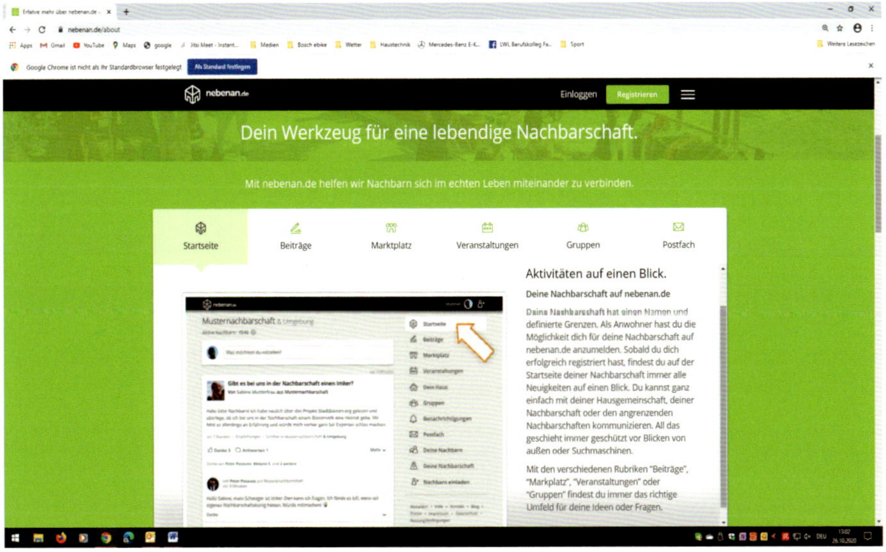

Hilfreich sind aber auch Portale für Seniorinnen und Senioren, die oftmals über die Kommune betrieben und angeboten werden. Sie stellen i.d.R. wichtige Informationen zusammen. So bietet die Stadt Münster in NRW über ihr Portal

- „... umfassende Informationen über interessante zielgruppenspezifische Angebote im Zentrum und in den Stadtteilen.
- ... eine gut sortierte Themenvielfalt: Gesundheit, Bildung, Freizeit, Wohnen, Unterstützung im Alltag - einfach alles, was interessiert und
- ... viele aktuelle Veranstaltungstipps." (31)

Angebote und Möglichkeiten zur sozialraum- und gruppenbezogenen Vernetzung finden sich hier und in vergleichbaren Portalen eher nicht.

8.2.6 Von A nach B: Mobilität im Sozialraum

Termine beim Arzt wahrnehmen, ein Stückchen Kuchen im Café, Kontakte zu den Kindern oder Freunden – je nach persönlicher Lebenslage und konkretem Sozialraum kann die Umsetzung an der fehlenden Mobilität scheitern. Ein eigenes Auto ist nicht (mehr) vorhanden, die Strecke ist fußläufig nicht zu schaffen und der Öffentliche Personennahverkehr hat für die erforderliche Strecke kein Angebot. Insbesondere in ländlichen Gebieten ist dies eine alltägliche Situation, die die Bewegungsfreiheit vor allem älterer Menschen stark einschränkt, so dass alternative Verkehrskonzepte notwendig sind. Aber auch im innerstädtischen Nahverkehr und bei der Bahn sind angesichts einer älter werdenden Gesellschaft Veränderungen notwendig.

Anforderungen an Bus und Bahn

Der Verband deutscher Verkehrsunternehmen schätzt, dass in Deutschland mehr als zwei Millionen Rollatoren genutzt werden (32). Das ist für die Verkehrsbetriebe eine Herausforderung. Sie müssen den Anforderungen an Platz, Standsicherheit und Rangiermöglichkeiten nachkommen. Dies gilt umso mehr, als die Zahl derjenigen, die sich im Rollstuhl bewegen oder gefahren werden, ebenso zunimmt. Gemeinsam mit der Hochschule Fresenius, dem Bushersteller Iveco hat die Bahn ein neues Buskonzept entwickelt, das altersgerechter Mobilität entsprechen soll. Was kennzeichnet dieses Konzept? (33)

- An der Eingangstür ist eine Rollator gerechte Einstiegsrampe integriert, so dass der Einstieg vorne und der Kontakt mit dem Fahrer möglich sind. Ticketkauf und Informationen zum Fahrplan können direkt umgesetzt werden.
- Farbliche Markierungen dienen der Orientierung. Dies gilt für die Wegweisung im Bus als auch für die Kennzeichnung von Plätzen für den Rollator.

- Die ausgewiesenen Plätze für Rollatoren sorgen für mehr Halt und Stabilität. Es ist gut möglich, während der Fahrt auf dem eigenen Rollator Platz zu nehmen.
- Die Sitzflächen sind mithilfe von Gasdämpfern verstellbar. Der Sitz passt sich beim Ein- und Aussteigen dem Fahrgastverhalten an. Insbesondere das Aufstehen wird durch die technische Unterstützung erleichtert.

Gleiche Konzepte sind sicher für die Gestaltung der Züge der Bahn auch sinnvoll und richtungsweisend. Parallel zum Ausbau von Bussen und Bahnen müssten aber auch (Bus-) Bahnhöfe selber barrierefrei ausgebaut werden, um Zugänge überhaupt erst zu ermöglichen.

Alternative Verkehrsangebote
Da in ländlichen Gebieten der Öffentliche Personennahverkehr oftmals nicht oder nur eingeschränkt – hohe Zeittaktung, eingeschränktes Streckennetz – funktioniert, sind alternative Angebote wichtig. (34)

ÖPNV on Demand
Vorreiter für dieses Projekt ist die Gemeinde Freyung. Per App oder Telefon kann ein Bus oder ein Auto angefordert werden. Im Grundsatz geht es um nachfrageorientierte, flexible Angebote für den Personennahverkehr. Wie kommen Nutzerinteressen und mögliche Angebote zusammen? Wie kann Mobilität – auch in wenig besiedelten, für Anbieter wirtschaftlich wenig interessanten Gebieten – gesichert werden, damit ein Arzttermin ebenso unproblematisch umgesetzt werden kann wie der spontane Besuch im Seniorenzentrum?

Bürgerbusse
Eine Alternative zum herkömmlichen öffentlichen Nahverkehr sind Bürgerbusse. „Nach einem regulären Fahrplan steuert er festgelegte Haltestellen an. Das Besondere: Im Bürgerbusverein schließen sich die Menschen der betreffenden Städte und Kommunen zusammen und übernehmen die Organisation. Die Fahrer sind keine professionellen Busfahrer, sondern ehrenamtliche Mitarbeiter:innen. Die Vereine arbeiten nicht gewinnorientiert, machen ggf. sogar Verluste, die i.d.R. von den Kommunen getragen werden.

Bürgerauto
„Das Elektro-Bürgerauto zeigt neue, innovative Wege für die Mobilität im ländlichen Raum. Es ermöglicht mobilitätseingeschränkten Menschen räumlich flexibel

zu sein und leistet dadurch einen wichtigen Beitrag zur Steigerung der Lebensqualität vor Ort. Aber auch für junge Menschen ohne Führerschein oder allgemein für Menschen ohne eigenes Auto, ist das durch Ehrenamtliche gefahrene Elektro-Bürgerauto eine gute Möglichkeit, um mobil zu bleiben." (35) So macht die Verbandsgemeinde Birkenfeld auf das Angebot Bürgerauto aufmerksam. Sie verbindet damit Mobilität im Sozialraum mit Klimaschutz. Ehrenamtliche Fahrer holen die Nutzer ab und bringen diese zum Zielort.

Carsharing

Mehrere Nutzer teilen sich Fahrzeuge. Die Autos sind im Stadtgebiet verteilt, können per App geortet werden. Problem: Derartige Angebote finden sich fast ausschließlich in größeren Städten. Von daher stellen sie für die Verbesserung der Mobilität auf dem Land in der Regel keine Alternative dar.

Anmerkungen zu 8:

(1) in Anlehnung an: Wössner, Ulrike (Hrsg.), Sozialraumorientierung als Fachkonzept Sozialer Arbeit und Steuerungskonzept von Sozialunternehmen, Grundlagen – Umsetzungserfordernisse – Praxiserfahrungen, Wiesbaden 2020, S. 5

(2) Sozialraumorientierung – Prinzipien nach: Wössner, Ulrike (Hrsg.), Sozialraumorientierung als Fachkonzept Sozialer Arbeit und Steuerungskonzept von Sozialunternehmen, Grundlagen – Umsetzungserfordernisse – Praxiserfahrungen, Wiesbaden 2020, S. 9ff.
und
Budde, Wolfgang, Früchtel, Frank, Hinte, Wolfgang (Hrsg.), Sozialraumorientierung – Wege zu einer veränderten Praxis, Wiesbaden, 2006, S. 9ff.

(3) meer Teilhabe, Stufenmodell der Partizipation, http://www.meer-teilhabe.de/stufenmodell/
Zugriff: 26.09.2020

(4) Mohr, Lars, Was bedeutet „Assistenz"?, http://docplayer.org/24559519-Was-bedeutet-assistenz.html
Zugriff: 26.09.2020.

(5) Wössner, Ulrike, ebenda, S.14

(6) ebenda, S. 14 f

(7) Deinet, Ulrich, Kirsch, Richard, Nadelmethode, in: sozialraum.de, https://www.sozialraum.de/nadelmethode.php#:~:text=Die%20Nadelmethode%20ist%20ein%20Verfahren,und%20augenblicklich%20zu%20Ergebnissen%20f%C3%BChrt., 1/2009
Zugriff: 09.10.2020

(8) Deinet, Ulrich, Analyse und Beteiligungsmethoden, in: Deinet, Ulrich, Methodenbuch Sozialraum, Wiesbaden 2009, S. 72.

(9) Deinet, Ulrich, Kirsch, Richard, Nadelmethode, ebenda

(10) Gabi Wittekopf, Michael Noack; Form follows Function: Stadtteilerkundung im Rollstuhl und Stadtteilbegehung Indoor als Varianten der Stadtteilbegehung, , in: sozialraum.de, https://www.sozialraum.de/form-follows-function.php 1/2015
Zugriff: 09.10.2020

(11) ebenda

(12) Fotos privat

(13) Heller, Kristina u. a., Ich bin gefragt, in: Orientierung, Berlin 03/2016, S. 6

(14) ebenda, S. 7

(15) vgl. hierzu im Folgenden – insbesondere auch die Verweise auf ein differenziertes Methodeninventar zur Umsetzung; : Doose, Stefan, Zukunftsplanung: Personenzentriertes Denken und Persönliche Zukunftsplanung - Grundlagen und Grundgedanken, in: online Handbuch Inklusion als Menschenrecht, https://www.inklusion-als-menschenrecht.de/gegenwart/materialien/persoenliche-zukunftsplanung-inklusion-als-menschenrecht/zukunftsplanung-personenzentriertes-denken-und-persoenliche-zukunftsplanung/
Zugriff: 14.10.20

(16) ebenda

(17) in Anlehnung an: Adamy, Sina, Langner, Volker, Alles sind willkommen, Familienräte an Schulen und Kitas, aus: Wenn ich Ihnen sage, dass nur Sie das können? Empowerment in der Kinder- und Jugendhilfe, Materialien zur Fachtagung am 28. und 29. November 2013, Berlin 2013, S. 255

(18) vgl. hierzu: Schwarzwald, Ute, Ein Altenheim, das man fit verlässt, in: WAZ, Rhein-Ruhr, 01.09.20; AOK Rheinland/Hamburg, Deutsche Gesellschaft für Gerontopsychiatrie und –psychotherapie e.V., Pressemitteilung vom 01.09.2020, https://www.dggpp.de/docs/presse/Pressemitteilung_PK_Ruhrgarten.pdf, Zugriff: 20.10.20; Hausruhrgarten und Haus Ruhrblick, Information, Homepage, https://haus-ruhrgarten.de/
Zugriff: 22.10.2020

(18a) Haus Ruhrgarten, Therapeutische Pflege mit rehabilitativen Anteilen, ebenda

(19) ebenda

(20) ebenda

(21) vgl. hierzu Schwarzwald, Ute, a.a.O.

(22) ebenda

(23) ebenda

(24) siehe auch: RP-Online, Buurtzorg – Pflegen ohne Zeitdruck, https://rp-online.de/nrw/panorama/buurtzorg-in-nrw-pflegen-ohne-zeitdruck_aid-48945393
Zugriff: 13.11.2020

(25) Buurtzorg, Nachbarschaftspflege, Über uns, https://www.buurtzorg-deutschland.de/ueber-uns/
Zugriff: 13.11.2020

(26) ebenda

(27) vgl. hierzu: aerzteblatt.de, AGnES, Hausarztunterstützung durch qualifizierte Praxismitarbeiter, Deutsches Ärzteblatt 2009, https://www.aerzteblatt.de/archiv/62886/AGnES, Zugriff: 16.11.2020; Universitätsklinikum Greifswald, Das AGnES-Konzept, https://sachsen-anhalt.de/fileadmin/Bibliothek/Landesjournal/Politik_und_Verwaltung/AGNES/Hintergrund_Perspektive.pdf
Zugriff: 16.11.2020

(28) Rheinland-Pfalz, Ministerium für Soziales, Arbeit, Gesundheit und Demografie, Gemeindeschesterplus – Rheinland-Pfalz, https://msagd.rlp.de/de/unsere-themen/aeltere-menschen/gemeindeschwesterplus/
Zugriff: 16.11.2020

(29) ebenda

(30) Nebenan.de, Homepage, https://nebenan.de/about, Zugriff: 26.10.20

(31) Projekt Seniorenportal Münster, Muenster.de, https://www.muenster.de/seniorenportal_projekt.html
Zugriff: 27.10.20

(32) Völklein, Marco, Bitte helfen Sie mir, In Zukunft werden mehr Senioren Bus und Bahn Fahren. Die Anbieter müssen sich vorbereiten, in: Süddeutsche Zeitung, 28.(29. Dezember 2019, S. 54

(33) ebenda, und: BG regio, Easy Bus – Der Bus für altergerchte Mobilität, https://www.dbregio.de/db_regio/view/zukunft/easybus.shtml
Zugriff: 15.01.2021

(34) Reek, Felix, Tour de Provinz, Ohne Auto geht es nicht. Doch selbst auf dem Land gibt es Alternativen, wenn sich die Bürger vernetzen. in Süddeutsche Zeitung, 18./19. Januar 2021, S. 68

(35) Elektro-Bürgerauto der Verbandsgemeinde Birkenfeld, https://www.klimaschutz100-birkenfeld.de/buergerauto.html
Zugriff: 15.01.2021

Kapitel 9

Sozialräumlich orientierte Gesamtkonzepte – Best practice

9.1 Sorgende Gemeinschaften: Bürgerschaftliches Engagement als Alternative

Sorgende Gemeinschaften, Quartiersmanagement, caring communities sind – synonym verwendete – Begrifflichkeiten, mit denen eine sozialpolitische Entwicklung umschrieben werden kann, aus der sich ein neues Paradigma in der sozialen Arbeit – wesentlich jedoch im Bereich der Altenhilfe – entwickeln kann. Zusammengefasst geht es um kleinräumig organisierte Vernetzungs- und Unterstützungsangebote, in denen sich ehrenamtliches Engagement und professionelles Handeln ineinander verschränken, ergänzen und jeweils sozialraumspezifische Angebote entwickeln können. Kommunen im Verbund mit sozialen Trägern, örtlichen Unternehmen und den Bürgerinnen und Bürgern entwickeln und gestalten ‚sorgende Gemeinschaften' bzw. ‚soziale Räume', die die vorhandenen Ressourcen nutzen, die zivilgesellschaftliche Verantwortung stärken, um Teilhabe für alle zu ermöglichen.

Ausgangspunkt derartiger Überlegungen ist sicher die bereits aktuell vorhandene und sich weiter verschärfende Problemlage in der Versorgung einer älter werdenden Gesellschaft. Bereits heute können Nachfragen im Bereich der ambulanten und stationären Versorgung nicht mehr hinreichend befriedigt werden. Das ist zum einen auf die steigende Nachfrage (Demografie) und zum anderen auf fehlende Fachkräfte zurückzuführen. Dies führt in vielen Fällen zu individuellen Notlagen und zu erheblichen (familiären) Belastungen. Diese Situation wird sich mit der Generation der ‚Babyboomer' in den kommenden Jahren noch verschärfen. Parallel zu dieser Entwicklung werden die kommenden Generationen der Rentnerinnen und Rentner nach Renteneintritt noch eine Lebenserwartung von über 20 Jahren – mit steigender Tendenz – haben, die sie zu großen Teilen gesund und aktiv – auch mit der Bereitschaft zu sozialem Engagement – verbringen wollen. Gesellschaftliche und individuelle Erwartungen gelangen hier – so bleibt zu hoffen – in eine Win-win-Situation.

Als ein gelungenes Beispiel für die Entwicklung kommunaler Strukturen hin zu sorgenden Gemeinschaften wird folgend der Ortenaukreis in Baden-Württemberg und ganz konkret die Gemeinde Ortenburg dargestellt:

Die Kreisebene – Ortenaukreis/Baden-Württemberg

„Ortenau engagiert", so heißt der Titel der spezifischen Homepage des Kreises bzw. der Vernetzungsstelle Bürgerschaftliches Engagement (1). Die Kommune ist verantwortlich für die Gestaltung der Homepage und wichtige Aktivitäten, die hier dargestellt sind.

Mit unterschiedlichen Menüs wird auf vielfältige Themen, Aktionen und Projekte verwiesen, die ihrerseits zu bürgerlichem, ehrenamtlichem Engagement motivieren wollen. So finden sich z. B. unter der Überschrift ‚Engagement in Ortenau' weitere Buttons mit folgenden Titeln und Themen:

Quartiersentwicklung

Zwei Themen werden unter diesem Punkt weiter differenziert: „Ich bin einer von WIR" – soziale Nachbarschaften in der Gemeinde gestalten und Sorgende Gemeinschaften – Caring Communities. Es werden jeweils die Protokolle und Ergebnisse von zwei Fachtagen zu den jeweiligen Themen vorgehalten. Dabei geht es auch um die Darstellung gelungener Beispiele, die für die eigene Arbeit vor Ort richtungsweisend sein können.

Forum Bürgerschaftliches Engagement

Unter dem Motto „Engagement braucht Austausch" ist ein Format entwickelt worden, in dem engagierten Ehrenamtlichen, Hauptamtlichen aus dem kommunalen Bereich oder aus Verbänden jährlich die Gelegenheit zu Begegnung und Austausch gegeben wird. Diese Foren werden mit verschiedenen Themenschwerpunkten („Quartiersentwicklung", „Beteiligungsprozesse") ausgestattet.

Marktplatz für gute Geschäfte

Wirtschaft und Gemeinnützige treten hier als Partner auf, um Vereinbarungen zur Zusammenarbeit zu schließen. Beispiele: Die Psychologische Beratungsstelle bekommt neue Armaturen für den Sanitärbereich, die Spenderfirma eine Teambuildingmaßnahme der Beratungsstelle. Die Anwaltssozietät gibt Informationen zu Rechten und Pflichten eines Vorstandes in der Chorgemeinschaft, dieser macht dafür eine musikalische Festgestaltung. Die Selbsthilfegruppe für Multiple Sklerose erhält vom Sanitätshaus einen Vortrag über Pflegehilfsmittel und informiert ihrerseits über die Krankheit MS. Das Software-Haus unterstützt das Altenheim beim Internet-Auftritt und kann dafür den Kleinbus des Hauses für den Betriebsausflug nutzen.

Nachbarschaftshilfe

Hier werden grundlegende Informationen (Vereinsführung, Versicherung usw.) und weiterführende LINKs angeboten.

Ehrenamtliche Flüchtlingshilfe
Auch hier geht es um grundlegende Informationen und Möglichkeiten zum Engagement.

Möglichkeiten zum Engagement
Die verschiedenen Gemeinden im Kreis nutzen diese Seite, um zielgerichtet nach Unterstützung zu suchen. So sucht z. B. die Gemeinde Lauf Interessierte, die in Not geratenen Menschen helfen, anderen ihre handwerklichen Fähigkeiten zur Verfügung stellen oder sich in einem ökologischen Projekt engagieren.

Engagement in Städten und Gemeinden
Alle Städte und Gemeinden des Kreises sind in einer Übersicht erfasst. Die Verlinkung führt direkt auf die Seiten, die das Bürgerengagement betreffen.

Veranstaltungen:
Unter diesem Punkt gibt es Termine zu einschlägigen Tagungen, Fortbildungen und Vorträgen.

Neben diesen Inhalten gibt es wertvolle Informationen zu rechtlichen und organisatorischen Rahmenbedingungen. Spezifisch nach den Zielgruppen Freiwillige, Vereine und Kommune gegliedert, werden Themen zu rechtlichen und finanziellen Rahmenbedingungen, wie z. B. Versicherungsschutz, Sozialversicherungen, Ehrenamtspauschale, Führungszeugnis usw., angesprochen.

Das sehr informative, praxisorientierte Angebot des Kreises kann als fachliche Klammer für die Initiativen und Projekte der einzelnen Gemeinden im Kreis gesehen werden. Hierzu nun ein konkretes Beispiel.

Die Kommunale Ebene – Gemeinde Ortenburg

Die Gemeinde Ortenberg mit 3500 Einwohner:innen liegt in Baden-Württemberg im Schwarzwald. Sie erstreckt sich über eine Fläche von 5,66 qm. Mit diesen beiden Daten zur Einwohner:innenzahl und zur flächenmäßigen Ausdehnung ist die Frage zur Bestimmung des Sozialraumes schon beantwortet: Im Gegensatz zu (groß-) städtischen Räumen ist hier eine weitere Eingrenzung, die sich an Einheiten wie Stadt-/Ortsteil, Bezirk, Siedlung oder möglichen Grenzen wie Fluss, Bach, Straße, Wald oder Brücke orientiert, nicht erforderlich. Die ganze Gemeinde ist die Zielgröße für den zu entwickelnden Raum, hier als sog. Sorgende Gemeinschaft bzw. als SoNO = Soziales Netzwerk Ortenberg e.V. (2) Dieses Netzwerk wurde 2009 mit folgender übergeordneter Zielsetzung gegründet: „Alle Ortenberger sollen in ihrem gewohnten Lebensumfeld wohnen bleiben und alt werden können." (3) Bis zu diesem Zeitpunkt war die Versorgungsbedürftigkeit im Alter oftmals mit einem Umzug in eine Einrichtung der Altenhilfe außerhalb der gewohnten Umgebung verbunden. Es sind aber nicht nur ältere Menschen im Blick. „Vom Grundschulkind bis zum Hochbetagten bietet SoNO die notwendige Begleitung und persönliche Unterstützung an. SoNO ist gut vernetzt mit allen regionalen Diensten, die das eigene Hilfeangebot ergänzen. Es gilt der Grundsatz: Alle Hilfe kommt zu den Menschen, nicht umgekehrt." (4)

Im Jahr 2019 feierte SoNO sein zehnjähriges Bestehen. Aus Anlass dieses Jubiläums wurde vom langjährigen Vorsitzenden, Wilhelm von Ascheraden, eine Chronik in Versform verfasst!

An dieser Stelle drei Beispiele, die auf diese besondere Weise die Anfänge beschreiben (5):

Wie fängt man's an, was sind die ersten Schritte
in Richtung auf das hochgesteckte **Ziel**?
Da sucht man im Bedarfsgewirr die Mitte
und merkt sehr bald: Ach, Wünsche gibt es viel!

Man schaut umher: **Was gibt's denn alles schon**
an Diensten in und rund um Ortenberg?
Man sieht: So manches hat längst Tradition
und fügt's zusammen zum Gesamtnetzwerk.

Ein „**Runder Tisch**" ist bald darauf gegründet,
er trifft im Rathaus sich so zwei-, dreimal.
Wenn man gezielt mit andern sich verbündet,
dann hilft das schon beim Start in jedem Fall.

Ausgehend von der Zielbestimmung, über die Bestandsaufnahme hin zu den ersten Organisationsformen, dem Beginn der Netzwerkarbeit, werden hier die Anfänge beschrieben. Wie aus der erwähnten übergeordneten Zielsetzung zu entnehmen ist, ging es zunächst um die Wohn- und Versorgungssituation älterer Menschen. In zwei Fußnoten macht die Chronik deutlich, dass bereits auf vorhandene Systeme, Dienstleister und Institutionen (Sozialstation, Dorfhelferinnenstation, Kath. und Ev. Kirchengemeinden, Kath. Seniorenwerk, Gemeinde Ortenberg, VdK, ansässiger Arzt) zurückgegriffen werden konnte und der Runde Tisch auf Einladung des Bürgermeisters am 01.12.2008 stattfand.

Aus diesen Anfängen hat sich in der Folge ein eingetragener Verein gegründet, der heute folgende Struktur aufweist:

Die Mitgliederversammlung ➜ wählt den SoNO-Rat
Der SoNO-Rat ➜ bestellt und kontrolliert den Vorstand
Der Vorstand ➜ führt die Mitarbeiter:innen und die verschiedenen Dienste

Im Juni 2019 hatte SoNO insgesamt 82 Mitarbeiter:innen, die sich wie folgt zusammensetzten: (6)

	Frauen	Männer	gesamt
reines Ehrenamt	22	16	38
Übungsleiterpauschale	15	8	23
Minijobber – 450,- €	7	0	7
Festanstellung	13	1	14
gesamt	57	25	82

Diese über 80 Menschen wirken gemeinsam in einem gemeinnützigen Verein, dessen Aktivtäten sich inzwischen auf unterschiedliche Arbeitsfelder erstrecken. Das Organigramm (7) gibt hier einen guten Überblick (siehe S.191).

Es wird deutlich, dass sich innerhalb von knapp zehn Jahren ein differenziertes, von bürgerschaftlichem Engagement getragenes sozialräumliches Angebot entwickelt hat, das der Gemeinde Ortenberg zu mehr Lebensqualität verholfen hat. Der gesamte Ort findet über die Gemeinde und viele andere Netzwerkpartner in der Unterstützung von Schulprojekten, bei der Essensausgabe, im Erzählcafé, bei Fahrdiensten oder auch bei der ambulanten und stationären Versorgung zusammen.

Die Beteiligung der Betroffenen drückt sich dabei nicht nur in der Vereinsstruktur aus, sondern auch in der Konzeption der Wohnangebote für ältere Menschen.

„Die zwölf Plätze der Pflege-WG „Storchennest" sind speziell für Menschen aus dem Ort gedacht. Kein Heimträger schöpft Gewinne ab, die Bewohner organisieren sich mit ihren Angehörigen und dem unterstützenden Verein selbst. „Das ist sehr begrüßenswert, dass so eine Verbindlichkeit aus bürgerschaftlichem Engagement hervorgeht", sagt Dr. Eckart Schnabel, Leiter der Forschungsstelle Pflegeversicherung beim Spitzenverband der Gesetzlichen Krankenkas-

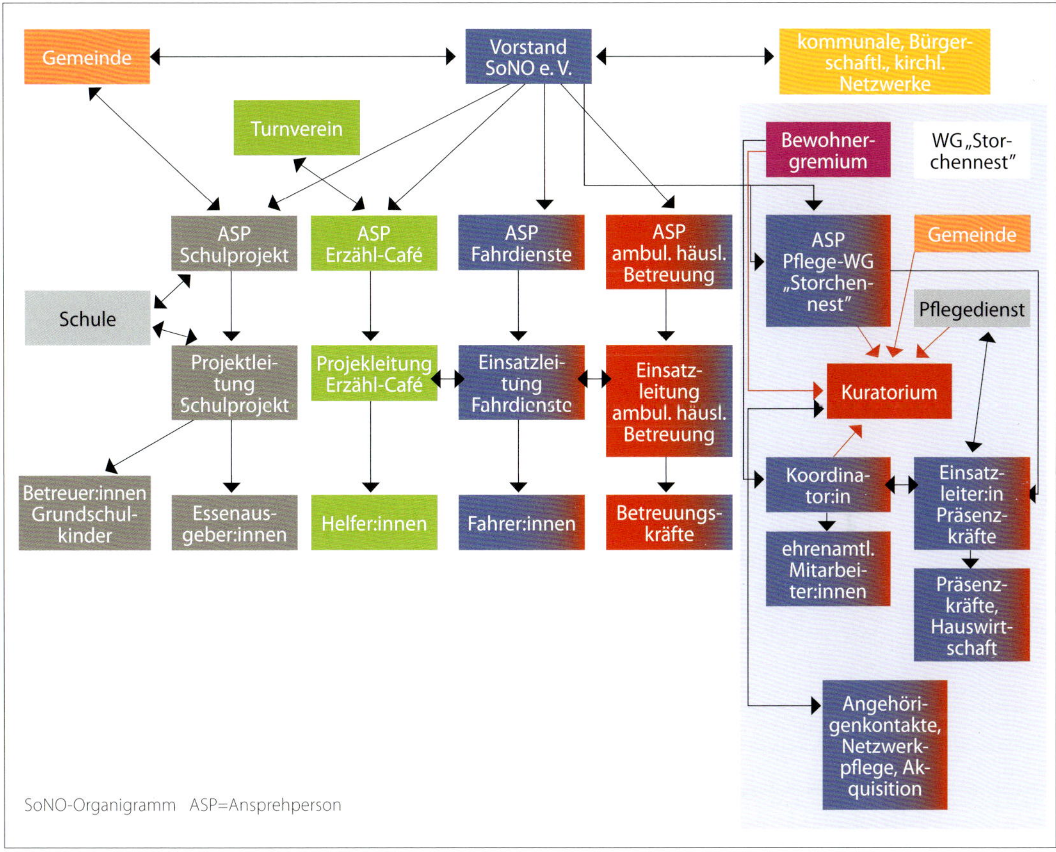

SoNO-Organigramm ASP=Ansprehperson

sen (GKV). Die Ortenberger Einrichtung ist eines von 53 Modellprojekten, die die Forschungsstelle in den vergangenen Jahren begleitet hat. Bei den neuen Wohnformen geht es darum, Versorgungssicherheit bestmöglich mit Selbstbestimmtheit zu verbinden. „Wir wollten ausloten, was es zwischen traditionellem Zuhause und vollstationärem Pflegeheim schon gibt und was möglich ist", erläutert Schnabel." (8)

Aufgabe:

- Besuchen Sie im Netz die Seite des Vereins Bürger für Bürger in der Verbandsgemeinde Daun (www.buerger-daun.de). Der Verein versteht sich als Sorgende Gemeinschaft.
- Stellen Sie den Internetauftritt des Vereins vor. Welche Themen und Inhalte werden präsentiert, welche Angebote vorgehalten?

- Vergleichen Sie das Angebot dieses Vereins mit dem Verein aus der Gemeinde Ortenberg. Welche Unterschiede, welche Gemeinsamkeiten stellen Sie fest? Wie bewerten Sie Angebote wie den ‚Bürgerbus' oder den ‚Seniorencoach'?

9.2 Gesunde Stadt: Beispielhafte Aktivitäten vor Ort

Spätestens seit der Corona-Pandemie in den Jahren 2020/2021 dürfte deutlich geworden sein, welche bedeutsame Rolle die Kommunen auch im Bereich der Gesundheit bzw. Gesundheitsförderung spielen. Krankenhäuser, niedergelassene Ärzte und Ärztinnen, Apotheken im Verbund mit dem Gesundheits- und Ordnungsamt, aber selbstverständlich auch Pflegeeinrichtungen und Pflegedienste, die pflegenden Angehörigen in der häuslichen Situation, Schulen, Tageseinrichtungen, letztlich alle Beteiligten der öffentlichen Infrastruktur waren aufgefordert, im solidarischen Verbund ihren Beitrag zur Eindämmung des Virus' zu leisten.

Die Verantwortung der Kommune für die gesundheitliche Situation der Menschen in ihrem Zuständigkeitsbereich hat eine lange Tradition, denkt man nur an Hygiene- und Trinkwasserbelange, die über viele Jahrzehnte Ursachen für Krankheiten waren. Inzwischen „… treten Fragen in den Vordergrund, wie möglichst wohnortnah Impulse für eine ressourcenstärkende Gesundheitsförderung und effektive Prävention von sogenannten neuen Volkskrankheiten (z. B. Herz-Kreislauerkrankungen, Übergewicht, Demenz) gesetzt werden können." (9) Nicht zuletzt vor diesem Hintergrund haben sich das „Gesunde Städte-Netzwerk der Bundesrepublik Deutschland" und der „Kooperationsverbund Gesundheitliche Chancengleichheit" gebildet.

Im Städtenetzwerk verpflichten sich die 91 Mitglieder auf ein 9-Punkte Programm, in dem wichtige Vorgaben für das politische Handeln vor Ort definiert werden. So heißt es etwa unter Punkt 3:

„Eine ressortübergreifende gesundheitsfördernde Politik ist zu entwickeln. Dafür werden die verschiedenen Politikbereiche und Fachämter über die Gesunde Städte-Konzeption informiert. Weitere Institutionen (Krankenkassen, Verbände, Bildungseinrichtungen, Wissenschaft, Wirtschaft usw.) sowie Bürgerinitiativen sind in diesen Prozess einzubeziehen. Die Einrichtung entsprechender Infrastrukturen (Gesundheitskonferenz) wird für die Umsetzung einer präventiven Gesundheitspolitik empfohlen." (10) Neben dieser inhaltlichen Ausrichtung enthält das Programm auch Vorgaben zur personellen Ausstattung, Bürgerbeteiligung und Berichterstattung.

Der „Kooperationsverbund Gesundheitliche Chancengleichheit" ist ein Verbund von 74 Organisationen unter Federführung der Bundeszentrale für gesundheitliche Aufklärung (BZgA). Neben Krankenkassen sind die Landeszentralen für Gesundheitsförderung ebenso Mitglied wie Wohlfahrtsverbände, Selbsthilfegruppen, die Bundesagentur für Arbeit und viele weitere Akteure des öffentlichen Lebens in der Bundesrepublik Deutschland. (11) Hier finden sich unter der Überschrift „Good-Practice" 121 Beispiele, in denen gesundheitsbezogene Aktivitäten vor Ort in Sozialräumen (= Quartieren, Stadtteilen, Dörfern usw.) umgesetzt werden.

Hier einige Beispiele zu einzelnen Themenfeldern:

Adipositas/gesunde Ernährung

Kinder gestalten ihren Naschgarten, Holzminden

„Übergewicht, Fehlentwicklungen im Ernährungsverhalten sowie zunehmende Bewegungsdefizite gelten als ein gesundheitliches Problem bei Kindern und Jugendlichen. Auch in der Stadt Holzminden werden die Folgen dieser Entwicklung sichtbar. Die Daten der Schuleingangsuntersuchungen des Landkreises für die städtischen Schulen zeigen, dass in den Jahren 2003 – 2005 durchschnittlich ca. 20 Prozent der Kinder bei der Einschulung (5 bis 7 Jahre) übergewichtig waren. Davon war jedes zweite bis dritte Kind adipös. Vor Ort wird darauf mit einem Projekt reagiert, das Mädchen und Jungen Naturspielerlebnisse verbunden mit einem natürlichen Obst- und Gemüseanbau zugänglich macht, dabei den Bedarf an offenen Erfahrungs-, Bewegungs- und Spielräumen aufgreift und partizipativ die Zielgruppe mit einbezieht. Auf einem 8.000 qm großen Grundstück werden in dem Projekt „Kinder gestalten ihren Naschgarten" die Kinder aktiv in die Planung und Gestaltung ihrer Lebenswelt eingebunden. Auf eine spielerisch erlebbare Art und Weise werden die Mädchen und Jungen auf den Geschmack einer gesunden Ernährung gebracht. Das Gelände wird von den Kindern sowohl über die kooperierenden Einrichtungen, in denen sie sich täglich aufhalten, wie auch selbständig in ihrer Freizeit genutzt. Mit diesem Ansatz wird ein neuer Weg in die Adipositas-Prävention verfolgt. Durch das niedrigschwellig angelegte Projektvorhaben soll insbesondere Kindern aus sozial benachteiligten Familien die Teilhabe an den erlebnispädagogischen Angeboten und den gemeinsamen Spielerlebnissen erleichtert werden. Das kommunale Projekt wird in private-public-partnership mit verschiedenen Partnern und aus unterschiedlichen Quellen finanziert. Durch die gelungene Kooperation von Einrichtungen aus dem schulischen, kirchlichen und dem Jugendhilfebereich wird die Nachhaltigkeit über den Projektstatus hinaus sichergestellt." (12)

„Gesund sind wir stark", Berlin Kreuzberg

„Das Projekt „Gesund sind wir stark!" will dazu beitragen, die hohe Zahl von Kindern mit Übergewicht und Adipositas im Berliner Stadtteil Kreuzberg abzubauen. Das Problem betrifft insbesondere Kinder aus sozial benachteiligten Verhältnissen und Familien mit Migrationshintergrund. Das Projekt orientiert sich an den Ressourcen des Stadtteils und bindet die vielfältigen Gesundheitsnetzwerke des Bezirkes ein. Professionelle und Laien wurden im Rahmen der ursprünglichen Projektlaufzeit von 2006 bis 2008 zu Gesundheitstrainerinnen und -trainern oder zu Gesundheitsmentorinnen und -mentoren geschult. Sie unterstützen nun Familien vor Ort dabei, gesunde Ernährung und regelmäßige Bewegung in ihren Familienalltag einzubauen. Besonders sprechen sie dabei Familien mit türkischem und arabischem Hintergrund an. Ziel der Intervention ist es, die Familiengewohnheiten in eine gesundheitsfördernde Richtung zu beeinflussen." (13)

Bewegung

Bewegte Kinder, Mecklenburg-Vorpommern (MV), Uecker-Randow

„Die Sportjugend MV führt seit dem Jahr 2000 das Projekt „Bewegte Kinder" in den Kitas des Landes durch. Ziel des Projektes ist es, mit zusätzlichen Sportstunden Freude an der Bewegung zu wecken, Sport niedrigschwellig in den Alltag von Kindergartenkindern zu integrieren und sie langfristig als Mitglieder in die Sportvereine aufzunehmen. Dazu werden Kooperationen zwischen regionalen Sportvereinen und Kitas an Hand festgelegter Bewirtschaftungsgrundsätze gebildet. Erzieherinnen und Erzieher werden im Rahmen des Projektes zu Übungsleitern qualifiziert. 2000 wurde mit sieben Kooperationen begonnen. Durch den kontinuierlichen Ausbau des Projektes gab es 2007 121 Kooperationen mit 3745 Kindergartenkindern, die mit Sportangeboten erreicht wurden.

Im Landkreis Uecker-Randow beteiligt sich der Turnverein „Friedrich Ludwig Jahn" am Projekt, [...] Er unterhält Kooperationsvereinbarungen mit 5 Kitas der umliegenden Kleinstädte und Dörfer. 50 bis 70 Prozent der Plätze werden in diesen Einrichtungen vom Jugendamt finanziert, da die Kinder finanziell benachteiligten Familien angehören. Da die Angebote in den Betreuungszeiten der Kinder stattfinden und 97 Prozent der Kinder eine Tagesstätte besuchen, werden auch die sozial benachteiligten Kinder erreicht. Der Turnverein hat ein breites regionales Netzwerk zur Unterstützung der Kooperationen errichtet. Dazu zählen beispielsweise die Organisation zur Arbeitsförderung und Strukturentwicklung, die ARGE, die Volkssolidarität, der Verein für Handwerk und Gewerbe e. V. und der Tierpark Ueckermünde." (14)

Trampolinspringen für Kinder und Jugendliche, Hamburg Barup
„Kinder und Jugendliche in Deutschland leiden verstärkt unter Bewegungsmangel und daraus resultierenden Folgeerscheinungen wie Übergewicht und motorische Entwicklungsauffälligkeiten. Dies gilt im besonderen Maße für Kinder aus sozial benachteiligten Familien (vgl. KIGGS 2007). Das Trampolinprojekt der Luruper Frauenoase e. V. zielt daher darauf ab, Bewegungsmangel von Kindern und Jugendlichen im sozial benachteiligten Hamburger Stadtteil Lurup entgegenzuwirken.

Die Luruper Frauenoase e.V. ist ein gemeinnütziger Verein sowie Kinder- und Jugendhilfeträger und initiiert und unterstützt gesundheitsförderliche Projekte im Stadtteil Lurup. Mit dem Trampolinprojekt verfolgt die Luruper Frauenoase das Ziel, sozial benachteiligten Kindern und Jugendlichen höhere körperliche und geistige Entwicklungschancen zu ermöglichen. Hierzu greift man zu einem besonderen Medium aus dem Bereich der Psychomotorik: dem Trampolin. Das Trampolin als Gerät der Psychomotorik schult die Beweglichkeit, stärkt Herz und Kreislauf, fördert das Selbstbewusstsein, erhöht die soziale Kompetenz und stärkt die Konzentrationsfähigkeit. Die Frauenoase ermöglicht allen Kindern des Stadtteils, gegen ein geringes Entgelt an einem wöchentlichen Trampolinkurs unter professioneller Leitung teilzunehmen und fördert so die Gesundheit der Kinder." (15)

Die insgesamt dargestellten Beispiele sind von ihrem Sozialraumbezug unterschiedlich einzuordnen. Einerseits sind es vernetzte, auf Beteiligung ausgerichtete Gesamtkonzepte, andererseits sind es Einzelinitiativen mit eindimensionalen Zielsetzungen. Insgesamt vermitteln die Beispiele viele gute, alltagstaugliche Ideen zur Gesundheitsförderung.

9.3 Frühe Hilfen: Familien und Kinder – Unterstützung beginnt mit der Geburt

„Frühe Hilfen bilden lokale und regionale Unterstützungssysteme mit koordinierten Hilfsangeboten für Eltern und Kinder ab Beginn der Schwangerschaft und in den ersten Lebensjahren mit einem Schwerpunkt auf der Altersgruppe der 0- bis 3-Jährigen. Sie zielen darauf ab, Entwicklungsmöglichkeiten von Kindern und Eltern in Familie und Gesellschaft frühzeitig und nachhaltig zu verbessern. Neben alltagspraktischer Unterstützung wollen Frühe Hilfen insbesondere einen Beitrag zur Förderung der Beziehungs- und Erziehungskompetenz von (werdenden) Müttern und Vätern leisten. Damit tragen sie maßgeblich zum gesunden Aufwachsen von Kindern bei und sichern deren Rechte auf Schutz, Förderung und Teilhabe. Frühe Hilfen umfassen vielfältige sowohl allgemeine als auch spezifische, aufeinander bezogene und einander ergänzende Angebote und Maßnahmen. Grundlegend sind Angebote, die sich an alle (werdenden) Eltern mit ihren Kindern im Sinne der Gesundheitsförderung richten (universelle/primäre Prävention= Entstehung von Krankheiten, gesundheitsgefährdende Situationen verhindern, Anm. d. Verf.). Darüber hinaus wenden sich Frühe Hilfen insbesondere an Familien in Problemlagen (selektive/sekundäre Prävention = Früherkennung von Krankheiten, gesundheitsgefährdender Problemlagen, Anm. d. Verf.). Frühe Hilfen tragen in der Arbeit mit den Familien dazu bei, dass Risiken für das Wohl und die Entwicklung des Kindes frühzeitig wahrgenommen und reduziert werden. Wenn die Hilfen nicht ausreichen, eine Gefährdung des Kindeswohls abzuwenden, sorgen Frühe Hilfen dafür, dass weitere Maßnahmen zum Schutz des Kindes ergriffen werden.

Frühe Hilfen basieren vor allem auf multiprofessioneller Kooperation, beziehen aber auch bürgerschaftliches Engagement und die Stärkung sozialer Netzwerke von Familien mit ein." (16)

Um die angesprochenen Ziele zu erreichen, ist – wie im Leitbild beschrieben – Multiprofessionalität aus dem Sozial- und Gesundheitswesen notwendig. Neben der Familienbildung, der Erziehungsberatung, der Kinder- und Jugendhilfe sind dies ganz konkret auch Mitarbeiter:innen aus dem Gesundheitswesen, wie z. B. aus der Schwangerschaftsberatung, der Geburtsvorbereitung oder der interdisziplinären Frühförderung (Frühförderstellen unterstützen Eltern mit behinderten, von Behinderung bedrohten oder entwicklungsauffälligen Kindern).

Selbstverständlich gehören auch Kinder- und Jugendärzte, Frauenärzte und Hausärzte, Familienhebammen zu den relevanten Gruppen. (17) Das Nationale Zentrum Frühe Hilfen bietet in diesem Zusammenhang umfangreiche Qualifizierungen für diesen Bereich an. So gibt es u. a. eine Lernplattform für Gesundheitsfachkräfte, die es erlaubt, sich auch berufsbegleitend fort- und weiterzubilden. Neben dem Nationalen Zentrum gibt es die Bundesstiftung Frühe Hilfen. Deren Anliegen ist es, dauerhaft die Netzwerke Frühe Hilfen zu fördern.

Frühe Hilfen am Beispiel der Stadt Freiburg

Die genannte Bundesstiftung fördert auch das Netzwerk Frühe Hilfen der Stadt Freiburg. Ziel ist die Unterstützung von Familien mit Säuglingen und Kleinkindern in Problemsituationen. Um dies zu gewährleisten, arbeiten Berufsgruppen aus der Kinder- und Jugendhilfe, dem Bereich Soziales und dem Gesundheitswesen zusammen, um Informationen zu vermitteln und direkte Unterstützung zu gewähren. (18), (19)

Angebote aus dem Bereich Kinder- und Jugendhilfe

- Kommunaler Sozialer Dienst
- Erziehungs- und Beratungsstellen
- Hilfen zur Erziehung nach SGB VIII (z. B. Unterstützung der Familien in der häuslichen Umgebung durch eine sozialpädagogische Familienhilfe)
- Kindertagesbetreuung
- Eltern- und Familienbildung

Angebote aus dem Bereich Soziales

- Frühförderstellen
- Fachstellen gegen häusliche Gewalt
- Frauen- und Kinderschutzhaus
- Suchthilfe
- Amt für Migration und Integration

Angebote aus dem Bereich der Gesundheitshilfe

- Krankenhäuser (Uni-Klinik, Diakonie- und St. Josef)
- Kinderschutzzentrum

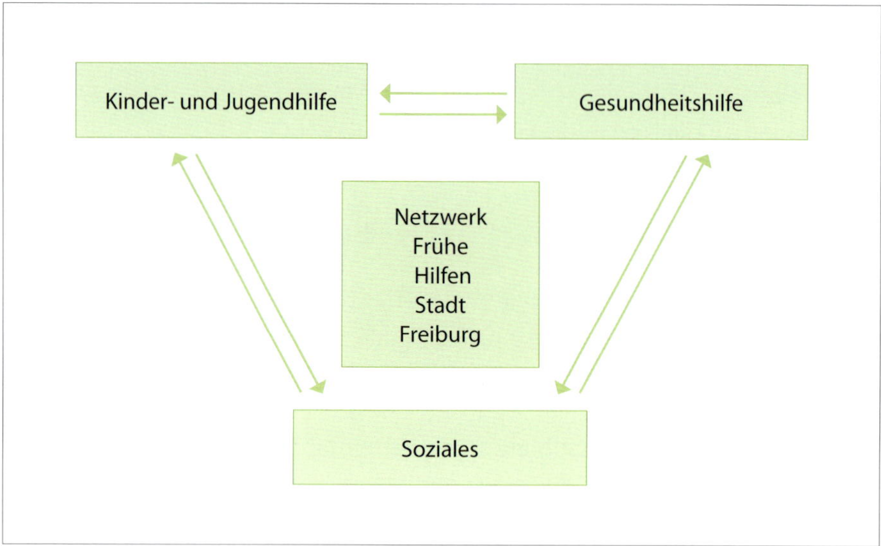

- Praxen: Gynäkologie, Kinder- und Jugendmedizin, Babyambulanz, Heilpädagogik, Logopädie, Psychotherapie
- Hebammen: Familienhebammen und Familien-, Gesundheits- und Kinderkrankenpfleger
- Gesundheitsamt

Konkret beziehen sich die Angebote auf

- Informationen, Beratungs- bzw. Gesprächsangebote zu Fragen der Entwicklung von Säuglingen und Kleinkindern (auch bei den Eltern zu Hause)
- konkrete Unterstützung – z. B. bei Schlaf- und Fütterproblemen.
- Vermittlung von
  - Hilfsangeboten im Alltag
  - Familienhebammen und/oder anderen Fachkräften aus der Gesundheitshilfe
- Zusammenarbeit mit weiteren Kooperationspartnern (Hebammen, Kliniken, Ärztinnen und Ärzte, Beratungsstellen).

Sämtliche Angebote sind in einem Faltblatt übersichtlich themenspezifisch (z. B. Geburt, Familien- und/oder Schwangerschaft; Finanzen; Freizeit/Kontakte; Familien- und Mütterzentren; Sucht-/Drogenberatung) und adressatenspezifisch (Mädchen/Frauen; Jungen, Männer; Minderjährige) aufgeführt. (20)

Insgesamt zeichnen sich die Frühen Hilfen in der Stadt Freiburg durch ein enges, multiprofessionelles und von unterschiedlichen freien, privaten und öffentlichen Trägern organisiertes Dienstleistungssystem aus. Gebündelt werden die Hilfen im Kompetenzzentrum Frühe Hilfen. Dieses Kompetenzzentrum ist die zentrale Beratungsstelle der Stadt, deren Adressaten nicht nur die betroffenen Schwangeren, jungen Eltern und Familien sind, sondern ebenfalls die Fachkräfte aus dem medizinischen und sozialen Umfeld der Betroffenen. Es will diese in der konkreten Arbeit vor Ort begleiten, beraten und unterstützen. Das Kompetenzzentrum kann damit auch als Rückhalt der Arbeit im konkreten Sozialraum verstanden werden. Gemeinsam orientieren sich die Akteure an den Lebenslagen der Menschen und leisten einen Beitrag zur Lebensgestaltung – nicht zuletzt aus medizinischer Sicht.

An dieser Stelle ein Hinweis auf eine Initiative der Stiftung ‚SeeYou – Stark für Familien' – in Zusammenarbeit mit der ‚Auridis Stiftung' zum Aufbau und Entwicklung eines niederschwelligen Angebotes: Lotsendienste in Geburtskliniken. „98 Prozent der Kinder kommen in Geburtskliniken zur Welt. Damit bieten Geburtskliniken gute Voraussetzungen, Frühe Hilfen auch den Familien bekannt zu machen, die nicht so einfach den Weg in Unterstützungsangebote finden." (30)

Als aufsuchendes Angebot vor Ort in der Klinik sollen Lotsendienste informieren, beraten, unterstützen und ggf. Zugänge zum örtlichen Hilfesystem anbahnen. Sie bilden damit eine wichtige Verbindung zwischen den Systemen Gesundheit und Jugendhilfe.

Anmerkungen zu 9:

(1) Ortenau engagiert, Ortenaukreis, https://ortenau-engagiert.de/engagement-im-ortenaukreis/forum-be/, Zugriff: 18.11.2020

(2) vgl. im folgenden SoNO, Soziales Netzwerk Ortenberg, http://www.sono-ortenberg.de/ Zugriff: 20.11,2020

(3) ebenda, (Start)

(4) ebenda, (Start)

(5) ebenda, (SoNO-Chronik)

(6) ebenda, (SoNO-Chronik)

(7) ebenda, (Organigramm)

(8) Wohnen im Alter: Neue Ideen 20.07.2020, https://www.senioren-ratgeber.de/Altern/Wohnen-im-Alter-Neue-Ideen-559651.html Zugriff: 20.11.2020

(9) Bär, Gesine, Gesundheitsförderung als sozialraumbezogenes Handlungsfeld, in: Kessl, Fabian, Reutlinger, Christian (Hrsg.), Handbuch Sozialraum, 2019 (2), S. 618

(10) Gesunde Städte-Netzwerk der Bundesrepublik Deutschland, 9-Punkte Programm, https://gesunde-staedte-netzwerk.de/9-punkte-programm/, Zugriff: 26.11.2020

(11) Kooperationsverbund Gesundheitliche Chancengleichheit, Aktiv für Gesundheit und Chancengleichheit, gesundheitliche-chancengleichheit (gesundheitliche-chancengleichheit.de) Zugriff: 26.11.2020

(12) Kooperationsverbund Gesundheitliche Chancengleichheit, Aktiv für Gesundheit und Chancengleichheit, hier: gesundheitliche-chancengleichheit: Kinder gestalten ihren Naschgarten (gesundheitliche-chancengleichheit.de) Zugriff: 26.11.2020

(13) Kooperationsverbund Gesundheitliche Chancengleichheit, Aktiv für Gesundheit und Chancengleichheit, hier: gesundheitliche-chancengleichheit: „Gesund sind wir stark!" in Berlin Kreuzberg (gesundheitliche-chancengleichheit.de) Zugriff: 26.11.2020

(14) Kooperationsverbund Gesundheitliche Chancengleichheit, Aktiv für Gesundheit und Chancengleichheit, hier: gesundheitliche-chancengleichheit: „Bewegte Kinder" (gesundheitliche-chancengleichheit.de) Zugriff: 26.11.2020

(15) Kooperationsverbund Gesundheitliche Chancengleichheit, Aktiv für Gesundheit und Chancengleichheit, Hier: gesundheitliche-chancengleichheit: Trampolinspringen für Kinder und Jugendliche (gesundheitliche-chancengleichheit.de) Zugriff: 26.11.2020

(16) Nationales Zentrum Frühe Hilfen, Leitbild Frühe Hilfen, Begriffsbestimmung Frühe Hilfen, (Die Begriffsbestimmung wurde auf der 4. Sitzung des Wissenschaftlichen Beirats des NZFH am 26.06.2009 in Berlin verabschiedet. Sie wurde von ihm gemeinsam mit dem NZFH erarbeitet und mit dem Fachbeirat des NZFH besprochen. Mitglieder der Arbeitsgruppe „Begriffsbestimmung Frühe Hilfen" im Wissenschaftlichen Beirat des NZFH: Sabine Walper, Peter Franzkowiak, Thomas Meysen, Mechthild Papoušek https://www.fruehehilfen.de/fileadmin/user_upload/fruehehilfen.de/pdf/Publikation_NZFH_Kompakt_Beirat_Leitbild fuer Fruehe_Hilfen.pdf Zugriff: 27.11.2020

(17) vgl. hierzu: Küster, Uwe u. a., Im Profil: Die Koordination von Netzwerken im Bereich Frühe Hilfen, hier: Tabelle 1: Akteure in den Netzwerken Frühe Hilfen, S.24 in: Nationales Zentrum Frühe Hilfen, Datenreport Frühe Hilfen, Köln, 2015

(18) vgl. hierzu: Netzwerk Frühe Hilfen Freiburg, https://www.freiburg.de/pb/228576.html Zugriff: 30.11.2020

(19) vgl. hierzu: Kompetenzzentrum Frühe Hilfen, https://www.freiburg.de/pb/228580.html Zugriff: 30.11.2020

(20) Informationen für Mütter und Väter und alle, die Kinder begleiten - Flyer, https://www.freiburg.de/pb/site/Freiburg/get/params_E1865934745/1433959/Infoflyer_2018_Muetter_Vaeter.pdf Zugriff, 30.11.2020

(30) SeeYou - Stark für Familien - Flyer, Aufbau und Qualitätsentwicklung von Lotsendiensten in Nordrhein-Westfalen, Verteiler: Ministerium für Kinder, Familie, Flüchtlinge und Integration des Landes Nordrhein-Westfalen 21. Juni 2021.

Kapitel 10

Vielfalt ermöglichen – Inklusion in Pflege und Medizin

Mit dem Inkrafttreten der UN - Behindertenrechtskonvention (UN-BRK) in der Bundesrepublik 2009 ist Inklusion gesetzlicher Auftrag und ein wichtiger Meilenstein nicht nur für Menschen mit Behinderungen, sondern für die gesamte Gesellschaft geworden. Auch das Grundgesetz der Bundesrepublik macht deutlich, dass niemand benachteiligt werden darf.

„Niemand darf wegen seines Geschlechtes, seiner Abstammung, seiner Rasse, seiner Sprache, seiner Heimat und Herkunft, seines Glaubens, seiner religiösen oder politischen Anschauung benachteiligt oder bevorzugt werden. Niemand darf wegen seiner Behinderung benachteiligt werden." (Grundgesetz Artikel 3, Absatz 3)

Inklusion als gesellschaftspolitischer Maßstab hat sich nicht zuletzt aus derartigen rechtlichen Vorgaben entwickelt. Nicht der oder die Einzelne muss sich anpassen, um teilhaben zu können, sondern es liegt in der Verantwortung der Gesellschaft, sich zu öffnen und Vielfalt als selbstverständliches Leitbild zu leben. Vielfalt (= Diversität) wird als Gewinn betrachtet. Nicht Gleichheit und Konformität, sondern Vielfalt und Unterschiedlichkeit bewirken gesellschaftliche Entwicklung. Dementsprechend steht Inklusion für die Offenheit eines gesellschaftlichen Systems in Bezug auf soziale Vielfalt, die selbstverständlich Menschen mit Behinderungen einschließt. Der Begriff Inklusion stellt dabei eine Weiterentwicklung der Idee der Integration dar. Es geht nicht darum, innerhalb vorhandener gesellschaftlicher Strukturen Räume für Menschen zu schaffen, die sich außerhalb der gängigen Vorstellungen von Normalität bewegen. Es geht vielmehr darum, gesellschaftliche Strukturen so zu entwickeln und zu gestalten, dass diese den vielfältigen Äußerungsformen menschlichen Lebens gerecht werden. Geschlecht, kulturelle oder ethnische Herkunft, sexuelle Orientierung (heterosexuelle Orientierung, LSBTI = Lesben, Schwule, bi-, trans- oder intersexuelle Menschen), Behinderung, Religionszugehörigkeit: all das sind Merkmale, durch die sich Menschen voneinander unterscheiden können. Unterschiede zwischen Menschen führen jedoch immer wieder zu Abgrenzung und gesellschaftlicher Ausgrenzung.

Was bedeutet dies für das Gesundheits- und Pflegesystem? Exemplarisch soll an zwei Beispielen deutlich gemacht werden, wie sich Systeme weiterentwickeln können, damit Akzeptanz und soziale Wertschätzung deutlich werden. Für den Bereich Alter wird dies am Umgang mit LSBTI-Personen aufgezeigt. Für den medizinischen Sektor geht es um das Verhalten gegenüber Menschen mit (Sinnes-) Behinderungen am Beispiel von Blindheit und Sehbehinderung.

LSBTI-Personen in Pflegeeinrichtungen

Der Transitionsprozess in eine Pflegeeinrichtung ist davon begleitet, dass sich Menschen mit ihrer entwickelten Identität in ein neues System, eine neue Gruppe einbringen müssen. Im bisherigen Mikrosystem (= ökologisches Zentrum, Sozialraum) war die Identität ausgehandelt. Kultureller Hintergrund, ethnische Herkunft, religiöse Überzeugungen, berufliche Vergangenheit, wesentliche biografische Daten und auch die sexuelle Orientierung waren bekannt, akzeptiert und Teil der Rolle, die jemand in seinem Lebensumfeld innehatte. Diese Rolle gilt es beim Eintritt in eine Pflegeinrichtung in der Interaktion mit dem Pflegepersonal und den anderen Bewohner:innen neu auszuhandeln und zu bestimmen. Wer bin ich in diesem neuen System? Wie werde ich von den anderen gesehen, wahrgenommen?

Insbesondere für LSBTI-Personen scheint die Beantwortung dieser Fragen eine Herausforderung zu sein. Es ist offensichtlich nicht einfach, sich als alter Mensch mit einem LSBTI-Hintergrund in einer Pflegeeinrichtung zu outen. Dies hat sicher auch historische Hintergründe. „Viele der heute alten Schwulen, Lesben, Bisexuellen, Transidenten und Intersexuellen haben eine etwas andere Geschichte als andere alte Menschen in der Pflege. […] Im Nationalsozialismus bedeutete schwul oder lesbisch zu sein, oft Zuchthaus oder Konzentrationslager. Und auch nach 1945 warteten in Krankenhäusern Elektroschock-Behandlungen oder Zwangs-Hormontherapien auf viele dieser vermeintliche ‚psychisch Kranken'. […] Und noch bis zum Jahr 1994 galt der § 175 StGB mit seiner strafrechtlichen Verurteilung für ‚sexuelle Handlungen zwischen Personen männlichen Geschlechts.' " (1) Auch heute noch werden sog. „Reorientierung- oder Konversionstherapien" zur „Heilung" von Homosexualität im Internet angeboten – auch wenn sie inzwischen bei Minderjährigen untersagt sind. (2)

Für Pflegende ist es wichtig, um die sicherlich eher ausgrenzenden Erfahrungen älterer LSBTI-Personen zu wissen. Untersuchungen zeigen jedoch, dass in den Einrichtungen Nachholbedarf ist. So macht eine Schweizer Untersuchung deutlich, dass Bildungseinrichtungen bislang kaum auf die besonderen Belange eingehen und bei einer in Rheinland-Pfalz durchgeführten Befragung meinen nur 4% der 476 befragten Personen, dass LSBTI-Personen ‚genauso selbstverständlich von ihrem Leben und ihren Beziehungen erzählen können wie heterosexuelle Männer und Frauen.' (3), (4)

Die beiden folgenden Beispiele (5) mögen die Problematik verdeutlichen:

Beispiel 1: Ein schwuler Mann, 82, kommt zu Hause allein nicht mehr zurecht und sucht einen Platz in einem Pflegeheim. Nach anfänglichen Eingewöhnungsschwierigkeiten nimmt der Mann Kontakt zu seinen Mitbewohner:innen auf und erzählt von sich, seinem Leben, seiner Partnerschaft und den Reisen, die er gemeinsam mit seinem verstorbenen Mann unternommen hat. Daraufhin ziehen sich die anderen Bewohner:innen zurück und meiden jegliche Begegnung mit ihm. Auch das Pflegepersonal fühlt sich überfordert mit der Situation umzugehen. Sie wissen nicht, wie sie mit dem Bewohner ins Gespräch kommen sollen und beschränken sich in der Folge zunehmend auf eine grundlegende Versorgung. Der Bewohner zieht sich mehr und mehr in sich zurück und verlässt kaum noch sein Zimmer.

Fragen: Wie würden Sie sich in der Rolle des Heimbewohners fühlen? Wie erlebt er die Reaktionen seiner Mitbewohner:innen? Wie ergeht es ihm mit dem Vorgehen des Pflegepersonals? Wie würden Sie den Bewohner unterstützen?

Beispiel 2: Eine lesbische Bewohnerin, 87, wohnt seit einem Jahr in einer Pflegeeinrichtung und möchte ihre langjährige Lebenspartnerin erstmals zur Weihnachtsfeier der Einrichtung einladen. Die Bewohnerin fragt Sie um Rat, ob und wie sie gemeinsam auftreten sollen. Den anderen Mitbewohner:innen ist nicht bekannt, dass es sich um ein Liebespaar handelt.

Fragen: Wie würden Sie sich in der Rolle der Bewohnerin fühlen? Wie erlebt die Bewohnerin die Unsicherheit zwischen Outing und dem Verstecken ihrer Identität?

Altenpflege muss sich auf derartige Situationen konstruktiv – im Sinne ihrer Bewohner:innen – einstellen. Dieses Ziel ist mit dem Qualitätssiegel Lebensort Vielfalt ® verbunden, das die Schwulenberatung Berlin entwickelt hat. Dieses Siegel „ist eine Auszeichnung, die stationäre Pflegeeinrichtungen und ambulante Pflegedienste erhalten, die in struktureller, organisationspolitischer und personeller Hinsicht Voraussetzungen schaffen, sexuelle und geschlechtliche Minderheiten zu integrieren." (6) Interessierte Einrichtungen führen dabei in einem ersten Schritt einen sogenannten Diversity Check durch, den es in einer ambulanten und stationären Fassung gibt. (7) Diese Selbstevaluation ist dann Ausgangspunkt für einen Beratungsprozess, an den sich z. B. Qualifizierungsmaßnahmen für das Personal anschließen können. Am Ende des Prozesses steht die Verleihung des Qualitätssiegels und die Aufnahme in die Liste ausgezeichneter Einrichtungen.

An dieser Stelle sollen exemplarisch einzelne Kriterien für die zu bewertenden Kategorien der stationären Fassung vorgestellt werden:

Schwulenberatung Berlin – Diversity Check Stationär	
Kategorien	**Kriterien – beispielhaft ausgewählt**
Unternehmenspolitik und Kommunikation	Das Thema Vielfalt ist im Leitbild enthalten.
	Mitarbeiter:innen haben Zugang zu Informationen zu LSBTI:.
	Es werden Begriffe der sexuellen Orientierung (frauenliebend, schwul etc.) verwendet, mit denen sich Bewohner:innen identifizieren.
Personalmanagement	Aus den Stellenbeschreibungen geht hervor, dass die kultursensible Pflege von LSBTI: Bestandteil des Aufgabengebietes ist.
	Das Einarbeitungskonzept beinhaltet das Themenfeld LSBTI: -kultursensible Pflege.
	Die Vielfalt der Belegschaft wird durch eine Strategie implementiert.
Transparenz und Sicherheit	Die Hausordnung stellt einen diskriminierungsfreien Umgang mit LSBTI: sicher.
	Für die Bewohner:innen gibt es eine LSBTI:-Vertrauensperson.
	Es gibt Bewohner:innen-Zufriedenheitsbefragungen, die auch LSBTI: relevante Themen erfassen.
Pflege und Gesundheit	Es gibt Mitarbeiter:innen, die durch Fort- und Weiterbildung innerhalb der letzten drei Jahre spezielle Kenntnisse in der Versorgung von Menschen mit HIV/Aids erworben haben.
	Es besteht Konsens, dass alle Bewohner:innen ein Recht auf Praktizierung ihrer Sexualität haben.
	Bewohner:innen können Dienste von Sexualassistenzen in Anspruch nehmen.
Wohn- und Lebenswelten	Die Bewohner:innen (oder deren Angehörige/Wahlfamilie) werden aktiv an der Gestaltung ihres Wohnumfeldes beteiligt.
	Es wird regelmäßig auf LSBTI:-Veranstaltungen hingewiesen.
	Die Einrichtung arbeitet mit LSBTI:-Organisationen zusammen.

Auch ohne eine Zertifizierung nach dem Qualitätssiegel sollten sich Einrichtungen an den Lebenslagen ihrer Bewohner:innen ausrichten. Dazu gehört auch die sexuelle Orientierung. Hierzu gibt die Schwulenberatung Berlin wichtige Praxistipps:

- „Begegnen Sie den Bewohner:innen mit Wertschätzung und vorurteilsfrei. Beachten Sie die Selbstdefinition der Bewohner:innen und übernehmen Sie die Begriffe, mit denen sich die Bewohner:innen wohlfühlen.
- Unterstützen Sie bei Diskriminierung die Betroffenen.

- Stellen Sie offene Fragen (z. B. „Leben Sie in einer Beziehung?"), anstelle von Fragen, die Heterosexualität implizieren (z. B. nach einem Ehemann).
- Verwenden Sie den Namen und das Pronomen, mit dem sich die Person identifiziert, auch wenn keine offizielle Namensänderung stattgefunden hat. Wenn Sie sich nicht sicher sind, fragen Sie vertraulich nach dem bevorzugten Pronomen.
- Verwenden Sie auch in Abwesenheit der Bewohner:innen, beispielsweise in Gesprächen mit Kolleg:innen, die bevorzugten Namen und Pronomen der Bewohner:innen.
- Bedenken Sie, dass vor allem für ältere LSBTI: oftmals die sogenannte Wahlfamilie, d. h. Freund:innen, das wichtigste Unterstützungssystem darstellt.
- Recherchieren Sie Angebote für ältere LSBTI: in ihrer Umgebung und holen Sie sich Unterstützung von lokalen LSBTI:-Organisationen." (8)

Menschen mit Behinderung in medizinischer Versorgung – am Beispiel Blindheit/Sehbehinderung

Selbst für Menschen ohne Behinderung ist die Orientierung im Gesundheitssystem eine Herausforderung. Zur konkreten Auseinandersetzung mit der eigenen Erkrankung kommen die Organisation von Terminen, der psychische Druck durch Wartezeiten, die Überweisungen zum Facharzt und bei Krankenhausaufenthalten der Umgang mit den räumlichen Bedingungen und organisatorische Abläufe und vieles mehr als Belastungserfahrungen hinzu. Für Menschen mit Behinderung trifft dies in besonderem Maße zu. Prof. Dr. Theresia Degener von der Evangelischen Hochschule in Bochum sieht Menschen mit Behinderung durch das Gesundheitssystem sogar diskriminiert:

„Das Gesundheitssystem diskriminiert behinderte Menschen auf mindestens drei verschiedene Arten: Die erste Form der Diskriminierung ist das klassische Vorurteilswesen. Es wird immer nur gedacht, dass Behinderte medizinische Versorgung nur in Bezug auf ihre besonderen medizinischen Probleme als Behinderte brauchen: […], das heißt zum Beispiel die Gehörlosen brauchen nur den Hals-Nasen-Ohren-Arzt oder die Blinden brauchen nur den Augenarzt. […] Dass behinderte Menschen aber genauso wie alle anderen Menschen ganz normale Bedarfe hinsichtlich Grippeerkrankungen, Beinbruch oder sonstiger Fälle haben, in denen es medizinische Versorgung braucht, wird eben nicht gesehen. Und das heißt, die allgemeine medizinische Versorgung wird auch nicht für behinderte Menschen inklusiv gestaltet. Und das ist dann die zweite Form der Diskriminierung: Die Hauptkrankenhäuser, Arztpraxen, sonstige Stellen, wo Gesundheitsdienste erbracht werden, sind nicht barrierefrei. Angemessene Vorkehrungen für Behinderte werden nicht gewährleistet und das heißt, behinderte Menschen haben oft keinen Zugang zu der allgemeinen medizinischen Versorgung im gleichen Ausmaß wie das die allgemeine Bevölkerung hat. Und die dritte Form der Diskriminierung ist die Zwangsbehandlung und Bevormundung, die ganz besonders behinderte Menschen im Bereich der Psychiatrie betrifft. Da haben wir sehr, sehr viele Zwangsbehandlungen." (9)

Das medizinische Versorgungssystem muss sich also die Frage stellen, welche strukturellen, organisatorischen, kommunikativen, baulichen u. a. Veränderungen notwendig sind, damit eine Teilhabe von Menschen mit Behinderungen in ihren Zuständigkeitsbereichen gelingen kann. Behinderung aus dieser Perspektive wird nicht als vorgegebener Zustand gesehen. Im Gegenteil: Behinderung wird durch die jeweiligen Rahmenbedingungen mit hervorgebracht. Die Bedingungen machen die betroffenen Menschen mehr oder weniger behindert: Der barrierefreie Eingang, die behindertengerechte Toilette, der barrierefreie Internetauftritt, Broschüren in Brailleschrift, Kommunikation über Gebärden usw. können Behinderung reduzieren und Teilhabe ermöglichen.

Mit dieser Haltung sollten jede Behinderung im Rahmen medizinischer Versorgung analysiert und Möglichkeiten diskutiert werden, unter welchen Bedingungen Menschen mit unterschiedlichen Behinderungen am besten im medizinischen Versorgungssystem teilhaben können. (10) Wichtige praxisnahe Hinweise zum Umgang mit allen Formen von Behinderung gibt das Buch ‚Vielfalt pflegen' vom Kompetenzzentrum Selbstbestimmt Leben. Es versteht sich als Praxishandbuch zur Umsetzung der UN-Behindertenrechtskonvention in der Pflege. (11).

An dieser Stelle soll der Bereich Blindheit/Sehbehinderung beispielhaft dargestellt werden.

Erich Kästner – Der Blinde

Ohne Hoffnung, ohne Trauer
Hält er seinen Kopf gesenkt.
Müde hockt er auf der Mauer.
Müde sitzt er da und denkt:

„Wunder werden nicht geschehen.
Alles bleibt so, wie es war.
Wer nichts sieht, wird nicht gesehen.
Wer nichts sieht, ist unsichtbar.

Schritte kommen, Schritte gehen.
Was das wohl für Menschen sind?
Warum bleibt denn niemand stehen?
Ich bin blind, und ihr seid blind.

Euer Herz schickt keine Grüße
aus der Seele ins Gesicht.
Hörte ich nicht eure Füße,
dächte ich, es gibt euch nicht.

Tretet näher! Laßt euch nieder,
bis ihr ahnt was Blindheit ist.
Senkt den Kopf, und senkt die Lider,
bis ihr, was euch fremd war, wißt.

Und nun geht! Ihr habt ja Eile!
Tut, als wäre nichts geschehn.
Aber merkt euch diese Zeile:
Wer nichts sieht, wird nicht gesehn."

Erich Kästner, Der Blinde an der Mauer,
aus: Doktor Erich Kästners lyrische Hausapotheke

Das Gedicht macht auf ein zentrales Anliegen aufmerksam, das sich an alle Nicht-Behinderten – in diesem Fall – an alle Sehenden richtet: Setzt euch mit dem Fremden auseinander! Versetzt euch in die Situation von Menschen mit Behinderung und versucht, deren Situation nachzuvollziehen. Nur so ist eine Annäherung möglich, nur so kann Verständnis entstehen, nur so werden Menschen mit Behinderung wahrgenommen, werden diese gesehen. Mit heutigen Begrifflichkeiten: Nur mit einer Haltung, die den anderen in seiner eigenen Lebenswirklichkeit erkennen und akzeptieren will, ist Inklusion möglich. Dort, wo nicht wahrgenommen wird, finden Exklusion und Ausgrenzung statt.

Begriffsklärung

Blindheit, hochgradige Sehbehinderung und Sehbehinderung werden unter dem Sammelbegriff ‚Sehschädigung' zusammengefasst. Die differenzierte Einteilung in weitere Gruppen erfolgt auf der Basis der gemessenen Sehschärfe. „Demnach werden in Deutschland Menschen mit einem auf dem besseren Auge (mit Korrekturhilfen) ermittelten Visus von 0,3 bis 0,05 als sehbehinderte, mit einem Visus von 0,05 bis 0,02 als hochgradig sehbehindert und mit einem Visus unter 0,02 als blind bezeichnet." (12) Es kommen unterschiedliche Ursachen in Frage: genetische, stoffwechselbedingte oder umweltbedingte Faktoren.

Folgen einer Sehschädigung

Die Folgen einer Sehschädigung (13) können vielfältig sein. Zu den primären Symptomen zählen die:

- eingeschränkte Wahrnehmung der Umwelt,
- undeutliche/fehlende Gegenstandserfassung,
- mangelhafte Orientierungsmöglichkeiten,
- verschwommene/lückenhafte Vorstellung usw.

Die sekundären Symptome hängen sehr stark von der Begleitung in der frühkindlichen Entwicklung und den gesellschaftlichen Reaktionen ab. Sie können sich auf unterschiedliche Verhaltensbereiche beziehen (14):

Lernverhalten	Sprachverhalten	Sozialverhalten	Motorik
– optische Reize können nicht verarbeitet werden – Informationsaufnahme ist auf die verbliebenen Sinne reduziert – hohe oder reduzierte Konzentrationsfähigkeit – hohe oder reduzierte Ausdauer – ggf. Lernbehinderungen	– Sprachverzögerung im Kleinkindalter – später im Redefluss und Sprachverhalten unauffällig, eher differenzierte Ausdrucksmöglichkeiten	– Unsicherheiten im Kontakt mit Sehenden – Orientierungsprobleme in Gruppen – Minderwertigkeitsgefühle oder Selbstüberschätzung – Kontaktdrang (Erkennen durch Abtasten) – Gefahr des Rückzugs – Probleme in der schulischen und beruflichen Entwicklung	– fehlende Kontrolle der motorischen Vorgänge – Verzögerungen in der motorischen Entwicklung

Die möglichen Auswirkungen machen die besonderen Herausforderungen für Menschen mit Sehschädigungen in der Interaktion mit der Umwelt deutlich. Interaktion bezieht sich dabei immer auf beide Seiten: Auf den Menschen mit der

Behinderung und die mit ihm interagierenden Menschen ohne Behinderung und/ oder die Systeme, in denen sich beide bewegen. Aus der Systemsicht stellt sich die Frage nach der inklusiven Gestaltung von Einrichtungen im Gesundheitswesen. Wie können Krankenhäuser oder Arztpraxen – aber ebenso Einrichtungen der Altenhilfe – barrierefrei gestaltet sein? (15)

Bereiche	Maßnahmen
Hinweis- und Informationsschilder sowie Flucht- und Rettungspläne sollten sich bei längeren Wegstrecken wiederholen und immer wie folgt aufbereitet sein:	– taktil erfassbare Schrift, – optisch kontrastreich, – ausreichend große Schrift, – Schriften ohne An- und Abstriche, – blendfrei
Treppen, Türen und Durchgänge sollten ...	– optisch kontrastreich sein, – im Falle von Glastüren mit kontrastreichen Markierungen versehen sein, – im Falle von Treppen taktil abgesichert sein
Wege zum Eingang, Flure oder Zimmer sollten ...	– helle und blendfreie Beleuchtung haben, – frei von Absturzgefahren oder Stolperfallen sein, – gefahrlos mit dem Langstock begehbar sein
Der Eingangsbereich sollte ...	– stets im Blick des Personals sein, um gegebenenfalls unterstützen zu können
Die erste Anlaufstelle sollte …	– optisch kontrastreich gestaltet und taktil auffindbar sein
Gefahrenstellen sollten …	– durch optisch kontrastreiche und taktil erfassbare Elemente abgesichert sein

Neben den Maßnahmen zur Gestaltung einer Einrichtung ist vor allem die konkrete Kommunikation und Interaktion wichtig. Hier können im Alltag folgenden Überlegungen, die gemeinsam von Menschen mit und ohne Behinderung erarbeitet wurden, berücksichtigt werden:

Vor der Aufnahme

- Vor der Aufnahme sollten blinde Patient:innen wichtige Unterlagen schon per E-Mail erhalten. Sie können sich die Inhalte mit dem Screenreader (= "Bildschirmvorleser") vorlesen lassen

Sich Vorstellen

- Nennen Sie Ihren Namen und geben Sie eventuell Zusatzinformationen zur eigenen Person.

Handschlag

- Wenn Sie sich per Handschlag begrüßen oder verabschieden wollen, sagen Sie es.

Blickkontakt

- Nehmen Sie Blickkontakt auf. Menschen mit Sehbehinderung oder blinde Menschen merken, ob Sie in ihre Richtung sprechen.

Keine nonverbale Kommunikation

- Machen Sie sich klar, dass die Person mit Sehbehinderung oder die blinde Person keine nonverbale Kommunikation, zum Beispiel ein Lächeln, sieht.
- Verbalisieren Sie Ihre Mimik und Gestik. Sagen Sie zum Beispiel: ‚Ich zeige gerade zur Tür rechts von Ihnen.'

Mitteilen

- Teilen Sie immer mit, dass Sie einen Raum betreten, verlassen oder einen neuen Gegenstand, zum Beispiel ein Trinkglas oder Medikamente, hingestellt haben.
- Teilen Sie der Person mit, was Sie mit ihr vorhaben, zum Beispiel, welche Seite des Arms Sie waschen oder, dass Sie einen Zugang legen wollen.

Festhalten oder Sitzen

- Lassen Sie einen blinden Menschen nie einfach im freien Raum stehen, ohne dass er sich irgendwo festhalten kann.
- Führen Sie ihn immer zu einem Stuhl, einer Wand oder einem sonstigen vertrauten Gegenstand.

Schriftliche Kommunikation

- Nutzen Sie die Hilfsmittel, mit denen die blinde Person arbeitet: digital gespeicherte Notizen auf dem Smartphone kann sie immer wieder abhören.
- Erleichternd für die Kommunikation sind vergrößerte Schwarzschrift oder Braille.
- Wichtig: Benutzen Sie weißes glanzloses Papier und eine große und serifenfreie Schrift, zum Beispiel Arial.

- Halten Sie Zettel und Stift oder eine alternative Schreibmöglichkeit griffbereit.

- Verwenden Sie bei handschriftlicher Kommunikation einen schwarzen Filzstift.

Führen

- Bieten Sie Ihre Hilfe an. Die blinde Person hält sich an Ihnen fest, nicht umgekehrt.

Gegenlicht

- Stellen Sie sich nicht vor ein Fenster, eine Lampe oder vor die Sonne. Das blendet den Betroffenen und Ihre Erscheinung ist schwarz.

Stolpergefahren

- Lassen Sie Türen nicht halb offenstehen und schieben Sie Ihren Stuhl ganz unter den Tisch, wenn Sie aufstehen.

Pünktlichkeit

- Seien Sie pünktlich. Wenn Menschen mit Sehbehinderung oder blinde Menschen außerhalb ihrer Wohnung warten, ist dies für sie sehr anstrengend. Die Person konzentriert sich sehr auf die fremden Umgebungsgeräusche.

Licht

- Fragen Sie, ob das Licht im Raum angenehm ist und schalten Sie je nach Antwort das Licht aus oder mehr Licht ein.

- Fragen Sie, wo die Person sitzen möchte.

Nicht bemerkt

- Ziehen Sie in Betracht, dass Sie nicht ‚bösartig ignoriert' werden. Die Person mit Sehbehinderung oder die blinde Person hat Sie nicht bemerkt. Wenn etwas fallen gelassen oder umgestoßen wurde, nehmen Sie Entschuldigungen ernst und werden Sie nicht ungehalten. Es war niemals absichtlich!

- Reden in einer Gruppe

- Benutzen Sie immer den Namen der Person mit Sehbehinderung oder der blinden Person, wenn diese sich in einer Gruppe befindet. Dies verrät ihr, dass Sie mit ihr reden.

Wortwahl ,sehen'

- Benutzen Sie Wörter wie ,sehen', ,schauen' und ,gucken' so, wie Sie es immer tun.

Warnung

- Wenn Sie die Person mit Sehbehinderung oder blinde Person warnen wollen, benutzen Sie keine ungenauen alarmierenden Ausdrücke wie etwa ,Vorsicht!' Bieten Sie stattdessen sachliche Hinweise: ,Da steht eine Kaffeetasse direkt vor Ihrer rechten Hand.'

Beschreibungen

- Häufig werden Sätze wie ,Dort ist ein Sessel' oder ,Auf dem Tisch dort hinten' verwendet und dabei in die betreffende Richtung gezeigt. Sagen Sie lieber: ,Direkt vor Ihnen steht ein Sessel" oder „Ein kleiner Tisch befindet sich einen Meter hinter Ihnen'." (16)

Grundsätzlich sollten gegenüber Menschen mit Behinderungen folgenden Grundregeln gelten:

- **Haltung:** Seien Sie authentisch, kommunizieren Sie offen, klar und deutlich. Nehmen Sie die Patient:innen aus deren Lebenswirklichkeit an und begegnen Sie ihnen – vertrauensvoll – auf Augenhöhe. Zeigen Sie Einfühlungsvermögen: Wer ist der Mensch mir gegenüber? Was benötigt er oder sie in dieser konkreten Situation? Geben Sie den Menschen ein Gefühl der Sicherheit.
- **Barrierefreiheit:** Gestalten Sie die Umgebung und Räumlichkeiten so, dass Orientierung und Bewegung möglich sind. Dazu gehört in der Regel eine barrierefreie Gestaltung. Diese Gestaltung bezieht sich sowohl auf visuelle Orientierung als auch die Bewegungsmöglichkeiten in Räumen, Fluren, Eingangsbereichen usw.
- **Kommunikation:** Weiten Sie ggf. die üblichen kommunikativen Mittel aus. Berücksichtigen Sie nach Möglichkeit Gestik und Mimik sowie Formen der ,Gestützten Kommunikation' (Bilder, Symbole). Nutzen Sie Möglichkeiten der Assistenz wie eine:n Gebärdendolmetscher:in oder ggf. die gesetzlichen Betreuerin bzw den gesetzlichen Betreuer. (siehe auch: Assistenzmodell nach Theunissen. Kap. 8.1)

Nicht jedes Krankenhaus wird sich auf die besonderen Herausforderungen von Menschen mit Behinderungen im Klinikalltag einstellen können. Von daher der Hinweis auf zwei Systeme, die in diesem Zusammenhang eine herausgehobene Rolle spielen:

Sozialpädiatrische Zentren – SPZ

Das SPZ ist ein Angebot interdisziplinärer ambulanter Behandlung von Kindern und Jugendlichen bis zum vollendeten 18. Lebensjahr und ist im SGB V erfasst: „Die Behandlung durch sozialpädiatrische Zentren ist auf diejenigen Kinder auszurichten, die wegen Art, Schwere oder Dauer ihrer Krankheit oder einer drohenden Krankheit nicht von geeigneten Ärzt*innen oder in geeigneten Frühförderstellen behandelt werden können. Die Zentren sollen mit den Ärzt*innen und Frühförderstellen eng zusammenarbeiten" (17) Das SPZ der Lebenshilfe Berlin stellt folgende Aufgaben und Zielsetzungen dar:

- Früherkennung und Frühbehandlung von Säuglingen, Kindern und Jugendlichen mit Auffälligkeiten und Störungen in allen Bereichen der Entwicklung sowie die Beratung der Familie.
- Medizinische Leistungen im Komplex mit heilpädagogischen Leistungen wohnort- und familiennah erbringen. Das persönliche und soziale Umfeld wird einbezogen – einschließlich der Kindertagesstätten und Schulen.
- Kompetenzen und Entwicklungskräfte des Kindes stärken und fördern, um Teilhabechancen zu wahren.

Medizinische Behandlungszentren für Erwachsene mit Behinderung – MZEB

„Die Behandlung durch medizinische Behandlungszentren ist auf diejenigen Erwachsenen auszurichten, die wegen der Art, Schwere oder Komplexität ihrer Behinderung auf die ambulante Behandlung in diesen Einrichtungen angewiesen sind. Die medizinischen Behandlungszentren sollen dabei mit anderen behandelnden Ärzt*innen, den Einrichtungen und Diensten der Eingliederungshilfe und mit dem Öffentlichen Gesundheitsdienst eng zusammenarbeiten." (18)

Diesem Auftrag kommt z. B. das MZEB in Osnabrück nach. Es ist angegliedert an das Klinikum Osnabrück. Die auf der Homepage formulierten Leitgedanken machen insbesondere den Anspruch an den Umgang mit Menschen mit geistiger und/oder körperlicher Behinderung deutlich.

„Das Leben ist wertvoll und schützenswert. Jeder Mensch ist einmalig und unersetzbar in unserer Gesellschaft." Zum Grundverständnis gehört es, „… den Menschen in seiner Individualität zu verstehen, zu fördern und zu schützen". Es geht dabei um einen „… Zugang zu einer gleichberechtigten qualifizierten medizinischen Versorgung." Wichtige Aspekte in der Versorgung sind die enge Zusammenarbeit mit Angehörigen, den Betreuern, den Hausärzten und den Therapeuten. Die Behandlung setzt da an, „… wo die Regelversorgung an die Grenzen stößt." (19)

Der Weg zu einem inklusiven Gesundheitssystem ist sicher noch weit. Viele Akteure im Gesundheitssystem spielen dabei eine wichtige Rolle: Vom Gesetzgeber, über die Träger bis hin zu den vielen Berufsgruppen. Für Susanne Just, Pflegefachkraft aus Bielefeld, sind Pflegefachkräfte von hoher Relevanz:

„Wahrscheinlich kann eine Pflegekraft da auch eine Schlüsselposition innehaben, weil man als Pflegekraft ja 24 Stunden beim Patienten ist, weil die pflegerischen Schichten 24 Stunden abdecken. Das ist anders als bei allen anderen Berufsgruppen. […] Und wir sind prädestiniert dafür, den Menschen durch all seine Lebensbereiche zu begleiten – vom Anfang bis zum Ende. Und sowohl in Gesundheit als auch in Krankheit. Wir sind auch dafür da, Gesundheit zu erhalten und Krankheit zu lindern, und sollten das auch mehr tun. Das glaube ich, ist ein ganz wichtiger Aspekt." (20)

Anmerkungen zu 10:

(1) QueerNet Rheinland-Pfalz e.V., Flyer, Gleich und doch anders, Informationen für eine professionelle Altenpflege für Lesben, Schwule, Bisexuelle, Transidente und Intersexuelle, S.10. https://www.queernet-rlp.de/wp-content/uploads/Queernet-RLP-Flyer-Pflege-2018.pdf
Zugriff: 26.01.2021

(2) Gesetz zum Schutz vor Konversionsbehandlungen, 12. Juni 2020, BGBL. I S. 1285, https://www.gesetze-im-internet.de/konvbehschg/BJNR128500020.html
Zugriff: 23-01.2021

(3) Pink Cross, LGBTIQ-Menschen, Handlungsbedarf in Pflegeheimen und Spitex, https://www.pinkcross.ch/de/aktuelles/leben/alter/200324-lgbtiq-menschen-handlungsbedarf-in-pflegeheimen-und-spitex
Zugriff, 24.01.2021

(4) Rheinland-Pfalz, Unterm Regenbogen, Lebenssituation von Lesben, Schwulen, Bisexuellen, Transsexuellen, Transgender und Intersexuellen in Rheinland-Pfalz, Auswertungsbericht zur Online-Befragung 2013, 2015, S.69, https://mffjiv.rlp.de/fileadmin/MFFJIV/Vielfalt/Langfassung.pdf
Zugriff: 26.01.2021

(5) Beispiel aus: Schwulenberatung Berlin, Lebensort Vielfalt, Qualitätssiegel Lebensort Vielfalt ®, Inklusion sexueller und geschlechtlicher Vielfalt in Alten- und Pflegeeinrichtungen – Mit Beispielen aus der Praxis, Broschüre, S. 23 und S. 25, https://uploads-ssl.webflow.com/5e611da6df9df8352cedce45/5f100 7e675230 029ffa18f30_Brosch%C3%BCre%20Inklusion%20sexueller%20und%20geschlechtlicher%20Minderheiten%20in%20der%20Altenpflege.pdf
Zugriff: 27.01.2021
vgl. hierzu auch: Schwulenberatung Berlin, Weil ich so bin wie ich bin, Vielfalt in der Pflege, Ein Praxisleitfaden für stationäre und ambulante Dienste, Broschüre, https://uploads-ssl.webflow.com/5e611da6df9df8352cedce45/5f17f2 bc334be 41e2bb4676a_SchwuBe_Leitfaden_DIGITAL_KLEIN%20(1).pdf
Zugriff: 27.01. 2021

(6) Schwulenberatung Berlin, Vielfalt leben, Qualitätssiegel Lebensort Vielfalt ®, https://schwulenberatungberlin.de/qualitatssiegel-lebensort-vielfalt-r Zugriff: 19.01.2021

(7) ebenda

(8) Praxistipps aus: Schwulenberatung Berlin, Lebensort Vielfalt, Qualitätssiegel Lebensort Vielfalt ®, Inklusion sexueller und geschlechtlicher Vielfalt in Alten- und Pflegeeinrichtungen – Mit Beispielen aus der Praxis, Broschüre, a.a.O., S. 27

(9) Kompetenzzentrum Selbstbestimmt Leben NRW (KSL) im Interview mit Prof. Dr. Wegener, in: KSL Konkret #4, Vielfalt Pflegen, Praxishandbuch zur Umsetzung der UN-Behindertenrechtskonvention in der Pflege, November 2020, https://www.ksl-nrw.de/public/2020/12/201113_KSLkonkret_Gesundheit_WEB.pdf Zugriff: 15.01.2021

(10) Die folgenden Ausführungen können auch in Beziehung gesetzt werden zur Curricularen Einheit 11 ‚Menschen mit psychischen Gesundheitsproblemen und kognitiven Beeinträchtigungen personenzentriert und lebensweltbezogen unterstützen (CE 11) der Rahmenlehrpläne nach § 53 PflBG, 2019.

(11) siehe hierzu: Kompetenzzentrum Selbstbestimmt Leben NRW, Konkret #4, Vielfalt Pflegen, a.a.O.; Auch die Homepage gibt viele wichtige praktische Informationen: https://www.ksl-nrw.de/de/inklusive-gesundheit

(12) Lang, Markus, Sehen, in: Hedderich, Ingeborg, Biewer, Gottfried, Hollenweger, Judith, Markowetz Reinhard (Hrsg.) Handbuch Inklusion und Sonderpädagogik, Bad Heilbrunn, 2016, S. 234.

(13) vgl. hierzu: Lachner, Eva, Becker, Barbara, Lernfeldorientierte Heilpädagogik, Nürnberg, 2015, S. 100.

(14) vgl. ebenda, S. 101

(15) Übersicht übernommen aus: Kompetenzzentrum Selbstbestimmt Leben NRW, Konkret #4, Vielfalt Pflegen, a.a.O., S. 69

(16) Hinweise übernommen aus: ebenda. S. 73 ff

(17) SGB V, § 119, Abs. 2, https://www.sozialgesetzbuch-sgb.de/sgbv/119.html Zugriff: 05.02.2021.

(18) SBG V, §119c, Abs. 2, https://www.sozialgesetzbuch-sgb.de/sgbv/119c.html Zugriff 05.02.2021

(19) Zitate aus: Klinikum Osnabrück, Medizinisches Zentrum für Erwachsene mit Behinderung (MZEB), Leitgedanke, https://www.klinikum-os.de/medizin-pflege/zentren/medizinisches-zentrum-fuer-erwachsene-mit-behinderung-mzeb Zugriff: 05.02.2021

(20) Just, Susanne, Prüfer, Angela, Expert:innen-Interview Pflege, in: Kompetenzzentrum Selbstbestimmt Leben NRW, Konkret #4, Vielfalt Pflegen, a.a.O., S. 221

Kapitel 11

Was sagt die Politik? Exemplarische bundes-, landes- und kommunalpolitische Entwicklungen

Sozialraum- und lebenslagenorientiertes Handeln ist bei den verantwortlichen Trägern, bei Gestalter:innen im Sozial- und Gesundheitswesen angekommen. Vielerorts gibt es Initiativen und Projekte, in denen Kommunen, Träger der Wohlfahrtspflege, aber auch ansässige Vereine, Betriebe und Bürger:innen Netzwerke bilden, die die medizinisch-pflegerische Versorgung auf eine breitere Basis stellen und ihr damit gleichzeitig auch ein neues Selbstverständnis verleihen. Am Beginn dieser Entwicklungen standen erste Reformideen durch Praktiker, Betroffene oder auch Wissenschaftler. Diese Ideen, die z. B. aus den demografischen Entwicklungen abgeleitet wurden, führen zu ersten Konzepten und einer Akzeptanz in der Politik und bei den handelnden Trägern. Als Beispiel kann hier Buurtzorg Deutschland mit einem veränderten Verständnis ambulanter Pflege dienen. Damit gehandelt werden kann, ist es aber notwendig, das veränderte Handeln rechtlich abzusichern. Bezogen auf unser Beispiel ist die Voraussetzung, dass Pflegekassen bereit sind, sich auf neue Finanzierungsmodelle einzulassen. Ist dieser wichtige Schritt erfolgt, werden die notwendigen Ressourcen bereitgestellt, können Modellprojekte erprobt werden und bei Erfolg in die Fläche gehen, um letztlich durchgängig in die sozial- und gesundheitspolitische Struktur überführt zu werden.

Übersicht:

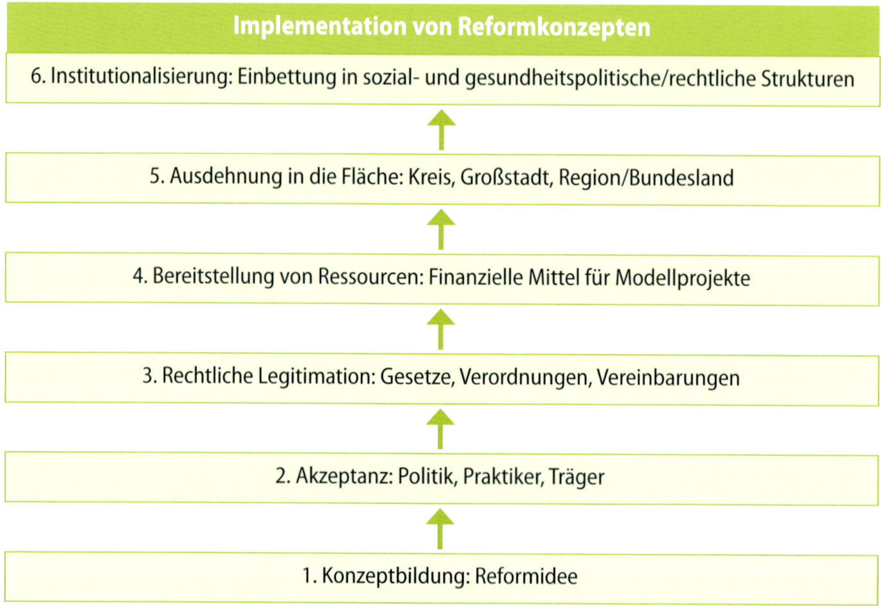

Mit Blick auf sozialraumorientierte Konzepte befinden wir uns an vielen Stellen bei den Punkten 4 und/oder 5. Die Phase der Ideenbildung ist lange abgeschlossen, es gibt sowohl in Wissenschaft und Politik als auch bei den vor Ort handelnden Akteuren eine breite Akzeptanz. In den letzten Jahren wurden ebenso die rechtlichen Grundlagen geschaffen, die eine Umsetzung ermöglichen. Dies gilt für die Bundes- und Landesebene wie auch für die kommunale Ebene. Die Übernahme und Integration der Ideen in offizielle Dokumente macht deutlich, dass hier wichtige Veränderungsprozesse stattfinden, die die sozial- und gesundheitspolitischen Strukturen weiterhin nachhaltig verändern werden.

Bundespolitische Entwicklungen

Siebter Altenbericht – Sorge und Mitverantwortung in der Kommune – Aufbau und Sicherung zukunftsfähiger Gemeinschaften (1)

Seit 1993 wird in jeder Legislaturperiode auf Anfrage des Deutschen Bundestages ein Bericht zur Lage der älteren Generation in der Bundesrepublik erstellt. Die Berichte werden von Sachverständigenkommissionen verfasst, die jeweilige Bundesregierung formuliert eine Stellungnahme. Insbesondere der Siebte Altenbericht aus dem Jahr 2016 berührt Fragestellungen, die thematisch sehr eng mit der Thematik dieses Lehrbuches zusammenhängen. Allein der Blick in die Gliederung macht dies deutlich:

‚Daseinsvorsorge und kommunale Verantwortung', ‚Ungleichheiten in der alternden Gesellschaft', ‚Gesundheitliche Versorgung ‚Sorge und Pflege', ‚Wohnen und Wohnumfeld' und ‚Lokale Politik für eine älter werdende Gesellschaft' verweisen als Überschriften auf die Themen, die Veränderungsprozesse implizieren bzw. erwarten lassen. Der gesamte Bericht umfasst einschließlich Stellungnahme insgesamt 348 Seiten. Exemplarisch sollen an dieser Stelle einzelne Zitate aus Punkt 9 ‚Lokale Politik für eine älter werdende Gesellschaft' angeführt werden. Unter Punkt 9.1 Handlungsfelder und -bedarfe wird ein unmittelbarer Bezug zu einer veränderten medizinisch-pflegerischen Versorgung hergestellt und gefordert:

„Für ein gutes Leben im Alter ist eine örtlich verfügbare ***gesundheitliche*** *Versorgungsstruktur von großer Bedeutung. Die gesundheitliche Versorgung kann nicht allein auf der Ebene der Leistungserbringung und Prozessgestaltung verbessert werden; darüber hinaus muss auch die Versorgungsstruktur vor Ort Berücksichtigung finden. Die Sicherstellung der gesundheitlichen Versorgung älterer Menschen ist in die regiona-*

len und lokalen Planungsstrategien einzubeziehen. Dies gilt hinsichtlich der haus- und fachärztlichen Versorgung, der Versorgung mit Krankenhäusern, der Versorgung durch andere Gesundheitsfachberufe sowie der vernetzten Zusammenarbeit. Es drohen erhebliche Versorgungslücken, insbesondere in ländlichen Räumen. Die in Zukunft für eine nachhaltige Gesundheitsversorgung erforderlichen Vernetzungs-, Koordinations- und Integrationsleistungen können nur im Rahmen eines dezentralisierten Gesundheitswesens erbracht werden. In den Ausführungen dieses Berichtes zur gesundheitlichen Versorgung wird deutlich, dass die Qualität der gesundheitlichen Versorgung wesentlich von der Qualität der örtlichen Versorgungsbedingungen und der Nutzung neuer Gestaltungsmöglichkeiten abhängt. Auf diese beiden Aspekte muss in der Gestaltung der gesundheitlichen Versorgung abgestellt werden; sie sind wesentlicher Teil einer Politik für ältere Menschen. Pflege- und Sorgestrukturen werden – angesichts des zurückgehenden familiären Pflegepotenzials und des sich deutlich abzeichnenden Fachkräftemangels in der Langzeitpflege – weniger tragfähig. Deshalb gewinnen wohlfahrtspluralistische Versorgungsstrukturen unter Einbeziehung freiwilligen Engagements an Bedeutung. Diese setzen eine Flexibilisierung im Leistungserbringungsrecht und entsprechende Infrastrukturen zur Stärkung von Nachbarschaften und Quartieren voraus. […] Um die Teilhabe der auf Pflege angewiesenen Menschen und ihrer Angehörigen zu gewährleisten, bedarf es teilhabeorientierter Pflege- und Sorgeansätze. Pflege und Assistenz müssen vor Ort gestaltet werden. Neben lokaler Beratung und Hilfeplanung ist eine abgestimmte kommunale Steuerung von Wohnangeboten, Begegnungsmöglichkeiten, Verkehr, Nahversorgung, Barrierefreiheit, Beratungs- und Pflegeinfrastruktur erforderlich." (2)

Diese zuletzt genannten Bereiche werden unter den vorab genannten Gliederungspunkten weiter differenziert. In ihrer Stellungnahme nimmt die Bundesregierung die Anliegen der Sachverständigenkommission auf:

„In diesem Sinne unterstreicht die Bundesregierung ihre Haltung, dass kommunale Politik für ältere Menschen die unterschiedlichen Lebenslagen und Bedürfnisse im Alter berücksichtigen muss. Es ist ihr besonders wichtig, dass grundsätzlich alle älteren Menschen so lange wie möglich selbstbestimmt und aktiv mitten in der Gesellschaft leben und an ihr teilhaben können." (3)

In diesem Zusammenhang verweist sie auf das Pflegestärkungsgesetz 3 (Drittes Gesetz zur Stärkung der pflegerischen Versorgung und zur Änderung weiterer Vorschriften – Drittes Pflegestärkungsgesetz – PSG III).

„Mit dem Dritten Pflegestärkungsgesetz werden die Empfehlungen der Bund-Länder Arbeitsgruppe zur Stärkung der Rolle der Kommunen in der Pflege umgesetzt. Auch hier ist die Verbesserung der Zusammenarbeit aller Beteiligten zentrales Ziel. So können in bis zu 60 Modellprojekten Kreise oder kreisfreie Städte für eine Dauer von fünf Jahren die gesamte Beratung aus einer Hand erbringen; sie haben hierzu vertragliche Vereinbarungen mit den Landesverbänden der Pflegekassen zu schließen. Kommunen erhalten zudem für fünf Jahre ein Initiativrecht zur Einrichtung von Pflegestützpunkten, in denen eine Zusammenarbeit mit den Kranken- und Pflegekassen erfolgt. Die maßgeblichen Akteure in der Pflege können künftig zudem in Landespflegeausschüssen, in sektorenübergreifenden und in regionalen Ausschüssen gemeinsame Empfehlungen zur pflegerischen Versorgung abgeben." (4)

Bericht und Gesetz spiegeln damit die Situation wider, wie sie aktuell in etlichen Kommunen vorzufinden ist. Veränderungsbedarfe werden erkannt, ausgehend von Bestandsaufnahmen werden Projekte initiiert, die – auch auf der Basis von bürgerschaftlichem Engagement zentrale Anliegen, wie Wohnen, Öffentlicher Personennahverkehr, Infrastruktur (Versorgung, sozial, medizinisch-pflegerisch), weiterentwickeln wollen.

Landesdespolitische Entwicklungen am Beispiel Niedersachsen

Niedersachsen ist ein Flächenbundesland im Nordwesten von Deutschland. Es ist das zweitgrößte Bundesland nach Bayern. Hinsichtlich der Einwohnerzahl liegt es mit 8 Millionen Einwohnern an vierter Stelle. Nicht zuletzt wegen dieser statistischen Vorgaben ist es notwendig, aus gesundheitspolitischer Sicht die Versorgung im ländlichen n Raum zu stärken. So unterstützt das Land seit 2014 unter dem Titel „Gesundheitsregionen Niedersachsen" die Landkreise und kreisfreien Städte bei der Gestaltung des regionalen Gesundheitswesens. Folgende Erkenntnis ist dafür leitend: „Die Gesundheitsversorgung findet naturgemäß dort statt, wo die Menschen leben. Vor diesem Hintergrund sind Landkreise, Städte und Gemeinden besonders herausgefordert, soziale und gesundheitliche Belange der Menschen direkt vor Ort bedürfnisgerecht zu gestalten." (5) Insgesamt gibt es 37 Gesundheitsregionen. Sie werden über regionale Steuerungsgruppen organisiert. Hier sind folgende Bereiche vertreten: Krankenkassen, Ärzt*nnen, Pflege, Gesundheitsamt, Selbsthilfe, Gemeindevertreter. Sie ist eine Plattform für den interdisziplinäreren Austausch und hat Bedeutung für die strategische Planung und Steuerung des Gesundheitswesens. Sie entscheidet darüber, welche in den Regionen entwickelten Projektideen zur Entscheidung an das Lenkungsgremium auf Landesebene weitergeleitet werden. Wichtig hierbei ist, dass die Bürger:innen sich aktiv in den Prozess einbringen sollen, sei es bei Gesundheitskonferenzen oder in regionalen Arbeitsgruppen.

Gelungene Beispiele für innovative Projekte sind z. B. das Patientenmobil (Leer), die internetbasierte Kommunikation (Hannover), ein Konzept zur demenziellen Versorgung (Burgwedel), die palliative Versorgung / Begleitung in stationären Einrichtungen (Gifhorn). (6)

Ein weiterer Schwerpunkt in Niedersachsen ist die Stärkung der ambulanten Pflege im ländlichen Raum. (7) Dieser Schwerpunkt ist eine Reaktion auf den demografischen Wandel:

„Von diesen Veränderungen sind in einem besonderen Maße ländliche Gebiete betroffen. Den größten Zuwachs an Pflegebedürftigen haben dabei ambulante Pflegedienste.
Um vor diesem Hintergrund die häusliche Versorgung langfristig sicherzustellen, müssen die Rahmenbedingungen der ambulanten Pflege und die Arbeitsbedingungen in den Diensten verbessert werden. Nur auf diese Weise kann es gelingen, ausreichend qualifiziertes Personal zu gewinnen und zu binden sowie Organisationsabläufe in den Betrieben zu optimieren." (8)

Das folgende Schema gibt einen Überblick über die verschiedenen Bereiche dieses Förderprogrammes, das im Jahr 2019 neu aufgelegt wurde.

Beispiele für einzelne Projekte:
zu (1): Personalgewinnung durch Imagefilme; Ermöglichung von Fachlaufbahnen: kompetenzorientierte berufliche Weiterentwicklungen (z. B. Medikamentenmanagement, Dokumentationsmanagement).

zu (2): Zusammenarbeit mit Schulen: Infotage, Hospitationsmöglichkeiten, Präsenz bei Ausbildungsmessen.

zu (3): Gründung einer Kindertagespflege in der Einrichtung; verändertes Arbeitsmodell: Durchlässigkeit von Tagespflege und ambulanter Pflege mit dem Ziel einer Fünf-Tage-Woche.

zu (4): Tablets in der Pflege: Unterstützung in der Dokumentation; Bildschirmpflege: Erfassung von Vital-Daten auf einer zentralen Austauschplattform; smarte

Türschlösser: Steuerung der Zugänge über Smartphones – Ersatz des aufwändigen Schlüsselsystems.

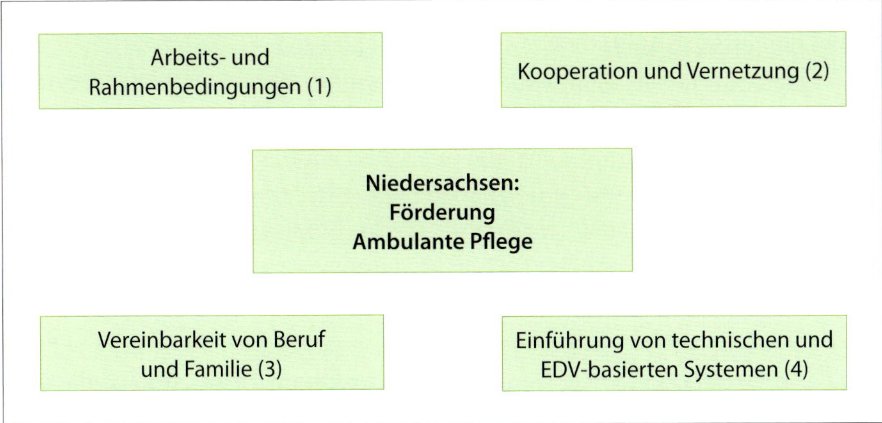

Mit den oben beschriebenen Strukturen reagiert das Land Niedersachsen auf die gesellschaftlichen Veränderungsprozesse. Als Bundesland mit großer Fläche versucht es die Kommunen vor Ort zu unterstützen und Gesundheit und Pflege perspektivisch abzusichern. Ergänzend zu den bereits beschriebenen Bereichen sollen abschließend noch die Senioren- und Pflegestützpunkte erwähnt werden. (9) Diese können bundesweit auf Initiative eine Bundeslandes eingerichtet werden. „Neben der Beratung bauen die Senioren- und Pflegestützpunkte ein lokales Netzwerk von ehrenamtlichen, nachbarschaftlichen und professionellen Anbietern auf. Weiterhin werden ehrenamtliche Seniorenbegleitung […] und Wohnberatung angeboten." (10) Im Vordergrund steht jedoch die Beratung älterer Menschen mit und ohne Pflegegrad.

Kommunalpolitische Entwicklungen am Beispiel der Stadt Münster in Nordrhein-Westfalen

Eine der zentralen Planungsgrundlagen für die zukünftige Versorgung von Menschen mit Pflege- und Unterstützungsbedarf in der Stadt Münster ist der ‚Masterplan altengerechte, inklusive Quartiere'. Als gesamtstädtisches Konzept entwickelt der Plan Empfehlungen zum Vorgehen in den Quartieren und stellt diesbezüglich ein Maßnahmenspektrum dar.

Ausgangspunkt aller Überlegungen ist auch hier wieder der demografische Wandel. „Einem Anstieg der älteren Bevölkerung steht in vielen Kommunen und

Regionen (bisher) eine kontinuierliche Abnahme der Anzahl der jüngeren Menschen gegenüber." (12) Eine Perspektive und damit eine Antwort auf die damit zusammenhängenden Fragen sieht die Stadt Münster in einer neuen Bewertung des unmittelbaren Wohnumfelds (= Sozialraum, Quartier).

„Das Quartier als unmittelbarer Lebensort der Menschen ist dabei zunehmend in den Fokus gerückt und zu einem neuen Leitbild in der Sozialpolitik avanciert. Dabei setzen Quartierskonzepte auf die Erkenntnis, dass die zunehmende Vereinzelung in der Lebensführung und der Rückzug ins Private in eine Sackgasse führen. Das „Zusammenleben im Quartier" fördert indes ein neues Gemeinschaftsgefühl. Achtsamkeit, Wertschätzung und gegenseitige Unterstützung sind Voraussetzung für eine gelingende Quartiersentwicklung, bei der die Teilhabe und Stärkung der Menschen im Mittelpunkt steht und zugleich eine umfassende Pflege und Unterstützung gesichert wird." (13) Übergeordnete Zielsetzung ist die Herstellung dieser „altengerechten und inklusiven Quartiere" und die „Versorgungssicherheit" der Menschen, die dort leben. Dazu sollen Stadtteile unter folgenden Gesichtspunkten untersucht werden:

- Anteile alter Menschen und damit die Zahl Unterstützungsbedürftiger,
- infrastrukturelle Ausstattung (Wohnungsbestand, Siedlungsstruktur),
- Einrichtungen der Alten- und Behindertenhilfe,
- Anknüpfungspunkte für lokale Netzwerke bzw. Quartiersentwicklung. (14)

Im Anschluss an eine derartige Bestandsaufnahme geht es darum, konkrete Handlungsfelder und Zielsetzungen zu entwickeln, auch unter Beteiligung der betroffenen Menschen.

Bei den **Handlungsfeldern** bezieht sich die Stadt Münster auch auf das Programm Altengerechte Quartiere NRW (15). Die hier aufgeführten Handlungsfelder Gemeinschaft erleben – Sich versorgen – Wohnen – Sich einbringen hat sie jedoch weiter ausdifferenziert (siehe S.225). (16)

Im Einzelnen strebt die Stadt Münster folgende Zielsetzungen an:

- Förderung einer ausgewogenen und transparenten pflegerischen Infrastruktur mit ambulanten und stationären Wohn- und Betreuungsarrangements in den Quartieren und einen Paradigmenwechsel, weg vom weiteren Ausbau von Großeinrichtungen hin zu überschaubaren Wohn- und Pflegeformen im Quartier, und diese im Einklang mit der Förderung einer ergänzenden nachbarschaftlichen und ehrenamtlichen Unterstützung,

Übersicht:

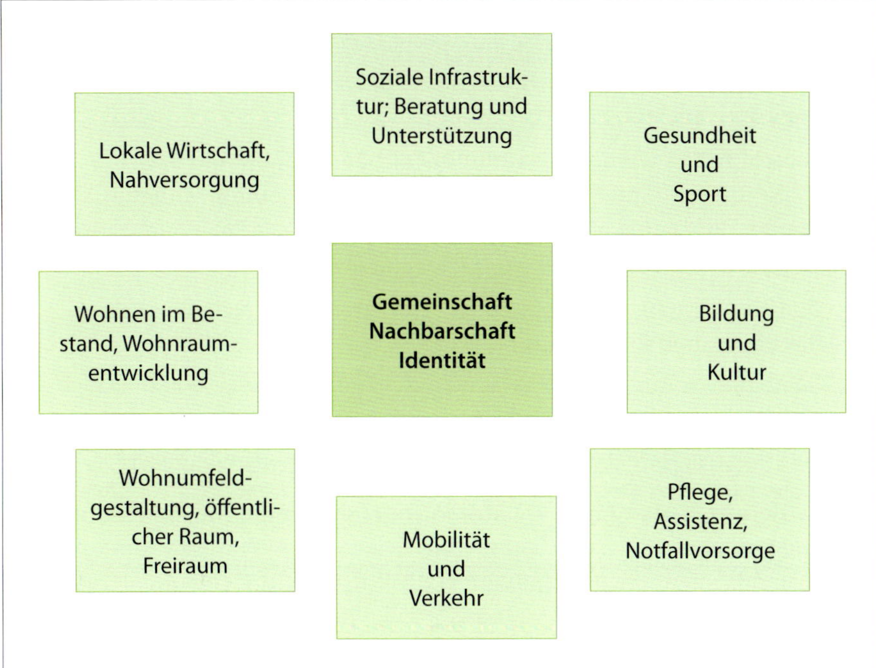

- Förderung von quartiersbezogenen Wohn- und Pflegeangeboten, in denen der Mensch in seinem gewohnten Umfeld mit seinen bestehenden sozialen Bezügen sowie seinen Bedürfnissen und seinem individuellen Hilfebedarf im Mittelpunkt steht,
- Überwindung von Segmentierung und Versäulung in den Feldern Pflege und Inklusion,
- Systematisierung, Rahmung und Aufzeigen von Weiterentwicklungsmöglichkeiten bestehender guter Angebote und Initiativen, um sie auf den Quartierskontext beziehen zu können,
- Verzicht auf enge Zielgruppenbestimmung, ganzheitlicher Blick auf alle Bewohnerinnen und Bewohner, die es einzubinden gilt und die profitieren sollen,
- Stärkung der intergenerationellen Beziehungen,
- Vermeidung von Einsamkeit und Ausgrenzung. (17)

Der Masterplan selbst beschreibt Projekte als positive Beispiele: (18)

- **neben:an – Handlungsfeld soziale Infrastruktur**
  Ein freundlich gestalteter Raum mitten im Quartier gelegen kann zum Selbstkostenpreis angemietet werden. Aktuell finden hier Senior:innentreffs und Spieletreffs statt.
- **Bewegt ÄLTER werden – Handlungsfeld Gesundheit und Sport**
  Spaziergangsgruppen, offene Bewegungstreffs, Boule im Quartier. Der Landessportbund kooperiert mit Sportvereinen, um Bewegungsangebote für Ältere zu etablieren.
- **Quartierssingen, Quartiersatelier/-werkstatt, Geschichtswerkstatt – Handlungsfeld Bildung und Kultur**
  Gemeinsame Auseinandersetzung mit Kunst, Handwerk und Geschichte an historischen Orten, in Bibliotheken, Gemeindezentren usw. Gemeinsames ‚Rudelsingen', aber auch der Aufbau von Chören ist denkbar.
- **Barrierefreiheits-Check, Rollatoren Training – Handlungsfeld Mobilität und Verkehr**
  Bestandsaufnahme der Straßen mit Blick auf Inklusion; Einübung des Umgangs mit Rollatoren.
- S**itzrouten/Die besitzbare Stadt – Handlungsfeld Wohnumfeldgestaltung, öffentlicher Raum/Freiraum**
  Überprüfung der Quantität und Qualität von Sitzgelegenheiten (= Ruhepunkten) im Stadtteil
- **Wohntauschbörse, Wohnungskontaktbörse, Wohnen für Hilfe – Handlungsfeld Wohnen im Bestand, Wohnbauentwicklung**
  Wohntauschbörse als Ausgleich zwischen Altersgruppen, um passendes Wohnangebot wahrzunehmen. Seniorinnen und Senioren mit großen Wohnungen nehmen Studierende als Untermieter:innen bei sich auf. Diese übernehmen Unterstützungsleistungen.
- **Seniorengerechter Einzelhandel – Handlungsfeld Lokale Wirtschaft**
  Anpassung von Ladenlokalen an die Bedürfnisse älterer Menschen: Erweiterung enger Durchgänge, Abbau von Stufen (=Barrierefreiheit), Ruhesitze, Kundentoiletten usw.
- **Quartiersstützpunkt, Ehrenamt – Handlungsfeld Pflege, Assistenz, Notfallvorsorge**
  Einrichtung eines Quartiersstützpunktes als Element der Versorgungssicherheit. Besuchsdienste – organisiert über Ehrenamtliche.

- **Quartierszentrum – Handlungsfeld Gemeinschaft, Nachbarschaft und Identität**
  Das Quartierszentrum kann mit seinen räumlichen Möglichkeiten wesentliche Angebote im Bereich Pflege, Versorgung (Mittagstisch) und Freizeit (Quartierswohnzimmer für den freien Aufenthalt oder Feiern) sicherstellen. Hier können viele der vorab genannten Ideen für kreative, musische und/ oder sportliche Betätigungen untergebracht werden.

Sowohl auf bundes- und landes- als auch auf kommunalpolitischer Ebene wird massiver Veränderungsdruck wahrgenommen. Es ist die gemeinsame Erkenntnis bei den drei Beispielen, dass die Bevölkerungsentwicklung neue Überlegungen zwingend notwendig macht. Der Fokus dieser neuen Ausrichtungen ist sozialräumlich orientiert. Wenn auch zum Teil mit anderen Begrifflichkeiten ausgestattet (Quartier, Gemeinwesen usw.) ist den Ansätzen jedoch gemein, über eine enge Vernetzung vor Ort, die Partizipation der Betroffenen, durch neue Wege in der ambulanten und stationären Versorgung sowie die Stärkung des Ehrenamtes bzw. des zivilgesellschaftlichen Engagements einem drohenden Versorgungsnotstand zu begegnen.

Sowohl auf bundes- und landes- als auch auf kommunalpolitischer Ebene wird massiver Veränderungsdruck wahrgenommen. Es ist die gemeinsame Erkenntnis bei den drei Beispielen, dass die Bevölkerungsentwicklung neue Überlegungen zwingend notwendig macht. Der Fokus dieser neuen Ausrichtungen ist sozialräumlich orientiert. Wenn auch zum Teil mit anderen Begrifflichkeiten ausgestattet (Quartier, Gemeinwesen usw.) ist den Ansätzen jedoch gemein, über eine enge Vernetzung vor Ort, die Partizipation der Betroffenen, durch neue Wege in der ambulanten und stationären Versorgung sowie die Stärkung des Ehrenamtes bzw. des zivilgesellschaftlichen Engagements einem drohenden Versorgungsnotstand zu begegnen.

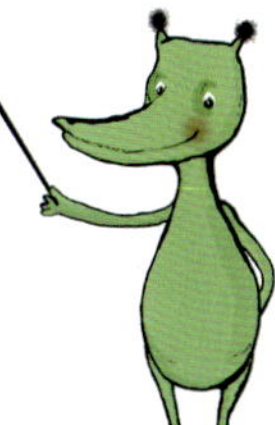

Aufgabe: Wie ist die Situation bei Ihnen vor Ort? Gibt es vergleichbare Entwicklungen? Gehen Sie auf die Seite Ihrer Kommune (= Stadt, Gemeinde, Kreis).

- Recherchieren Sie unter den Themen bzw. Stichworten „Soziales", „Gesundheit", „Altenhilfe", „Alter", „Pflege" o.Ä. nach den aktuellen Entwicklungen in Ihrer Heimatregion!
- Stellen Sie die Ergebnisse den Mitschülerinnen und Mitschülern vor!

Anmerkungen zu 11:

(1) Bundesministerium für Familie, Senioren, Frauen und Jugend, Siebter Altenbericht, Drucksache 18/10210, Bundestagsdrucksache 12/7992, 2016

(2) ebenda, S. 272f

(3) ebenda, S. XXVII

(4) ebenda, S. XXVIII

(5) Niedersächsisches Ministerium für Soziales, Gesundheit und Gleichstellung, hier: Gesundheitsregionen Niedersachsen, https://www.ms.niedersachsen.de/startseite/gesundheit_pflege/gesundheit/gesundheitsregionen_niedersachsen/gesundheitsregionen-niedersachsen-119925.html Zugriff: 07.12.2020

(6) ebenda, Videofilm

(7) ebenda, hier: Stärkung der ambulanten Pflege im ländlichen Raum, https://www.ms.niedersachsen.de/startseite/gesundheit_pflege/pflege/starkung-der-ambulanten-pflege-im-landlichen-raum-177157.html Zugriff: 07.12.2020

(8) ebenda

(9) ebenda, hier: Beratungsstrukturen für Seniorinnen und Senioren, https://www.ms.niedersachsen.de/startseite/jugend_familie/senioren_generationen/senioren_und_pflegestutzpunkte_niedersachsen/beratungsstrukturen-fur-seniorinnen-und-senioren-sowie-fur-pflegebedurftige-14162.html Zugriff: 07.12.2020

(10) ebenda

(11) Stadt Münster, Masterplan altengerechte, inklusive Quartiere, Versorgungssicherheit für Menschen mit Pflege- und Unterstützungsbedarf, Gesamtstädtische Konzept für Münster, Anlage zur Vorlage V/0908/2016, Münster, 2016

(12) ebenda, S. 16

(13) ebenda, S. 17

(14) ebenda, S. 35

(15) Altengerechte Quartiere. hier: Quartier verstehen – Handlungsfelder, NRW. https://www.aq-nrw.de/ Zugriff: 07.06.2020

(16) ebenda, S. 8

(17) ebenda, S. 32

(18) ebenda, S. 109 ff

Kapitel 12

Ein vertiefender Blick auf das Alter

Trotz generalistischer Ausbildung wird es auch zukünftig Fachkräfte geben, die sich vor allem dem Bereich Altenpflege zugehörig fühlen, selbst wenn sie nicht im dritten Jahr der Ausbildung diesen Bereich als Schwerpunkt wählen. Um Kenntnisse in diesem Bereich zu erweitern, werden in diesem Kapitel mit den Themen ‚Pflegende Angehörige',‚Wohnen' und‚Demenzfreundliche Kommunen' Inhalte behandelt, die für Phase des Alters von herausgehobener Bedeutung sind. Abschließend wird die besondere Rolle der Kommune bei der Weiterentwicklung sozialräumlicher Konzepte für die Versorgung älterer Menschen dargestellt.

12.1 Pflegende Angehörige: Das Rückgrat der Versorgung

Beispiel:
Maria Schlichter, 87 Jahre, wohnt in einer kleinen Einliegerwohnung – Wohnschlafzimmer, Küche, Bad – im Haus von Tochter und Schwiegersohn. Maike Berend, 53 Jahre, die Tochter von Frau Schlichter, arbeitet als Halbtagskraft im Sekretariat einer Rechtsanwaltspraxis. Peter Berend, 56 Jahre, selbstständiger Versicherungskaufmann, hat ein Büro in der Stadt, ist aber viel im Außendienst unterwegs. Mit im Haushalt der Familie lebt der 17jährige Sohn Benedikt. Er bereitet sich zurzeit auf sein Abitur vor. Maria Schlichter hat inzwischen Pflegegrad 4. Bezogen auf die einzelnen Module (siehe Kapitel 4.5.2) kann ihre Lebensgestaltung durch folgende Merkmale beschrieben werden:

Mobilität: Das Gehen fällt ihr schwer, sie bewegt sich langsam und unsicher mithilfe eines Rollators.

Kognitive und kommunikative Fähigkeiten: Sie ist zeitlich und örtlich phasenweise desorientiert; sie erkennt Tochter, Schwiegersohn und Enkel nicht immer; sie lebt vornehmlich in der Vergangenheit, erzählt Erlebnisse aus ihrer Kindheit und Jugend. Die Frage, ob ihr die eigene Lebenssituation bewusst ist, ob sie ihre Lebenslage einschätzen kann, kann abschließend nicht beantwortet werden, ist aber wahrscheinlich zu verneinen.

Verhaltensweisen und psychische Problemlagen: Sie hat tagsüber eine positive, freundliche Grundstimmung, nachts jedoch ist sie häufig unruhig und ruft laut nach ihrer Mutter.

Selbstversorgung: Sie ist in der Lage – mit Unterstützung – eigenständig zu essen; bei der Hygiene (Waschen, Toilettengänge, Duschen, Haare waschen) benötigt sie intensive Begleitung und Unterstützung.

Bewältigung von und selbstständiger Umgang mit krankheits- oder therapiebedingten Anforderungen: Ein eigenständiger Umgang mit den Anforderungen findet nicht statt; Medikation und therapeutische Maßnahmen (Arztbesuche) kann sie nicht mehr alleine umsetzen.

Gestaltung des Alltagslebens und sozialer Kontakte: Die Interaktion reduziert sich auf die Personen im Haushalt; tagsüber schläft sie viel; nachmittags läuft das Fernsehen, um eine soziale Lebensdimension zu simulieren; eine Sinnentnahme scheint nicht mehr – oder nur begrenzt – stattzufinden.

Für die im Haushalt lebenden Angehörigen ist diese Situation eine Herausforderung. Zwar gibt es morgens und abends Entlastung durch den Pflegedienst, es bleiben aber viele Anforderungen, die mit dem Alltag der Familie und der jeweils eigenen Lebenssituation der Familienmitglieder zu vereinbaren sind: Begleitung bei Rollatorgängen zur Aufrechterhaltung der Mobilität; Kommunikation in der Welt der (Schwieger-) Mutter bzw. Oma; Ansprache bei nächtlicher Unruhe; Zubereitung des Essens; Unterstützung beim Essen; Begleitung bei Toilettengängen; Medikamente stellen und Einnahme kontrollieren; Begleitung bei Arztbesuchen; nach Möglichkeit Integration in die häusliche Lebensgemeinschaft.

In der Familie sind die Pflege und Begleitung wie folgt organisiert: Die Hauptlast trägt Maike Berend, die Tochter. Nach Absprache mit ihrem Mann und dem Arbeitgeber beginnt sie ihre tägliche Arbeit bereits um 07.00 Uhr, so dass sie ab 11.15 Uhr zur Betreuung der Mutter zur Verfügung steht. Die Vormittagszeit deckt ihr Mann ab, der in dieser Zeit im Homeoffice arbeitet. Er schafft es jedoch, seine Schwiegermutter beim Frühstück zu unterstützen. Benedikt, der Sohn, setzt sich spontan bzw. sporadisch am Nachmittag zu seiner Oma und hört ihr beim Erzählen zu, schaut mit ihr zusammen Fernsehen oder macht mit ihr einen Gang mit dem Rollator. Konkrete, täglich wiederkehrende, festgelegte Aufgaben hat er nicht. Auch wenn die Hauptlast der Betreuung bei der Tochter liegt, sind alle Familienmitglieder mit der Situation konfrontiert und müssen sich – sieben Tage in der Woche – damit auseinandersetzen. Neben der Übernahme von unmittelbarer Verantwortung wird die eigene Persönlichkeit, die eigene Identität durch die kontinuierliche Konfrontation mit der Pflegesituation herausgefordert.

- Das Mikrosystem Familie ist für Maria Schlichter der einzige für sie noch gültige Nahbereich. Dies gilt für die anderen Familienmitglieder nicht. Mikrosysteme wie Arbeit, Bildung, Freizeit, Freunde/Bekannte sind weiter existent und identitätsstiftend. Wie aber können Tochter, Schwiegersohn und Enkel den hier definierten Erwartungshaltungen weiterhin gerecht werden?
- Wie kann – entsprechend dem Inselmodell von Zeiher – das Zuhause als Lebensmittelpunkt in Verbindung gebracht werden mit den anderen Lebensinseln, auf denen sich die Mitglieder der Familie bewegen? Wie öffnet sich das eigene Zuhause für andere Sozialkontakte? Bleibt das Haus offen für Freunde, Bekannte und Nachbarn?
- Wie können die eigenen Entwicklungsaufgaben zielgerichtet bearbeitet werden? Benedikt, als 17-jähriger, befindet sich auf der Suche nach der eigenen Identität. Die Auseinandersetzung mit Freunden, Rollenfindung, Geschlechtsidentität, berufliche Perspektiven, Studium sind Themen, die seine Altersphase bestimmen. Maike und Peter Berend haben wesentliche Entwicklungsstufen durchlaufen. Nach Bronfenbrenner befinden die beiden sich in der 7. Stufe, die sich durchaus dadurch auszeichnet, soziales Engagement zu zeigen, nicht mehr nur auf sich ausgerichtet zu sein. Das kommt den Betreuungsaufgaben entgegen. Parallel bestehen aber auch hier zentrale Bezüge in andere Lebensinseln, die in vorherigen Lebensstufen begründet wurden und weiter gepflegt werden wollen.
- Aus einer biografischen Perspektive betrachtet, müssen alle drei Familienmitglieder ihre bisherige Lebensgeschichte mit der aktuellen Situation in Beziehung setzen können. Kann ich meine Rolle als pflegender Angehöriger annehmen? Kann sie Bestandteil meiner Lebensgeschichte werden? Was benötige ich – auch von außen – an Unterstützung, damit dieses gelingen kann?
- Wie können die eigenen Transitionsprozesse erfolgreich gestaltet werden? Wie gelingt Benedikt die „Abnabelung“, der mögliche Auszug von zu Hause angesichts der wahrgenommenen Herausforderungen mit der Oma? Wie gelingt es Maike und Peter Berend mit ihrer eigenen Lebenssituation sich von der Lebensstufe der (Schwieger-) Mutter abzugrenzen? Ist es möglich – trotz kontinuierlicher Wahrnehmung von körperlichem und geistigem Abbau – positive Lebensenergie zu entwickeln und eigene Herausforderungen zu gestalten?

Das Beispiel macht deutlich, wie sehr die Lebensgestaltung pflegender Angehöriger beeinflusst wird. Es ist für die Betroffenen wichtig, hierbei nicht das psychosoziale Gleichgewicht zu verlieren. Soziale Anerkennung, weiterhin in unterschiedlichen Lebenszusammenhängen wirksam sein zu können, ist für die eigene Persönlichkeit von zentraler Bedeutung.

Pflegende Angehörige – einige Daten und Fakten

In einer Pressemitteilung vom 15. Dezember 2020 stellt das Statistische Bundesamt fest, dass im Dezember 2019 in Deutschland 4,13 Millionen Menschen pflegebedürftig im Sinne des SBG IX sind (= Personen, die gesundheitlich bedingte Beeinträchtigungen der Selbstständigkeit oder der Fähigkeiten aufweisen und deshalb der Hilfe durch andere bedürfen.) (1) 80% der Pflegebedürftigen werden zu Hause versorgt (vgl. Kapitel 4.5.4). Zum Personenkreis der pflegenden Angehörigen werden dabei „nicht mehr ausschließlich die nächsten Familienmitglieder oder der erweiterte Familienkreis definiert [...], sondern ebenso Freunde, Bekannte, Nachbarn und andere, die in das Pflegearrangement eines älteren unterstützungsbedürftigen Menschen involviert sind." (2) Pflegende Angehörige sind somit der zentrale Versorgungsdienst in Deutschland. Anders ausgedrückt: Ohne Menschen, die Angehörige zu Hause pflegen, würde das System Pflege in Deutschland zusammenbrechen. Wer sind diese Menschen? Nach welchem Muster, mit welcher Motivation erbringen sie ihre Pflege- und Unterstützungsleistungen?

Das Forschungsinstitut für gesellschaftliche Weiterentwicklung hat in einer Studie über sorgende Angehörige die Art der Pflegebewältigung untersucht und dabei unterschiedliche – lebenslagenbezogene – Handlungsmuster herausgefunden. Diese Muster sind dabei in einem Zusammenhang mit dem sozioökonomischen Status, dem Geschlecht, dem Erwerbsstatus und der Sorge um sich selber zu sehen. Insgesamt wurden fünf unterschiedliche Handlungsmuster/Handlungstypen erkannt, die an dieser Stelle zusammenfassend dargestellt werden. (3)

Typ 1: Pflegeorganisation rund um Erwerbstätigkeit

Personen, die dieser Kategorie zuzuordnen sind, verfügen über einen hohen sozioökonomischen Status, sorgen sich weiterhin um sich selber und sind bestrebt, die Erwerbsarbeit aufrecht zu erhalten. Die erfolgreiche Bewältigung der Pflegesituation ist vor allem im Erhalt des eigenen Lebensentwurfes begründet. Hierbei spielt die Erwerbstätigkeit eine zentrale Rolle.

Typ 2: Aktiv genutzt Familienressourcen

Personen, die dieser Kategorie zuzuordnen sind, haben einen niedrigen sozioökonomischen Status, sind bestrebt weiterhin ihrer Erwerbsarbeit nachzugehen. Zentrale Bewältigungsstrategie und Grundlage für die erfolgreiche Umsetzung ist die aktive Akquisition und Nutzung vorhandener Familienressourcen.

Typ 3: Sinnstiftung

Bei Personen dieser Kategorie spielt die Erwerbstätigkeit in der Regel keine oder nur eine geringfügige Rolle. Sie sind finanziell ausreichend abgesichert. Das Hauptmotiv für ihr Engagement liegt darin, „dass die Pflegeentscheidung in den Lebensentwurf integriert und als bedeutsame Aufgabe konstruiert wurde." (4)

Typ 4: Alternativlosigkeit

Personen, die dieser Kategorie zuzuordnen sind, sorgen sich kaum um sich selber und sind ausschließlich Frauen. „Auffallend hierbei ist zum einen die empfundene Abhängigkeit in der Beziehung zur pflegebedürftigen Person – die sich finanziell und /oder emotional offenbart und zum anderen eine eng gesetzte Werteorientierung, die keine Alternative zulässt." (5)

Typ 5: Ringen um Kontrolle

Personen, die dieser Kategorie zuzuordnen sind, haben i. d. Regel einen hohen sozioökonomischen Status, sind bestrebt ihre Erwerbsarbeit aufrecht zu erhalten und sind – innerhalb der zugrundeliegenden Studie – ausschließlich Frauen. Die verschiedenen Ansprüche miteinander in Einklang zu bringen, scheint schwierig. Es besteht ein beständiges Ringen um Kontrolle. Externe Hilfe, wird oftmals von den Pflegebedürftigen abgelehnt, kann nicht durchgesetzt werden.

Für alle Typen, insbesondere für die beiden letzten gilt, dass ‚Pflege' eine Herausforderung ist. Während Typ 1 – 3 eine Integration in das eigene Lebens- und Handlungskonzept offensichtlich gelingt, ist bei Typ 4 und Typ 5 die Grenzerfahrung im eigenen Lebensentwurf und im Zugriff auf die Pflegesituation angelegt. Grundsätzlich benötigen aber alle pflegenden Angehörigen Unterstützung, um nicht in einen schleichenden Prozess der Überforderung und Selbstausbeutung zu gelangen. Unterschiedliche Studien weisen darauf hin, dass pflegende Angehörige unter Depressionen (22%) leiden; 40 % beschreiben Erschöpfung und Burnout als Erfahrung. Bei der Pflege von Menschen mit Demenz leiden 35% der Angehörigen unter depressiven Symptomen, ebenso kommt es vermehrt zu Ängsten. (6) Das Projekt „Zielgruppenspezifische Unterstützungsangebote für pflegende Angehörige" (ZipA) kommt in diesem Zusammenhang zu folgenden Ergebnissen: „Viele der Befragten fühlen sich durch die Pflege stark belastet (70%). [...] Fast die Hälfte fühlt sich durch die Pflege körperlich überfordert und leidet gesundheitlich. Im Vergleich zu Gleichaltrigen schätzen 42% ihren Gesundheitszustand als schlechter ein. Vor allem aber verursacht die Angehörigenpflege emotionale Belastung. So fühlen sich 72% der Befragten psychisch stark belastet."(7) Ebenfalls werden Probleme bei der Arbeitssuche und bei der Erfüllung der Arbeitsleistung wahrgenommen.

Angesichts des Zeitaufwandes der Hauptpflegepersonen für die Pflege ist die beschriebene Belastung nicht verwunderlich. In einer Studie der Böckler Stiftung wurden für die einzelnen Pflegestufen (die Studie wurde kurz vor der Einführung der Pflegegrade durchgeführt) folgende Zuordnungen vorgenommen:

Pflegestufe (PfSt)	keine PfSt	PfSt null	PfSt I	PfSt II	PfSt III
Std. pro Woche	31.3	39,0	46,6	55,7	75.6
Std. pro Tag	4,5	5,6	6,7	8,0	10,8

Die größten Zeitanteile wurden in allen Stufen für die Bereiche Betreuung, Hauswirtschaft und Körperpflege aufgewendet. (8)

Die Zahlen machen deutlich, dass pflegende Angehörige Unterstützung benötigen. In Anlehnung an die ZipA-Studie können folgende Bedürfnisbereiche ausgemacht werden:

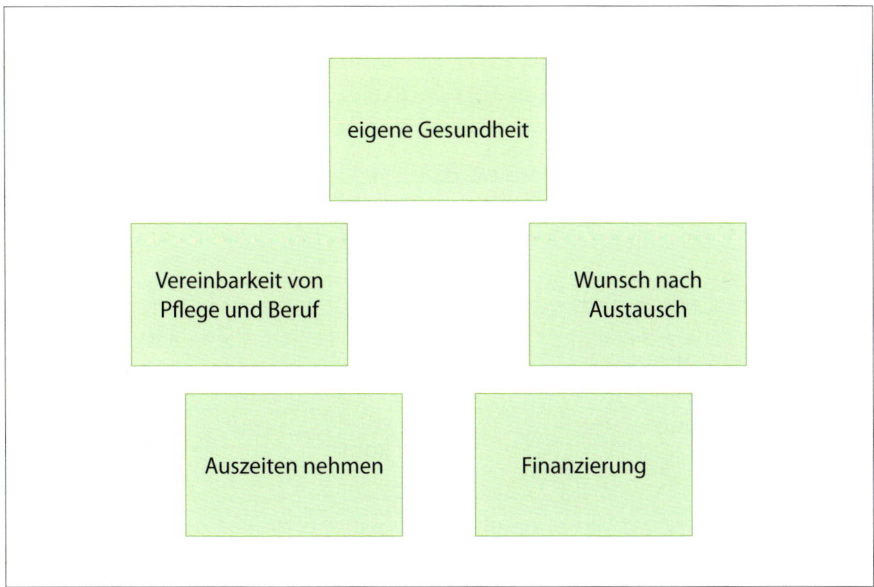

Eine wichtige Rolle in der Begleitung pflegender Angehöriger können die Hausarztpraxen einnehmen. An der Schnittstelle zwischen der medizinischen Versorgung der Pflegenden und Gepflegten wäre es wünschenswert, wenn Hausärztinnen und Hausärzte in der Lage wären,

„[...]

- pflegende Angehörige und deren gesundheitsbezogene Bedürfnisse möglichst frühzeitig zu erkennen,
- gezielt körperliche, psychische und soziale Anlässe für Beratung von pflegenden Angehörigen zu erkennen,
- eine sinnvolle und strukturierte Diagnostik durchzuführen, um gesundheitsgefährdete und erkrankte Angehörige möglichst frühzeitig zu erkennen,
- präventive Beratung zu pflegeentlastenden bzw. -unterstützenden Maßnahmen und intra- bzw. interpersonellen Herausforderungen anzubieten,
- eine bedarfsgerechte Versorgung in der Hausarztpraxis anzubieten,
- weitere, auch nicht-hausärztliche Unterstützungsangebote und deren Wirksamkeit zu kennen und pflegende Angehörige an geeignete Angebote zu vermitteln." (9)

Neben den Unterstützungsmöglichkeiten für die Pflegebedürftigen, z. B. durch ambulante Pflegedienste, ist es von großer Bedeutung, pflegende Angehörige über die bestehenden Informations- und Beratungsangebote zu informieren, die auch auf sie selber zielen. Pflegestützpunkte als Anlaufpunkte können z. B. über gesetzliche Möglichkeiten zur Freistellung/Arbeitsreduzierung aufklären oder auf die Möglichkeit, Kuren in Anspruch nehmen zu können, verweisen.

Die Bedeutung möglicher Unterstützungsangebote kann dabei in einen zeitlichen Prozess eingeordnet und gewichtet werden. (10)

Bestandteile des Prozesses			
Entscheidung zur Pflege	**Gestaltung/ Aufrechterhaltung der Pflege**	**Übergang i. d. stationäre Versorgung**	**Sterbephase/ Phase nach dem Tod**
Bürokratischer Alltag/Sozialrecht			
Anträge, Formalien, wirtschaftliche/finanzielle Bedingungen bzw. Unterstützung, Zuständigkeiten			

Pflege
– Anleitung bei Pflegetätigkeiten, Aufklärung über Krankheitsbilder (Demenz), Grenzen häuslicher Pflege – Unterstützung / Beratung: ambulante Dienste, Tagespflege, private Unterstützungsmöglichkeiten (Alternativen zum Heimeintritt, eigene Auszeiten); – Heil- und Hilfsmittel; – palliative Medizin, Anbahnung einer Aufnahme im Hospiz
Selbstsorge/Ansprechpartner
– Hausärztinnen und Hausärzte, medizinische Fachkräfte, Menschen im persönlichen Umfeld; – Unterstützung im Sozialraum, – Trauerbewältigung, – Rückkehr zum eigenen Lebensentwurf > (Wieder-) Einstieg in den Beruf

Aufgabe:
Werfen Sie einen Blick auf Ihre persönliche Situation: Könnten Sie sich vorstellen, eine pflegende Angehörige zu sein oder sind Sie es?
Wenn ja, welchem Handlungstypen würden Sie sich zuordnen? Welche Rahmenbedingungen müssten erfüllt sein, würden Sie sich wünschen?

Tauschen Sie sich zu Ihren Überlegungen aus!
Informieren Sie sich über den nächsten Pflegestützpunkt in Ihrer Umgebung!

Ausländische Hilfskräfte in der häuslichen Pflege – eine Frage der Würde

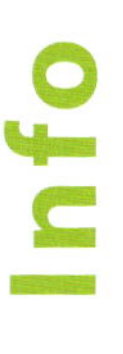

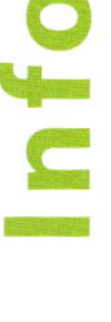

„Aktuell werden in Deutschland ca. 300.00 Menschen in häuslicher Gemeinschaft durch osteuropäische Betreuungspersonen versorgt. Im Laufe eines Jahres reisen 700.000 v.a. Frauen ein und aus…" (10a) Diese Zahlen nennt der Bundesverband für häusliche Betreuung und Pflege e.V. in einer Pressemitteilung vom 29.06. 2021. Die ausländischen Kräfte – zumeist aus Osteuropa – sind dabei oftmals 24 Stunden im Einsatz und arbeiten unter schwierigsten Bedingungen. Sie werden in aller Regel über Agenturen, die mit den Frauen (Männer sind eher selten anzutreffen) Verträge abschließen, vermittelt. „Im Prinzip ist eine 24-Stunden-Pflege nach deutschen Arbeitsrechtsbestimmungen und denen des Entsendelandes illegal. Dennoch haben Agenturen Modelle entwickelt, die diese Bestimmungen unterlaufen, indem sie angeben, dass diese Frauen nur acht Stunden pro Tag arbeiten. Da sie im Haushalt der pflege-

bedürftigen Personen mit wohnen, so die Logik der Agenturen, sparen sie Kosten für Miete, Nahrungs- und Verkehrsmittel," so Helma Lutz in einem Interview mit der Bundeszentrale für politische Bildung. (10b)

Das Bundesarbeitsgericht hat nun in einem Grundsatzurteil (AZ: 5 AZR 505/20) festgestellt, dass bei einer über Wochen und Monate stattfindenden 24-Stunden-Betreuung die betroffenen Pflegekräfte zum einen Anspruch auf den gesetzlichen Mindestlohn haben und zum anderen auch die Bereitschaftszeiten voll vergütet werden müssen. Zu dem Urteil kam es, nachdem eine Frau aus Bulgarien geklagt hatte. Sie war von einer Agentur aus ihrer Heimat vermittelt worden und sorgte nach eigenen Angaben rund um die Uhr für eine pflegebedürftige Frau. Der Arbeitsvertrag wies aber lediglich eine tägliche Arbeitszeit von sechs und eine maximale wöchentliche Arbeitszeit von 30 Stunden aus. Die tatsächliche Arbeitszeit muss – lt. Bundesarbeitsgericht – genau nachgewiesen werden, ein grundsätzlicher Anspruch auf die Vergütung von Bereitschaftszeiten zum Mindestlohn ist jedoch unbestritten.

Die Reaktionen (10c) auf das Urteil fallen unterschiedlich aus – in Abhängigkeit von der jeweiligen Perspektive. So bewertet die Deutsche Stiftung Patientenschutz das Urteil als „Tsunami für alle, die daheim auf die Unterstützung ausländischer Pflegekräfte angewiesen sind." (Eugen Brysch, Vorsitzender der Stiftung). Der Sozialverband VdK spricht von einem „Armageddon" und dass damit „für die allermeisten häusliche Pflege unbezahlbar" (Vera Bentele, Präsidentin des Verbandes) werde. Gleichzeitig wird aber auch gesehen, dass die bisherige Situation unhaltbar war. So begrüßt die Dienstleistungsgewerkschaft VERDI, dass die „Billigarrangements" nun ein Ende finden und auch Susanne Punsmann (Verbraucherzentrale NRW) findet es richtig, dass es „keine 24-Stunden-Betreuung zum Preis einer Acht-Stunden-Kraft gibt."

Letztlich stellt das Urteil die Frage nach dem Preis der Würde von zwei Personengruppen:

Zum einen die Frage nach der Würde derjenigen, die sich aufmachen und – oft über Monate getrennt von ihrer Familie in einer fremden Umgebung – Angehörige in der häuslichen Pflege unterstützen. Wie fühlen sich die Betreuungspersonen behandelt und wahrgenommen? Wie sind ihre zwischenmenschlichen und ökonomischen Lebensbedingungen? Wie ist deren Lebenssituation hier bei uns? Werden sie respektiert, angenommen und sind – zumindest auf Zeit – integriert?

Zum anderen stellt sich die Frage nach der Würde der Pflege- und Unterstützungsbedürftigen: Werden sie zukünftig noch in ihrer gewohnten Umgebung bleiben können? Wird der Verbleib in der eigenen Häuslichkeit unbezahlbar und ein Wechsel in die stationäre Altenpflege unausweichlich? Welche möglichen Verlusterfahrungen können die Folge sein?

Daniel Schlör (Bundesverband für häusliche Betreuung und Pflege): „Die Versorgung der wachsenden Zahl alter Menschen zu Hause ist eine schlichte Frage der Menschlichkeit. Stattdessen 300.00 neue Pflegeheimplätze zu bauen, würde zwar Immobilieninvestoren freuen, entspricht aber nicht dem Willen vieler alter Menschen. Und selbst wenn sie zu ihrem Heimglück gezwungen werden, fehlen auch langfristig jedenfalls die dafür nötigen 60.000 examinierten Pflegekräfte." (10d)

Das Urteil des Bundesarbeitsgerichts macht ein Dilemma deutlich: Das Dilemma zwischen den berechtigten Ansprüchen von Pflegekräften und den ebenso verständlichen Wünschen betreuungsbedürftiger Menschen. Der Gesetzgeber muss als Reaktion auf dieses Urteil – neben der stationären und ambulanten Pflege – die häusliche Pflege verstärkt in den Blick nehmen und Perspektiven aufzeigen. Dabei geht es auch um die Aussöhnung wischen der Würde der in der Pflege tätigen Menschen und der Würde des Alt-Werdens und des Alt-Seins.

12.2 Wohnen: Die Vielfalt der Möglichkeiten im Blick haben

Bevor die unterschiedlichen Wohnsituationen bzw. Wohnformen im Alter systematisch dargestellt werden, soll zunächst auf zwei Aspekte des Wohnens eingegangen werden, die grundsätzlich – sozusagen übergeordnet – bei allen möglichen Wohnformen mitzudenken sind. Da ist zum einen die Frage nach der Bedeutung des Wohnens für den Menschen und zum anderen sind es aktuelle sozialpolitische Entwicklungen auf dem Wohnungsmarkt.

Eine Wohnung ist mehr als eine Ansammlung von Zimmern

Welche Bedeutung eine Wohnung letztlich für den Einzelnen hat, muss jede:r für sich beantworten. Es scheint jedoch auf der Hand zu liegen, dass ‚Wohnen' für den Menschen eine zentrale Bedeutung für seine Persönlichkeit hat. Die Wohnung ist nicht nur ein physikalischer Raum, der aus mehreren Zimmern besteht, sondern erfüllt immer eine sozialpsychologische Dimension. Sie ist das Zuhause, sie ist für viele der Mittelpunkt der Beheimatung, stellt den Kern von Heimat dar. Dabei erfüllt die Wohnung vielfältige Funktionen. Sie ist ein Ort der Begegnung, der Kommunikation; sie ist gleichzeitig Lernort für die Kinder und Büro für die Eltern; sie ist ein Ort, in dem Erinnerungen bewahrt werden, Gegenwart gelebt und Zukunft geplant wird. Sie ist ein Ort, der sich auf die Menschen bezieht, die darin leben und von diesen gestaltet werden kann. Hier wird gekocht und gespielt, aber auch gemeinsam getrauert, Lebenskrisen werden verarbeitet, hier kann man sich zurückziehen. Und: Die Wohnung ist Teil der Sozialraumes. Die Bezugspunkte sind Nachbarn, Freunde, der Bäcker, der Metzger, Ärztinnen und Ärzte usw. In diesem – positiv beschriebenen – Sinn kann sie „Der wichtigste Ort der Welt" (11) sein. Dieser Werbeslogan von Schwäbisch Hall gewinnt vor dem Hintergrund der Corona-Krise sicher eine besondere Bedeutung, scheint aber für viele Menschen auch in Zeiten ohne Lockdown und Ausgangsbeschränkungen durchaus seine Berechtigung zu haben. Die Wohnung ist der Lebensmittelpunkt und gleichzeitig Ausgangspunkt und Bedingung für ein selbstbestimmtes Leben. So ist es auch nicht verwunderlich, dass die meisten älteren Menschen – auch, wenn sie auf Hilfe und Pflege angewiesen sind –, in der vertrauten Wohnumgebung bleiben wollen. (12)

Wohnungsnot als soziale Frage

Die Möglichkeit, in der eigenen Wohnung verbleiben zu können, hängt aber nicht nur vom körperlichen und geistigen Zustand ihrer Bewohner:innen ab. „Die Frage, ob ältere Menschen das Wohnen in einer für ihre Bedürfnisse angemessenen Wohnung bezahlen können, wird in Zukunft eines der wichtigsten Themen der Wohnpolitik sein. Dabei ist entscheidend, wie sich zum einen die Einkünfte im Alter und zum anderen die Wohnkosten entwickeln. Sowohl bei den Alterseinkünften als auch bei den Wohnkosten gibt es im Hinblick auf die Bezahlbarkeit des Wohnens im Alter problematische Entwicklungen. Weil in Zukunft mehr Menschen mit unterbrochenen Erwerbsbiografien in das Ruhestandsalter eintreten werden, werden zukünftig auch mehr alte Menschen als heute im Alter mit sehr niedrigen Einkommen haushalten müssen […]. Zugleich steigen derzeit in einigen Regionen, Kommunen und Wohngebieten die Wohnkosten (d. h. die Mieten, die Kosten für den Unterhalt von Wohneigentum sowie die Wohnnebenkosten) deutlich an. Menschen, bei denen ein geringes Alterseinkommen und ansteigende Wohnkosten zusammentreffen, müssen im Alter schon aus finanziellen Gründen ihre Wohnsituation verändern." (13) Gentrifizierung, die Aufwertung ganzer Stadtteile durch kostenintensive Sanierungsprojekte, führte oftmals zu einem Strukturwandel, d.h. zur Verdrängung der bisherigen Bevölkerung durch reichere Schichten. Davon sind nicht zuletzt auch ältere, nichtwohlhabende Menschen betroffen. Ein weiterer Aspekt, der diese Verdrängungseffekte in den vergangenen Jahren begünstigt hat, ist die Privatisierung öffentlichen Wohnraums und die Reduzierung der Förderung von sozialem Wohnungsbau mit öffentlichen Mitteln. Die Versorgung der Bevölkerung mit Wohnraum ist zu sehr eine Frage des Marktes geworden. Zwar ist im Grundgesetz die Unverletzlichkeit der Wohnung zum Schutz der räumlichen Privatsphäre garantiert (Art 14 GG), ein Grundrecht auf (menschenwürdiges) Wohnen gibt es jedoch nicht. Hier gilt es wohnungsbau- und sozialpolitisch nachzusteuern. Instrumente, die hierzu in der öffentlichen Diskussion sind: Förderung des sozialen Wohnungsbaus, angemessenes Wohngeld, Mietpreisdeckelung, Kündigungsschutz.

Wohnsituationen bzw. Wohnformen im Alter

Welche Wohnsituationen/Wohnformen bestimmen nun die Lebenslage älterer Menschen? Welche Möglichkeiten bieten sich – auch im Prozess des Älterwerdens an? Zunächst bleibt festzuhalten, dass es vielfältige Wohnformen im Alter gibt. Da ist auf der einen Seite das völlig selbstständige Wohnen in einer eigenen oder gemieteten Wohnung und auf der anderen Seite die komplette Versorgung in einer vollstationären Einrichtung. Ein hohes Maß an Eigenverantwortlichkeit und Selbstwirksamkeit stehen Abhängigkeit und Ohnmacht gegenüber. Aber zwischen diesen Polen gibt es eine Menge anderer Orte, an denen alte Menschen ihr Leben verbringen: Betreutes Wohnen, Alten(pflege)heime und alternative Wohnformen wie Pflege-WGs, das Mehrgenerationenwohnen oder das Wohnen im Ausland.

Selbstständiges Wohnen/Verbleib in der eigenen Häuslichkeit

93 Prozent der über 65-Jährigen leben in einer Mietwohnung oder Eigentumswohnung. Bei den über 90-Jährigen sind es immer noch zwei Drittel. „Die Wohnungen der über 65-Jährigen sind im Schnitt 91qm groß. Damit verfügen sie im Vergleich zur Gesamtbevölkerung auch pro Kopf mit 60 qm über gut 15 qm mehr Wohnfläche – die jedoch auch unterhalten werden muss. […] Entsprechend empfindet jeder fünfte ältere Mensch seine Wohnung als zu groß." (14) Für die Wohnsituation ebenfalls von Bedeutung ist das Alter der Wohnungen. Ältere Menschen leben in Wohnungen, die in Zeiten gebaut wurden, in denen Barrierefreiheit als architektonischer Maßstab noch keine Bedeutung hatte. Aber auch noch heute ist der Begriff „Barrierefreiheit" nicht bundeseinheitlich geregelt. „Jedes Bundesland regelt in seinen Baubestimmungen selbst, wie genau eine barrierefreie Immobilie auszusehen hat. Grundlage dafür ist eine technische Norm, die DIN 18040. Teil 1 dieser Norm bezieht sich auf öffentlich zugängliche Gebäude, Teil 2 auf Wohnungen. Die DIN 18040-2 unterscheidet zwei Standards. Der Basisstandard ‚barrierefrei nutzbar' definiert u. a. Mindestbreiten für Türdurchgänge und Bewegungsflächen, die

sich an Gehhilfen wie einem Rollator orientieren. Der erweiterte Standard ‚barrierefrei und uneingeschränkt mit dem Rollstuhl nutzbar' (R-Standard) bezieht sich auf rollstuhlgerechte Wohnungen und Häuser." (15)

Die folgende Grafik gibt einen guten Überblick über die unterschiedlichen Bereiche für eine zielgerichtete Wohnumfeldverbesserung: (16)

Wohnumfeldverbessernde Maßnahmen – Ein Rundgang der Möglichkeiten

Es gibt viele Optionen, das Wohnumfeld sicher und barrierearm zu gestalten. In unserer Grafik zeigen wir Ihnen die gängigsten Hilfen, Einrichtungen und Umbaumaßnahmen.

❶ Allgemein

- Gute Beleuchtung
- rutschfeste Böden
- Türvergrößerungen
- einfache Öffnung und Schließung aller Türen mit geringem Kraftaufwand
- elektrische Türen und Türschließsysteme
- schwellenlose Türen Türschwellenrampen
- Fenstergriffveränderungen durch verlängerte Griffe und Stangen
- Absenkung der Fenstergriffe
- automatische Fensterantriebe mit Fernbedienung oder Schalter
- angenehme Griffhöhe für Schalter, Steckdosen, Griffe, Heizungsregler, Gegensprechanlage
- Funksteuerung oder Smart Home Technik für Heizung, Rollläden, Lichter

❷ Außenbereich

- Installation von Liftsystemen oder Rampen
- Handlaufsysteme
- Briefkastenabsenkung
- Abbau von Türschwellen
- Treppenumbauten
- ebenerdiger Zugang, schwellenfreie Übergänge
- ausreichende Beleuchtung zu jeder Tageszeit
- rutschfeste Stufen und Bodenbeläge
- Treppenlifte, Treppensteiggeräte, Hebebühnen
- Stellmöglichkeiten für Mobilitätshilfen wie Rollator und Rollstuhl

❸ Bad

- Umbau der Badewanne zur Dusche
- Herstellung eines bodengleichen Zugangs zur Dusche
- Einstiegshilfen
- Installation von verlängerten Armaturen
- Anpassung der Sitzhöhe der Klosettbecken und des Waschtisches
- rutschfester Bodenbelag
- Installation Badewannenlift
- Toilettensitzerhöhung, ergonomischer WC-Sitz
- Haltegriffe und Handläufe
- Duschhocker

❹ Flur

- Breite von mindestens 120 cm (ausreichend Platz für das Wenden mit Rollstuhl oder Rollator)
- Handläufe oder Haltegriffe an beiden Seiten
- Treppenlift

❺ Schlafzimmer

- Pflegebett
- Notrufschalter oder Alarmschalter
- Höhenanpassung der Sitz- und Liegeflächen
- ergeh- und befahrbare Schränke
- behindertengerechtes Telefon mit Lautsprecher und großen Tasten

❻ Küche

- Höhenanpassung der Küchengeräte
- unterfahrbare Kücheneinrichtung
- Absenkung von Küchenoberschränken
  - Glasböden zur besseren Übersicht
  - Installation von verlängerten Armaturen

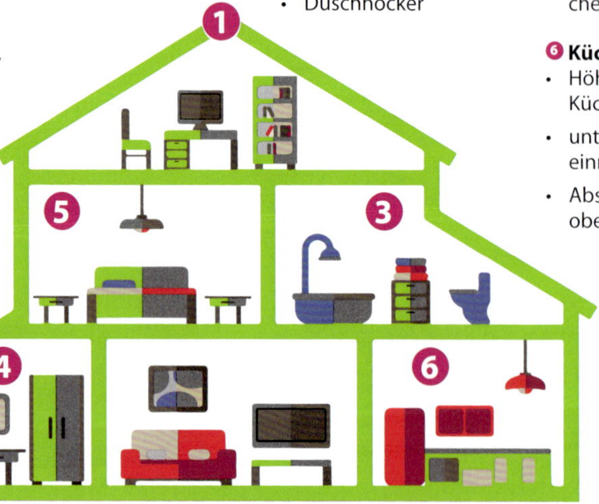

Gestaltet nach 2018 ©Apanova Home & Care GmbH

Betreutes Wohnen/Servicewohnen

Eine besondere Form des Wohnens im Alter ist das betreute Wohnen. Es ist dem Wohnen in der eigenen Häuslichkeit zuzuordnen. Vom Anspruch her sollte die Leistung aber grundsätzlich in einer barrierearmen Wohnung angeboten werden. Darüber hinaus gibt es ein variables Angebot von (Dienst-) Leistungen, die zusätzlich in Anspruch genommen werden können: Veranstaltungsräume, Café, Sitzbereiche, Schwimmbad, Hausmeisterdienste, Freizeitangebote (Kreativität, Sport, Kultur, offene Treffs usw.) Das notwendige Personal kann intern – vom Betreiber der Wohnanlage – oder extern – z. B. durch eine Sozialstation – bereitgestellt werden. Der Vorteil dieser Wohnform ist sicher, dass die gewünschten Leistungen an die jeweilige Lebenslage angepasst werden können. Persönliche Veränderungsprozesse, die sich auch negativ auf die Leistungsfähigkeit auswirken, können durch die Inanspruchnahme weiterer Dienstleistungen kompensiert werden: Wäscheservice, Wohnungsreinigung, Unterstützung bei der Pflege, Hausnotruf usw. Insgesamt nehmen 2% der 65-Jährigen dieses Angebot wahr, vor allem jedoch Menschen ab 80 Jahren und Alleinstehende. Es scheint hier von Bedeutung zu sein, dass diese Konzepte sowohl über Hilfestrukturen verfügen als auch ein soziales Netzwerk anbieten. (17) Auch für diese Wohnform sind bundesweit keine verbindlichen Vorgaben definiert. Es gibt lediglich in einzelnen Bundesländern sog. Qualitätssiegel. Die nachfolgende Übersicht stellt die Anforderungen an diese Wohnform in Nordrhein-Westfalen (18) dar.

KURATORIUM NRW – Betreutes Wohnen für ältere Menschen Nordrhein-Westfalen e.V. Anforderungen

Das Qualitätssiegel Betreutes Wohnen für ältere Menschen NRW umfasst vier Bereiche mit folgenden zentralen Anforderungen

1. Bauwerk und Umfeld
Gebäude und Wohnungen sollen die selbständige Lebensführung unterstützen und die Wahrung der Privatsphäre gewährleisten.

Die Wohnung soll zentral gelegen und in eine gute Infrastruktur eingebettet sein. Die Wohnung sowie das Wohnumfeld sind barrierefrei und altengerecht ausgestattet.

2. Grundservice
Der Grundservice ist ein Kernstück des Betreuten Wohnens. →

Die Grundleistungen sollen die Sicherstellung des haustechnischen Service und die Betreuung bzw. den persönlichen Service durch eine kompetente Betreuungsperson mit Blick auf Beratung, Information und Vermittlung von Wahlleistungen gewährleisten.

Der Grundservice soll so wenig festgeschriebene Pauschalleistungen wie möglich beinhalten und dem Mieter die größtmögliche Wahlfreiheit bieten.

3. Wahlservice

Grundsätzlich besteht für den Mieter Wahlfreiheit hinsichtlich des Leistungsumfangs und der Dienstleistungserbringer. Frei wählbare zusätzliche Wahlleistungen umfassen mindestens:

- hauswirtschaftliche Dienste
- pflegerische Dienste

4. Vertragsgestaltung

Die vertraglichen Regelungen des Miet- und Betreuungsvertrags sollen klar definieren, welche Anbieter für welche Leistungen zuständig sind und welche Leistungen Grund- und welche Wahlleistungen sind. Ebenso soll eine eindeutige Zuordnung von Kosten und Leistungen erfolgen.

Wohnen mit Pflege: Pflegeheim

Die Bedeutung von Pflegeheimen steigt mit zunehmendem Alter. „Von den 80- bis 84-Jährigen leben 6,2 Prozent in stationären Einrichtungen, von den 85- bis 90-Jährigen 13,7 Prozent und von den über 90-Jährigen 29,3 Prozent." (19) Offensichtlich werden viele Pflegeheime tatsächlich unter dem Primat der Pflege in ihren Abläufen organisiert. Wohnen, unter einer Perspektive, wie sie zu Beginn dieses Kapitels formuliert wurde („Heimat"), scheint weniger von Bedeutung zu sein. Das heißt gleichzeitig, dass der Bewohner als Persönlichkeit mit eigenständigen Interessen, sich vernachlässigt fühlt bzw. fühlen kann. Dies wird durch eine Studie bestätigt:

„Es konnte gezeigt werden, dass insbesondere jene Wohnwünsche erfüllt werden, die die täglichen Abläufe in der Heimorganisation nicht beeinflussen. Dazu gehören unter anderem die Möglichkeit zu ungestörten Gesprächen mit Besucherinnen oder Besuchern, die Verfügbarkeit eines eigenen Zimmers oder auch die Entscheidung darüber, allein oder in Gesellschaft zu bleiben. Im Umkehrschluss bedeutet dies, dass gerade jene Wohnwünsche, die die Mobilität und selbstbestimmte Alltagsgestaltung betref-

fen, weniger gut erfüllt werden. 30 bis 40 Prozent der befragten Heimbewohnerinnen und -bewohner benennen starke Defizite bei Angeboten im Tagesablauf, der Unterstützung bei Spaziergängen und anderen Bewegungsaktivitäten, gelegentlichen Arztbesuchen, Selbstmedikation beziehungsweise dem selbstbestimmten Verzicht auf die Einnahme von Medikamenten, der Möglichkeit, eigene Interessen zu verfolgen sowie bei Hilfen bei eigenen Aktivitäten. Ein noch viel stärker ausgeprägter Mangel an Rücksichtnahme betrifft die Grundbedürfnisse der Bewohnerinnen und Bewohner: Frequenz und Zeitpunkt der Ganzkörperreinigung, Zeiten der Bettruhe und des Weckens sowie Essenszeiten werden größtenteils nicht den Bedürfnissen der Bewohnerinnen und Bewohnern angepasst. Das Gleiche gilt für die Bestimmung darüber, wer der Zimmernachbar ist. Diese letztgenannten Punkte sind Wohnwünsche, die von den Bewohnerinnen und Bewohnern als sehr wichtig eingestuft werden, gleichzeitig aber von der Heimorganisation nur wenig berücksichtigt werden. Bezüglich zentraler Aspekte der Lebensqualität (Mobilität, Selbstbestimmung und soziale Integration) bestehen also die größten Diskrepanzen zwischen Wunsch und Realisierung." (20)

Möglicherweise ändert sich die Lage in den Einrichtungen mit der Einführung der neuen Qualitätsprüfungsrichtlinien für die vollstationäre Pflege – QPR vollstationär (umgangssprachlich als „Pflege-TÜV" bezeichnet), die seit dem 01. November 2019 gültig sind. Diese Prüfungen, die von den Medizinischen Diensten der Krankenkassen durchgeführt werden, haben einen durchaus Bewohner bezogenen Auftrag, die gestellten Fragen weisen diesbezüglich in eine richtige Richtung:

Die neue MDK-Prüfung im Pflegeheim: Was wird geprüft?

Die wichtigste Frage ist: Wie gut werden pflegebedürftige Menschen in der Einrichtung versorgt? Dabei betrachtet der MDK mehrere Qualitätsbereiche:

1. Wie werden die Bewohnerinnen und Bewohner von der Einrichtung dabei unterstützt, mobil und selbstständig zu bleiben?
2. Wie werden die Bewohnerinnen und Bewohner von der Einrichtung unterstützt, mit besonderen Belastungen durch Krankheiten umzugehen, zum Beispiel beim Schmerzmanagement?
3. Wie unterstützt die Einrichtung die Bewohnerinnen und Bewohner bei der Gestaltung des Alltagslebens und der Pflege sozialer Kontakte?
4. Wie geht die Einrichtung mit besonderen Bedarfs- und Versorgungssituationen um – zum Beispiel bei der Eingewöhnung oder bei herausforderndem Verhalten? (21)

Neben derartigen Fragen, die Grundlage für eine Selbstevaluation der Einrichtung sein könnten, ist es ebenso denkbar, mit einer Checkliste eine Qualitätsüberprüfung vorzunehmen. Maßstab bei der Umsetzung der einzelnen Aspekte sollte auch hier immer die Möglichkeit des Bewohners sein, möglichst eigenständig und selbstverantwortlich seine Lebenssituation gestalten zu können.

Checkliste Pflegeheim

Organisation und Struktur Essen: Zeiten, Qualität, Auswahlmöglichkeiten; Dienstzeiten der Mitarbeiter:innen: Tagesdienste, Nachtdienste, Aufsteh- / Zubettgehzeiten; Anzahl und Qualifikation der Mitarbeiter:innen; feste Ansprechpartner; Dienstleitungen innerhalb oder außerhalb der Einrichtung (Friseur, Fußpflege)

Wohnen Einzel- oder Mehrbettzimmer (Größe), eigene Möbel, eigenes Bad, Zugang nach draußen, Lage des Zimmers (Bezug zu Versorgung- und Freizeitbereich); Lage der Einrichtung in Bezug zum Sozialraum (Zentral – Stadtrand, Natur, Einkaufsmöglichkeiten, Cafés, Mobilität - ÖPNV)

Soziale Dimension / Freizeit Gemeinschaftsbereiche, Besuchsregelungen, Freizeitangebote: innerhalb und außerhalb der Einrichtung, Stand der Digitalisierung

Pflege / Betreuung Hilfsmittel, Förderung der Selbstständigkeit, Sturzprophylaxe, Umgang mit Sterben und Tod

Demenz Sicherung der Ein- und Ausgänge, geschützte Aufenthaltsräume und Außenbereiche, geschultes Personal, besondere Freizeitangebote (22)

Alternative Wohnformen

Neben den klassischen Wohnformen gibt es für ältere Menschen weitere Möglichkeiten, ihr Leben zu verorten. Diese alternativen Wohnformen spielen aktuell nur eine untergeordnete Bedeutung denn „… weniger als 1 Prozent der über 65-Jährigen leben in sogenannten alternativen Wohnformen …". (23)

Pflege-WG

Alle Ansprüche an die Wohn- und Pflegestandards (Betreuung, Räumlichkeiten, Lage, Freizeit …), die an eine Heimeinrichtung gestellt werden, gelten selbstverständlich auch für die Lebenssituation in einer Pflege-Wohngemeinschaft. Der wesentliche Unterschied liegt in der Größe der Einrichtung. Pflege-WGs haben in der Regel nicht mehr als acht bis zwölf Bewohner:innen und sind von daher weniger anonym als Großeinrichtungen. Daneben besteht die klare Zielsetzung, die sozialen Aspekte, den Gemeinschaftsgedanken des Lebens deutlicher in den Vordergrund zu stellen. Vorhandene Ressourcen sollen aktiv – z. B. beim Kochen, der Hausreinigung oder Gartenpflege – eingebracht werden. Freizeitaktivitäten – ob innerhalb oder außerhalb des Hauses – können besprochen und gemeinsam geplant werden. Gemeinschaftsräume, wie Küche oder Fernsehraum, bieten Möglichkeit für Begegnung und Kommunikation, das eigene Zimmer erlaubt den Rückzug. Es kann eine familienähnliche Atmosphäre entstehen. Mit Blick auf die Organisationsform kann zwischen träger- und selbstverwalteten WGs unterschieden werden. Wesentlich hierbei ist, ob ein eigenständiger Mietvertrag existiert oder ob die Pflege und Vermietung in einer Hand liegen. Haben die Bewohner das Hausrecht, können sie auch eher entscheiden, welcher Pflegedienst in ihrem Namen – als ambulanter Dienst – tätig wird. „Ob nun selbst verwaltet oder über einen Träger – beide WG-Varianten haben Vor- und Nachteile: Wer in einer WG lebt, die von einem Träger betrieben wird, hat keinerlei Mitspracherecht über das Pflegepersonal und das Konzept der WG." (24)

Mehrgenerationenwohnen

Beim Mehrgenerationenwohnen geht es um die gegenseitige Unterstützung von Jung und Alt. Familien, Paare oder auch Alleinstehende leben jeweils in einer eigenen Wohnung und unterstützen sich dabei in ihrem Lebensalltag. Das ist sicher nicht immer einfach, müssen doch unterschiedlichste Interessen unter ein Dach bekommen werden, die räumliche Nähe birgt Konfliktpotenziale

„In der klassischen Familie sind Rollen und Aufgaben in einem oft jahrzehntelangen Lern- und Gewöhnungsprozess eingespielt, nicht immer fair, aber das Blut hält die Sippe über Generationen zusammen. Die vielen ungeschriebenen Gesetze, die jede Familie entwickelt hat, müssen Zufallshorden wie diese in kürzester Zeit halbwegs verlässlich aufstellen, befolgen und Verstöße sanktionieren." (25) Empathie, Verantwortungsbereitschaft, Toleranz oder anders ausgedrückt: Sozialkompetenz ist eine wesentliche Voraussetzung für das Gelingen eines solchen gemeinschaftlichen Wohnprojektes. Wichtig ist, vorab die Rahmenbedingungen zu klären:

- Wie findet die Auswahl der Bewohner:innen statt?
- Welche Regeln gibt es für den Auszug von Bewohnerinnen und Bewohnern?

- Wie sind die Pflichten und Verantwortlichkeiten der Bewohner:innen geklärt?
- Gibt es Regeln für die Nutzung von Gemeinschaftsräumlichkeiten und Freiflächen?
- Wie sind die finanziellen und wirtschaftlichen Belastungen? Ist die Immobilie gekauft oder gemietet?
- Gibt es bei Streitigkeiten Konfliktlösungsmodelle?
- Wie ist der Prozess, wenn gemeinsam Entscheidungen getroffen werden müssen?
  und, für ältere Menschen ganz zentral:
- Was geschieht, wenn Bewohner:innen pflegebedürftig werden und/oder an Demenz erkranken?

Der Förderverein Mehrgenerationenhaus Begegnung und Wohnen Bad Tölz e.V. hat ein Leitbild entwickelt, das als Richtschnur für das gemeinsame Projekt gelten soll. Hierin heißt es u. a.:

Sinn der Gemeinschaft: … Ziel ist es, generationsübergreifend für Jung und Alt einen Lebensraum zu schaffen, der den Menschen und deren Wünschen nach Gemeinschaft, aber auch nach Individualität, nach Austausch und Verständnis, nach Fürsorge und Entfaltung, Ermutigung, aber auch nach Ruhe und Besinnung, Rechnung trägt.

Gleichheitsprinzip: Basis des Zusammenlebens ist die gegenseitige Toleranz, Achtung und Wertschätzung. … Das Wohnen in der Gemeinschaft erfordert, dass jedem Bewohner die gleiche mitmenschliche Achtung und Anerkennung seiner Person entgegenzubringen ist und jedem gleiches Mitsprache- und Mitbestimmungsrecht … zu sichern ist. …

Gemeinschaftszweck: …, insbesondere soll ein System der freiwilligen und gegenseitigen Hilfe und Förderung gemeinschaftlicher Initiativen entwickelt werden (Versorgungsverbund). Dies gestaltet sich nach Möglichkeiten und Fähigkeiten der Mitglieder der Gruppe.

Grundidee Kooperation: Zur Pflege der Gemeinschaft werden die Gemeinschaftsräume und -flächen gemeinschaftlich getragen und genutzt. … Wir planen eine monatliche Versammlung, bei der aktuelle Themen und Entscheidungen gemeinsam besprochen und einvernehmlich gelöst werden. Diese Sitzung ist nichtöffentlich und nur für die aktuellen Bewohner zugänglich. Jeder Mieter/Eigner hat ein Stimmrecht. Gemeinsam gefasste Beschlüsse sind von der Gruppe zutragen. Hier wird z. B. auch die Entscheidung über neue Bewohner mehrheitliche abgestimmt." (26)

Wesentlich für das Gelingen des Wohnprojektes dürfte die enge Verbindung zum Mehrgenerationenhaus sein. Dieses Haus versteht sich als „Bürgertreffpunkt, Anlaufstelle für ehrenamtliches, bürgerschaftliches Engagement und kompetenter Partner im sozialen Gefüge der Stadt Bad Tölz. Hier finden Jung und Alt zusammen, Einheimische und Zugezogene, unabhängig von Kultur, Religion oder Herkunft. Generationen treffen nicht nur aufeinander, sondern kommen wirklich zusammen." (27)

Wohnen als Form der Beheimatung findet hier auf verschiedenen Ebenen statt: Auf der Ebene des Wohnens in Gemeinschaft mit anderen und auf der Ebene einer gelungenen Integration in den Sozialraum.

Wohnen im Ausland

Ob in Polen, Tschechien oder in Thailand: Für manche Rentner:innen ist es offensichtlich attraktiv, ihr Lebensende im Ausland verbringen zu wollen. Ein wesentliches Argument sind die finanziellen Rahmenbedingungen.

Beispiel: (28)

Nach einem Schlaganfall ist Frau Müller pflegebedürftig und benötigt Unterstützung bei vielen Aktivitäten des alltäglichen Lebens: beim Essen, bei den Toilettengängen oder beim An- und Auskleiden. Diese Unterstützung kann ihr Mann zu Hause nicht leisten, von daher ist sie in einem Pflegeheim untergebracht. Ihr Mann leidet psychisch sehr unter der Trennung. Gleichzeitig ist auch er mit der eigenen Versorgung überfordert. Einkaufen, Kochen, Wäsche das große Haus mit Garten, das wird ihm alles zu viel. Per Zufall liest er bei einem Arztbesuch vom kostengünstigen Angebot eines polnischen Pflegeheimes. Hier wäre eine Unterbringung für beide finanzierbar. Sie wären nicht mehr länger getrennt und wären beide versorgt. Herr Müller bespricht die Möglichkeit mit seinen Kindern und fasst schließlich den Entschluss Haus und Heimat aufzugeben und nach Polen zu ziehen.

„Sie heißen Seniorenresidenz an der Oder [...] oder Heiterer Herbst und sie bieten Pflege in Polen für Senioren aus Deutschland. Bislang werden erst einige Tausend deutsche Pflegebedürftige in Osteuropa betreut. Doch die Angebote nehmen zu und damit wohl auch das Interesse. Ist doch die Unterbringung in einem polnischen Pflegeheim deutlich günstiger als in einem deutschen. Mittlerweile wirbt eine ganze Reihe von Heimen im grenznahen Gebiet um deutsche Senioren. Andere Einrichtungen, etwa im oberschlesischen Zabelkow, wurden extra für deutsche Pflegebedürftige gebaut. Dort setzt man auch auf die Verbundenheit vieler deutscher Rentner mit der ehemaligen Heimat. Anderen ist gar nicht klar, dass sie Hunderte Kilometer von zu Hause entfernt leben, weil sie an Demenz leiden." (29) Die finanziellen Rahmenbedingungen sind mit denen in Deutschland nicht vergleichbar: So betrugen die Kosten in der genannten Seniorenresidenz an der Oder für ein Einzelzimmer 1.650 € und für ein Doppelzimmer 1.550 € (Stand: Januar, 2021). In den Preisen sind Unterkunft, Vollpflege (unabhängig vom deutschen Pflegegrad), Verpflegung (5 Mahlzeiten täglich) Telefon, Radio- und deutscher TV-Anschluss, Internet, Zimmerreinigung und das Waschen der Hauswäsche und der persönlichen Wäsche enthalten. (30) Leben und Wohnen im Ausland kann im Einzelfall Vorteile haben und der richtige Weg sein. Ein Umzug bedeutet jedoch immer auch Trennung und Aufgabe einer gewohnten Umgebung und eine massive Veränderung der eigenen Lebenslage. Ein wichtiger Aspekt, den es in diesem Zusammenhang zu bedenken gilt, ist sicher der der medizinischen Versorgung. Ist der Standard mit dem deutschen Niveau vergleichbar?

Alle beschriebenen Wohnsituationen können auf digitalem Weg Unterstützung finden. Dadurch können selbstständiges Wohnen verlängert, soziale Kontakte erweitert oder neue Freizeitangebote verwirklicht werden. Der nachfolgende Exkurs will dies verdeutlichen.

Info...

Digitalisierung in der Pflege und Betreuung

Altenpflege basiert auf dem unmittelbaren Bezug zum Gegenüber, zum alten Menschen. Der direkte Kontakt ist unverzichtbar, letztlich durch nichts zu ersetzen. Pflege und Betreuung können jedoch durch neue technische Entwicklungen im Rahmen der Digitalisierung unterstützt und ergänzt werden. Dabei können unterschiedliche Lebensbereiche berührt werden. Hierzu einige Beispiele: (31)

Pflegesituation/Gesundheit:

» Infrarotkameras (in Kombination mit Sensoren, die am Körper getragen werden) überwachen und registrieren Bewegungsprofile des älteren Menschen in der eigenen Häuslichkeit und Veränderungen. Wird am Morgen die Küche nicht aufgesucht, am Abend nicht wie üblich der Fernsehsessel genutzt, kann daraus geschlossen werden, dass etwas nicht in Ordnung ist.

» Eine Computerfigur als virtuelle:r Pflegehelfer:in kann von den älteren Menschen befragt werden: Steht ein Arzttermin an? Sind bereits alle Tabletten genommen? Der dazugehörige Fingerclip gibt Informationen zu wichtigen Gesundheitsfaktoren wie Blutzucker, Blutdruck oder Körpertemperatur. Bei einem Sturz braucht der alte Mensch nur Hilfe zu rufen. Die virtuelle Pflegehelferin kontaktiert automatisch Notarzt und Verwandte.

» Der Arzneimittelroboter Pria kann bis zu 28 Medikamentendosen aufnehmen. Eine App steuert die Abgabe der Tabletten zu einem festgelegten Zeitpunkt. Wird die Einnahme vergessen, mahnt der Roboter und fordert dazu auf.

Sozialer Bereich/Freizeit:

» Computerprogramme erlauben es, dass Verwandte und Bekannte Fotos auf den Fernseher schicken können. Die Teilnahme am Leben der Angehörigen ist so zumindest virtuell gesichert.

» Ohrhörersysteme ermöglichen den Nutzern zum einen, klassische Musik zu hören oder zu telefonieren. „Darüber hinaus aber dienen die Knöpfe im Ohr auch als Hörgerät, das unerwünschte Nebengeräusche herausfiltert […] und sogar einen Modus anbietet, bei dem die Stimme eines Gesprächspartners zum besseren Verständnis verlangsamt wiedergegeben wird." (32)

» Virtuelle Seniorenwohnanlage: Neben der Unterstützung beim Einkauf, Arztbesuchen, Behördengängen hat man hier Kontakt zu den anderen älteren Menschen, die sich hier zugeschaltet haben.

» Virtuell-Reality-Brille: Die Brille erlaubt es – je nach Programmierung – Reisen in die Vergangenheit, die frühere Heimat, den alten Stadtteil, in dem man als Kind gewohnt hat, frühere Urlaubsorte usw. zu besuchen.

» Gestaltung einer Facebook Seite: Der Alltag in der Einrichtung anhand von Fotos, Musik aus der eigenen Jugend

Übergreifend

» Pflegeroboter: Der Begriff Pflegeroboter steht inzwischen als Begriff für unterschiedlichste Leistungen. Unterstützung bei der Pflege, Partner in der Kommunikation, Begleiter beim Spaziergang, Partner beim Spiel.

» Sprachassistenten: In allen Bereichen können Sprachassistenten, die die Bedienung von Geräten, sei es im medizinisch-pflegerischen Bereich, in der Freizeit oder bei der Kommunikation erleichtern, eine sinnvolle Unterstützung sein.

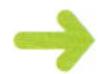

» Digitalkompass: Das Projekt der Bundesarbeitsgemeinschaft der Senioren-Organisationen (BAGSO) und Deutschland sicher im Netz e.V. stellt kostenfreie Angebote für Senioren bereit. Aktuell entstehen 100 Standorte, an denen z. B. Internetlotsen ältere Menschen im Umgang mit dem Internet unterstützen. Es geht um praktische Tipps zu Themen wie Gesundheit, Einkaufen und Finanzen oder Mobilität. Diese werden sowohl zum einen über Materialien und zum anderen über Online-Kurse zur Verfügung gestellt. (33)

Die Entwicklungen in diesem Bereich sind rasant und sollten genau beobachtet werden. Die Leistungspalette der sogenannten Pflegeroboter wird sich weiter entwickeln. Im medizinischen Bereich ist es wichtig, Datenschutz und Persönlichkeitsrechte der älteren Menschen nicht zu verletzen. Ebenso sollte konkret erfahrbares Erleben auch weiterhin im Zentrum von Pflege und Betreuung stehen. Hier gilt es, den Einsatz digitaler Technik auch unter ethischen Gesichtspunkten zu bewerten: Welche Werte und Normen sind in der Pflege und Betreuung wichtig und bestimmen unser Handeln? Wie wirkt sich der Einsatz von Technik auf die Lebenssituation des Menschen aus?

12.3 Demenzfreundliche Kommunen: sich der Ausgrenzung entgegenstellen

„Die Zahl der Menschen mit Demenz in Deutschland wird neuen Schätzungen zufolge bis 2050 erheblich steigen. Während 2018 knapp 1,6 Millionen Menschen in der Bundesrepublik mit einer Demenzerkrankung lebten (1,9 Prozent der Bevölkerung), gehen die Experten von Alzheimer Europe von einem Anstieg auf 2,7 Millionen im Jahr 2050 aus (3,4 Prozent). Das geht aus einem neuen Bericht hervor, den der Dachverband nationaler Alzheimer-Gesellschaften heute in Brüssel vorstellte. Deutschland liegt mit dieser erwarteten Entwicklung im europaweiten Trend." (34) Diese Entwicklung stellt die Gesellschaft vor Herausforderungen. Herausforderungen, die sich auf das unmittelbare Umfeld des Einzelnen, seine Mikrosysteme beziehen. An dieser Stelle soll der Frage nachgegangen werden, was außerhalb des konkreten Wohnumfeldes, im Sozialraum der Menschen geschehen kann, damit hier Stigmatisierung und Ausgrenzung reduziert werden können. Auch vor dem Hintergrund der UN-Behindertenrechtskonvention (UN-BRK) ist dies eine wichtige Aufgabe. Die UN-BRK, 2006 von den Vereinten Nationen verabschiedet, 2009 in Deutschland in Kraft getreten, hat nach Artikel 3 (allgemeine Grundsätze) unter anderem folgende übergeordnete Zielsetzungen:

a. die Achtung der dem Menschen innewohnenden Würde, seiner individuellen Autonomie, einschließlich der Freiheit, eigene Entscheidungen zu treffen, sowie seiner Unabhängigkeit;

b. die Nichtdiskriminierung;

c. die volle und wirksame Teilhabe an der Gesellschaft und Einbeziehung in die Gesellschaft;

d. die Achtung vor der Unterschiedlichkeit von Menschen mit Behinderungen und die Akzeptanz dieser Menschen als Teil der menschlichen Vielfalt und der Menschheit;

e. die Chancengleichheit;

f. die Zugänglichkeit;

g. die Gleichberechtigung von Mann und Frau;

h. die Achtung vor den sich entwickelnden Fähigkeiten von Kindern mit Behinderungen und die Achtung ihres Rechts auf Wahrung ihrer Identität.

Bei der Reflexion der einzelnen Artikel wird schnell deutlich, dass es auf der einen Seite die Aufgabe der staatlichen Organe ist, diese Artikel umzusetzen. Dabei sind die konkreten Wege nicht immer unumstritten. Nimmt man das Ziel Chancengleichheit, wird dies z. B. deutlich bei der schulischen Integration bzw. Inklusion von Menschen mit Behinderungen. Welche Rolle haben zukünftig die Förderschulen im gesamten Schulsystem? Werden sie aufgelöst? Inwieweit kann sich das herkömmliche System auf die spezifischen Förderbedarfe von Kindern und Jugendlichen mit Behinderung einstellen? Führt die völlige Integration zur Überforderung, welche Schutzräume werden benötigt?

Gleichzeitig wird aber auch deutlich, dass nicht alle Zielsetzungen zentral, auf einer staatlichen Ebene zu regeln sind. Wenn es um die „Achtung der Würde", „Nichtdiskriminierung" oder die „Einbeziehung in die Gesellschaft" geht, dann ist dies eine gesamtgesellschaftliche Aufgabe, an deren Lösung sich alle beteiligen müssen. Dies gilt nicht zuletzt gegenüber Menschen mit Demenz. Wie aber kann sich gesellschaftliche Verantwortung gegenüber dieser Gruppe zeigen? Wie verhält sich eine Gesellschaft, die auf Planung und Rationalität beruht? „Die Demenz entzieht sich der Planung. Dies stellt die planende, rationale, zukunftsorientierte Moderne vor irritierende Aufgaben. Die Demenz ist eine Provokation für eine Gesellschaft, die sich auf dem Weg in eine immer perfekter kontrollierte und organisierte Gestaltung sieht, Sand im Getriebe." (35) Das folgende Beispiel belegt die Problematik:

Ein 55-jähriger Mann lebt mit seiner demenziell erkrankten Mutter zusammen. In der Regel kommt sie fünfmal in der Nacht und sagt ihm, dass das Essen fertig sei und er zum Essen kommen solle. „Was soll er machen? Es gibt keine wirklich gute Antwort darauf. Er kann sie im Bett festbinden – was häufiger geschieht als wir zugeben möchten. Er kann sie mit Tabletten pharmazeutisch ans Bett fesseln, was noch viel häufiger geschieht. Er kann ihre Tür abschließen oder seine. Oder die ultima ratio wählen: das Heim. Es sind alles keine guten Antworten, das wissen wir. Und das – so denke ich manchmal – ist vielleicht das wirkliche Geheimnis der Demenz, dass sie uns, die wir in einer geradezu perfekten Macherwelt leben, die Antworten aus der Hand schlägt. Die Kränkung, dass wir, die wir Raumstationen im Weltall unterhalten und das Genom des Menschen entschlüsselt haben, keine Antwort finden auf diese nervtötende Verrücktheit der Alten." (36)

Der Verein Aktion Demenz e.V. versucht Antworten in kommunalen Zusammenhängen, in den Sozialräumen der Menschen zu finden. Er ist eine bundesweite Initiative, 2006 aus der Initiativwerkstatt „Gemeinsam für ein besseres Leben mit Demenz" der Robert Bosch Stiftung hervorgegangen. „Der Verein strebt an, die Lebensbedingungen für Menschen mit (und ohne) Demenz vor allem durch einen zivilgesellschaftlichen Dialog zu verbessern und in der breiten Öffentlichkeit ein Bewusstsein für diese Erscheinungsform des Lebens zu schaffen. Die Medikalisierung der Demenz muss durch ein Stück ‚Resozialisierung' des Phänomens korrigiert werden. Ziel ist es, der bestehenden Stigmatisierung entgegenzuwirken und einen Bewusstseinswandel, ein neues soziales Miteinander anzuregen." (37) Es geht hier also nicht um einzelne „Rezepte", singuläre Lösungen. Dem Verein geht es um einen veränderten gesellschaftlichen Umgang mit Menschen mit Demenz, um eine andere Haltung.

Vor diesem Hintergrund konnte die Aktion Demenz insgesamt 78 Initiativen ‚Demenzfreundliche Kommunen' durch ein Förderprogramm der Robert Bosch Stiftung unterstützen. Es wurden Vorhaben gefördert, „die

- die Begegnung zwischen Menschen mit und ohne Demenz fördern,
- die alltagspraktische, nachbarschaftliche Hilfe und den Austausch unterstützen bzw. Netzwerke der Solidarität anregen,
- den Betroffenen und ihren Familien die weitere aktive Teilhabe am kommunalen Leben ermöglichen,
- die ›Stimme/n‹ von Menschen mit Demenz hörbar machen und ihre Rechte wahren und stärken,

- die Öffentlichkeit für das Thema sensibilisieren und ein Umdenken fördern,
- gemeinsames Handeln unterschiedlicher Akteure für einen besseren Umgang mit Demenz initiieren." (38)

Die Demenzinitiative für Stadt und Landkreis Bamberg als Beispiel (39)

„Die Demenzinitiative für Stadt und Landkreis Bamberg möchte Menschen zum Dialog einladen über Veränderung und Bleibendes, über Flügel und Grenzen, über Mensch-Sein als Ganzes. Sie möchte Unbeteiligte sensibilisieren, Interessierte schulen, Neugierige informieren und Aktive bei eigenen Initiativen unterstützen. Im Dialog und zusammen mit Netzwerkpartnern sollen langfristig Angebote für Betroffene und ihre Angehörigen ausgebaut werden." (40)

Drei übergeordnete Schwerpunkte hat sich die Demenzinitiative für ihre Arbeit zum Ziel gemacht:

- Allgemeinheit informieren und sensibilisieren,
- Betroffene und Angehörige unterstützen,
- Strukturen stärken, Synergien fördern.

Folgende Einzelmaßnahmen wurden innerhalb des gesamten Projektes realisiert bzw. haben sich daraus entwickelt:

- **Demenznetz Bamberg:** Engagierte Personen, die sich beruflich und/oder ehrenamtlich mit dem Thema Demenz auseinandersetzen, haben durch das Demenznetz ein Forum für Austausch und Information. Bestehende Angebote können in diesem Kreis kritisch reflektiert werden und weitere Bedarfe ermittelt werden. Ziel ist, die Rahmenbedingungen für Menschen mit Demenz und ihre Familien nachhaltig zu verbessern.
- **Wegweiser Demenz für Stadt und Landkreis Bamberg:** Der Wegweiser enthält vielfältige Informationen zum Thema: Diagnostik, Therapie, Beratungsangebote, Schulungen, Wohnen, finanzielle Hilfen u. a. Er umfasst über hundert Seiten.
- **Jugendfotowettbewerb/Wanderausstellung:** Unter dem Thema „Blitzlicht ins Land des Vergessens" wurde ein Jugendfotowettbewerb durchgeführt. Demenz sollte aus humorvoller oder ernster, aber immer einfühlsamer Perspektive fotografisch erfasst werden. Aus diesem Fotowettbewerb ist in-

zwischen eine Wanderausstellung geworden, bei der die Fotos durch Texte angereichert werden.

- **Geschulte Partner:** Um das Tabuthema Demenz aufzubrechen, ist eine Auseinandersetzung mit der Krankheit notwendig. Öffentliche und private Einrichtungen und Dienstleister können Mitarbeiter:innen schulen lassen und sich zertifizieren lassen. Über diesen Weg können auch Lebenspartner, Angehörige oder Freunde auf Verständnis, Respekt und Offenheit im Umgang erwarten. Geschulte Partner sind Mittler im Alltag und signalisieren, dass Menschen mit Demenz dazugehören und willkommen sind.

Viele andere Projekte haben gleiche oder ähnliche Themen und Inhalte wie die Initiative aus Bamberg: Schulungen, Sensibilisierung, Öffentlichkeitarbeit, Vernetzung stehen immer wieder im Vordergrund. Es gibt aber auch Projekte mit besonderen Themen und Zielsetzungen. Hierzu einige Beispiele – themenbezogen kurz vorgestellt. (41)

- **Kultur:** Unter fachlicher Anleitung erarbeiten Schüler einer Gesamtschule gemeinsam mit Menschen mit Demenz Entwürfe für ein Musical zum Thema Demenz. Gemeinde Kloster Lehnin, Brandenburg
- **Spiritualität, Gemeindearbeit:** Gestaltung inklusiver Gottesdienste mit und ohne Demenz; gemeindliche Besuchsdienste bei Demenzerkrankten und ihren Angehörigen/Familien. Köln, Nordrhein-Westfalen
- **Kultur:** Im Rahmen des Projektes „Kultur Begleitung" werden ehrenamtlich engagierte Bürger:innen aus unterschiedlichen Vereinen und Ortschaften zu Kulturbegleiter:innen qualifiziert. Sie sollen eine weiterhin aktive Teilnahme der Menschen mit Demenz am Vereinsleben ermöglichen. Leutkirch, Baden-Württemberg
- **Sport:** Im Zentrum des Projekts stehen der Aufbau und die Entwicklung von neuartigen themenspezifischen Aktivitätsprogrammen mit Tages- und Halbtagesangeboten in den Sparten Erlebnis und Sport. So wird beispielsweise in Kooperation mit dem Deutschen Fahrrad-Club eine Fahrradgruppe Demenz gegründet, die regelmäßig Fahrradtouren durchführt. Gemeinsam mit dem Behindertensportverein gibt es kombiniert Gesprächskreise („Sport und Talk"). Minden, Nordrhein-Westfalen
- **Kunst:** Im Projekt „Kunststücke" werden mit Künstlern unterschiedlicher Ausrichtungen (Tanz, Bildende Kunst, Musik) Kooperationen entwickelt, damit interessierte Menschen mit Demenz, ihre Angehörigen und auch die freiwilligen Helferinnen und Helfer künstlerische Ausdrucksformen erproben und sowohl individuell wie auch als Gruppe umsetzen. Kassel, Hessen

Die vorgestellten Projekte weisen in eine Richtung, die Menschen mit Demenz innerhalb der Gesellschaft sehen. Durch Aufklärung und Sensibilisierung können die betroffenen Menschen weiterhin teilhaben an gesellschaftlichen Äußerungsformen wie z. B. Kunst, Kultur, Sport, Religion. Da es sich aber um einzelne Projekte handelt, stellt sich die Frage, wie gesamtgesellschaftliche Entwicklungen aussehen könnten. Die Aktion Demenz e.V. sieht folgende Perspektiven und Notwendigkeiten:

„Zivilgesellschaft lautet das Zauberwort [...] mit einem später geprägten Motto ausgedrückt: »Demenz geht alle an!«. Will heißen: Demenz ist eine Aufgabenstellung für die gesamte Gesellschaft und damit auch als Herausforderung für einen jeden Bürger und eine jede Bürgerin zu begreifen. Für Aktion Demenz ergibt sich hieraus: Es gilt, in den Kreisen der Experten und Expertinnen wie auch bei allen Bürgerinnen und Bürgern Handlungsbereitschaft zu wecken. Aktion Demenz tritt an, um bürgerschaftliches und auch ehrenamtliches Engagement zu ermutigen und es zu stärken." (42) Demenz darf nicht nur aus der Perspektive von Krankheit (=pathologisch) gesehen werden. Die unterschiedlichen Dimensionen gesellschaftlicher Wirklichkeiten, wie sie in den Projekten sichtbar wurden, müssen zu einem gesamtgesellschaftlichen Auftrag werden, die als sozialräumlich angelegte Vorhaben umgesetzt werden.

12.4 Die Verantwortung der Kommune

Eine zentrale Frage bei der Weiterentwicklung sozialräumlich orientierter Konzepte in der Versorgung älterer Menschen ist die Frage der Verantwortlichkeit: Wer übernimmt die Steuerung der notwendigen Prozesse? Wer ermittelt die vorhandenen und die noch zu entwickelnden Ressourcen? Wer knüpft die Netze zwischen den professionellen Playern? Wer erkennt und fördert zivilgesellschaftliches Engagement? Wer stellt für diese Entwicklungsprozesse die notwendigen strukturellen Ressourcen – Personal, Räume, digitale Ausstattung usw. – zur Verfügung?

Stellt man die Fragen in einen Zusammenhang mit der Daseinsvorsorge nach dem Sozialstaatsprinzip, Artikel 20 GG, dann ist die Gemeinde zuständig. „Der Begriff der kommunalen Daseinsvorsorge meint, dass die Gemeinde wirtschaftliche, soziale und kulturelle Dienstleistungen für alle Bürger:innen bereitstellt. [...]" (43)

Die Lebensbedingungen älterer und / oder pflegebedürftiger Menschen hängen selbstverständlich ganz wesentlich von konkreten sozialräumlichen Rahmenbedingungen ab. Das Kuratorium Deutsche Altershilfe (KDA) benutzt in diesem Zusammenhang den Begriff Quartiersentwicklung und kommt zu dem Schluss: „Die spezifische Verantwortung der Kommunen bezieht sich auf eine direkte Umsetzungsverantwortung [...] für das wertschätzende gesellschaftliche Umfeld, für tragende soziale und generationsgerechte räumliche Infrastruktur sowie für wohnortnahe Beratung und Begleitung. Spezifische Verantwortung bedeutet ganz konkret, dass die Kommune in der Verantwortung steht, entsprechende Maßnahmen zur Umsetzung der Ziele zu ergreifen, wenn die Bürgerschaft oder Teile von ihr unterversorgt sind. Für die Wahrnehmung dieser Verantwortungsbereiche bedarf es eines Akteurs, der nicht partikulare Interessen, sondern die Interessen aller Bürger:innen vertritt, und das kann nur die Kommune sein." (44)

Darüber hinaus weist auch das 3. Pflegestärkungsgesetz (PSG 3) den Kommunen eine hervorgehobene Bedeutung zu. Die Kommunen erhalten mehr Kompetenzen bei der Pflegeberatung. So können bis zu 60 Kommunen zeitlich auf fünf Jahre befristete Modellvorhaben zur Pflegeberatung anbieten. Diese Modellkommunen sind vollständig für die Pflegeberatung, die Beratungseinsätze vor Ort in der Häuslichkeit und die Pflegekurse für die pflegenden Angehörigen verantwortlich. Diese Vorhaben waren bereits in der Stellungnahme der Bundesregierung zum Siebten Altenbericht beschrieben worden. (45)

Wenn also die Verantwortlichkeit geklärt ist, stellte sich als nächstes die Frage nach deren konkreter Umsetzung. Wie ist der Weg, den eine Kommune beschreiten sollte, damit Sozialräume – oder auch Quartiere – zu lebenswerten Erfahrungsräumen weiterentwickelt werden können?

Das Kuratorium Deutsche Altershilfe (KDA) verfolgt ein Modell mit 5 Phasen (46):

Phase 1: Quartiere identifizieren
Welches konkrete Gebiet soll sozialräumlich weiterentwickelt werden? Wichtig: Es muss überschaubar sein und sollte von den Sozialdaten her divers – vielfältig strukturiert sein (Alter, Einkommen, Bebauung usw.)

Phase 2: Quartier analysieren
Wie ist die IST-Situation im Sozialraum? Nach Möglichkeit sollte in dieser Phase – unter Beteiligung der Bevölkerung – eine Bestandsaufnahme des Vorhandenen gemacht werden. Folgende Punkte könnten berücksichtigt werden: Wertschätzung alter Menschen im gesellschaftlichen Umfeld – soziale Infrastruktur (vorhandene professionellen/ehrenamtliche, nachbarschaftliche, zivilgesellschaftliche Netzwerke) – generationengerechte räumliche Infrastruktur (Erreichbarkeit von Cafés/ÖPNV) – generationengerechtes Wohnen – bedarfsgerechter Hilfemix (teilstationäre, stationäre und ambulante Angebote) – Wohnortnahe Beratung und Begleitung.

Phase 3: Leitbild oder Vision entwickeln
Was sind die langfristigen Zielsetzungen? Gibt es ein übergeordnetes Bild von der Zukunft, dem sich einzelne Planungen unterordnen sollten? Solche Zielsetzungen könnten sein: lebenswertes Leben – Ort der Begegnung – gegenseitige Unterstützungssysteme – gute räumliche und soziale Infrastruktur.

Phase 4: Ziele und Maßnahmen planen
Was sind die unmittelbaren Ziele? Was soll als erstes, zweites ... in Angriff genommen werden? Hier ist es wichtig, die Verantwortlichen zusammenzuführen, die Art der einzelnen Maßnahme, die Zeiträume ihrer Umsetzung und Überprüfungsstrategien zu definieren. Aus dem übergeordneten Ziel einer guten räumlichen Infrastruktur könnte in der konkreten Realisierung ein Bürgerbusangebot entstehen, das auf Anforderung zu bestimmten Zeiten, in barrierefreien Fahrzeugen Personenbeförderung übernimmt. Aus der Perspektive ‚Altenhilfe' wird es auch darum gehen, einen qualifizierten Hilfemix anzubieten: Wohnen – Soziales – Pflege als Bausteine einer quartiersnahen Versorgung. (47)

Phase 5: Umsetzung sicherstellen
Wie geht es voran? Wird der Planungsprozess eingehalten? Zu festgelegten Abständen sollten alle geplanten Maßnahmen in den Blick genommen und hinsichtlich ihrer Umsetzung evaluiert werden. Dies könnten ein verantwortlicher Sozialraummanager und / oder eine Steuerungsgruppe durchführen.

Neben den Überlegungen zu möglichen Abläufen muss eine Organisationsstruktur entwickelt werden, in der und mit deren Hilfe sich diese Prozesse vollziehen können. Welcher Rahmen ist Voraussetzung für kommunales, sozialräumliches Handeln. Folgende Fragen müssen geklärt werden: (48)

- Wer trägt innerhalb der kommunalen Verwaltung die Verantwortung für sozialräumliche Entwicklung?
- Welche Ämter, Referate, Dezernate usw. sind zuständig und/oder eingebunden?
- Wie sind die baulichen und technischen Voraussetzungen? Gibt es Arbeits- und Besprechungsräume? Gibt es für die Organisation und die Arbeitsabläufe EDV-Unterstützung?
- Wie hoch sind die hauptamtlichen Stellenanteile? Wie sind die Stellen tariflich eingruppiert?

- Welches Qualifikationsprofil sollte eingebracht werden? Wie ist das Qualifikationsprofil der Fachkräfte? Gibt es Schulungen, Fortbildungen für ehren- und hauptamtliche Mitarbeiter:innen?
- Welche Rechte und Befugnisse werden den Verantwortlichen („Sozialraummanager") zugewiesen? Wie breit sind z. B. die Spielräume bei der Arbeitsplanung? Kann eigenständig Öffentlichkeitsarbeit betreiben werden?

aber auch:

- Wer ist außerhalb der kommunalen Verantwortung bei den freien Trägern, den Wohlfahrtsverbänden, den Ehrenamtlichen, der Zivilgesellschaft Ansprechpartner:in?
- Wie können die hier tätigen Haupt- und Nebenamtlichen strukturell eingebunden werden?
- Welche Formen der Zusammenarbeit können hier entwickelt werden?

Das *„Soziale Amt von morgen"* könnte als Vision folgendes Profil haben:

„Kleine Teams auf Stadtteilebene verantworten ein integriertes Leistungspaket aller ortsnah anzubietenden Leistungen [...] in fachlich konzeptioneller, personeller wie personalpolitischer und finanzieller Hinsicht. Beratung, Sachleistungen und Einrichtungen sind im Stadtteil sowohl im städtischen Verantwortungsbereich als auch mit freien Trägern vernetzt: Angebote und Dienstleistungen werden abgestimmt; räumliche und personelle Ressourcen werden ausgetauscht; die Leistungen für die Nutzer:innen werden nach den Grundsätzen von Ganzheitlichkeit/ Normalisierung, Selbsthilfe/Empowerment und Individualisierung/Partizipation/ Flexibilität erbracht." (49)

Einzelne Fachbereiche sollten zielgruppenspezifische (Kinder, Jugendliche, Erwachsene, ältere/alte Menschen) Besonderheiten berücksichtigen und einbringen können. Fortbildungsangebote, übergreifende Fachberatung und ein Berichtswesen (fachlich und wirtschaftlich) sind ebenfalls organisatorische Bestandteile.

Die Rolle der Fachkraft

Welche Rollen können Fachkräfte in sozialräumlich orientierten Versorgungsformen einnehmen? Zunächst: Eine Pflegefachkraft wird immer Teil eines solchen Angebotes sein. Innerhalb des gesamten Netzwerks steht sie für den Teilbereich Pflege. Hier muss eine Vorstellung davon vorhanden sein, in welchen Gesamtzusammenhang die eigene Tätigkeit eingebettet ist, dass die eigene Arbeit in einem Netzwerk stattfindet. Der Blick weitet sich von der eigenen Arbeitsaufgabe auf das gesamte Handlungsfeld.

So sollten die Netzwerkpartner:innen bekannt sein, die z. B.

- über das Versorgungsangebot informieren und beraten können – z. B. über fachliche und finanzielle Unterstützungsangebote,
- Kontakt in den Sozialraum ermöglichen – z. B. durch die Schaffung von Begegnungsmöglichkeiten oder die Organisation von Fahrdiensten,
- Beratungsmöglichkeiten zur Wohnraumanpassung anbieten – z. B. die Veränderung des Sanitärbereiches zu einem barrierefreien Bereich,
- über die Organisation einer ehrenamtlichen Begleitung den Verbleib in der eigenen Wohnung ermöglichen – z. B. durch Unterstützung beim Einkauf oder im Haushalt,
- Transitionsprozesse unterstützen und begleiten – z. B. beim Übergang von der ambulanten in die stationäre Versorgung.

Gleichzeitig ist es sicher auch denkbar, an verantwortlicher Stelle innerhalb des Netzwerkmanagements tätig zu sein. So zielt die Ausbildung zur Pflegefachfrau/zum Pflegefachmann von ihrem Selbstverständnis auch darauf ab, „3. interdisziplinär mit anderen Berufsgruppen fachlich zu kommunizieren und effektiv zusammenzuarbeiten und dabei individuelle, multidisziplinäre und berufsübergreifende Lösungen bei Krankheitsbefunden und Pflegebedürftigkeit zu entwickeln sowie teamorientiert umzusetzen." (50) Dabei wird ein ganzheitliches Verständnis von Pflege deutlich. „Sie berücksichtigt die konkrete Lebenssituation, den sozialen, kulturellen und religiösen Hintergrund, die sexuelle Orientierung sowie die Lebensphase der zu pflegenden Menschen." (51)

Notwendige, vertiefende Kenntnisse können ggf. über Fort- und Weiterbildung gewonnen werden. Hier existiert ein breites Angebot, das sicher im Einzelfall geprüft werden sollte. Eine aktuelle und qualitativ ansprechende Qualifizierung – „Qualifiziert fürs Quartier" – bietet das Evangelische Johanneswerk. Die Weiterbildung richtet sich an Fach- und Führungskräfte der Alten- und Behindertenarbeit und will grundlegende Kenntnisse und Handlungswissen zu folgenden Themen vermitteln: Aufbau lokaler Netzwerke und Kooperationen, Methoden der Sozialraumorientierung, Dienstleistungsentwicklung, Methoden der Bürgerbeteiligung, Aufbau eines Welfare-Mix, - inklusiver Sozialraum.

Die Rolle als Sozialraummanger:in kann auch ein Baustein der eigenen beruflichen Weiterentwicklung sein.

Anmerkungen zu 12:

(1) Statistisches Bundesamt, Pressemitteilung Nr. 507 vom 15. Dezember 2020, 4,1 Millionen Pflegebedürftige zum Jahresende 2019 - Statistisches Bundesamt (destatis.de)
Zugriff: 16.12. 2020

(2) Meyer, Martha, Pflegende Angehörige in Deutschland, Überblick über den derzeitigen Stand und zukünftige Entwicklungen, Saarbrücken 2006, S. 10.

(3) vgl. hierzu: Auth, Diane u. a., Sorgende Angehörige als Adressatinnen einer vorbeugenden Pflegepolitik, Eine intersektionale Analyse, Düsseldorf 2018, S. 14 ff

(4) ebenda, S. 20

(5) ebenda, S. 22

(6) vgl. hierzu: DEGAM. Pflegende Angehörige von Erwachsenen, S3-Leitlinie, Hamburg 2018, S. 27

(7) Pflegende Angehörige, Hoch belastet und gefühlt allein gelassen, in: Deutsches Ärzteblatt, 3/2019, S. 21

(8) Hans Böckler Stiftung, Study Nr. 363, Juni 2017, Hielscher, Volker u. a., Pflege in den eigenen vier Wänden: Zeitaufwand und Kosten, S. 56, Pflege in den eigenen vier Wänden: Zeitaufwand und Kosten. Pflegebedürftige und ihre Angehörigen geben Auskunft (boeckler.de)
Zugriff: 29.12.2020

(9) DEGAM, ebenda, S. 11

(10) in Anlehnung an: Auth a.a.O. S. 29 f

(10a) Bundesverband für häusliche Betreuung und Pflege, Pressemitteilung vom 29.06.2021, Berlin, https://www.vhbp.de/aktuelles/detail/pressemitteilung-berlin-9/
Zugriff: 29.07.2021

(10b) Bundeszentrale für politische Bildung, Ausländische Pflegekräfte in deutschen Privathaushalten, Ein Interview mit Prof. Dr. Helma Lutz vom 18.08.2015, Ausländische Pflegekräfte in deutschen Privathaus-halten. Ein Interview mit Prof. Dr. Helma Lutz (https://www.bpb.de/gesellschaft/migration/kurzdossiers/211011/interview-mit-helma-lutz)
Zugriff 29.07.2021

(10c) Reaktionen und Stellungnahmen zitiert nach: Süddeutsche Zeitung, Häusliche Pflege wird teuer, 25.06.2021, S.1

(10d) Bundesverband für häusliche Betreuung und Pflege, ebenda

(11) Theobald, Tim, Schwäbisch Hall macht das Zuhause wieder zum „wichtigsten Ort der Welt", in:Horizont Stiftung, 09/2020https://www.horizont.net/agenturen/nachrichten/ogilvy-schwaebisch-hall-macht-das-zuhause-wieder-zum-wichtigsten-ort-der-welt-185541
Zugriff: 04.01. 2021

(12) Bundesministerium für Familie, Senioren, Frauen und Jugend, Hintergrundmeldung: Ältere Menschen – Zuhause im Alter, https://www.bmfsfj.de/bmfsfj/themen/aeltere-menschen/zuhause-im-alter/zuhause-im-alter/75580
Zugriff: 04.01.2021

(13) Bundesministerium für Familie, Senioren, Frauen und Jugend, Siebter Altenbericht, Drucksache 18/10210, Bundestagsdrucksache 12/7992, 2016, S. 229ff

(14) ebenda, S.222

(15) Frey, Carina, Meister, Gabriele, Neues Wohnen im Alter – Verbraucherzentrale, Düsseldorf, 2020, S. 30

(16) Gestaltet nach Aponovia, Wohnumfeldberatung, Wohnen ohne Hürden, https://aponova.com/wohnen-ohne-huerden/ Zugriff: 22.01.2021; Zum Thema siehe auch Frey, Carina, Meister, Gabriele, Neues Wohnen im Alter – Verbraucherzentrale, Düsseldorf, 2020: Das Buch der Verbraucherzentrale gibt hierzu und zu vielen weiteren Wohnsituationen differenzierte Übersichten, auch hinsichtlich gesetzlicher Förderungs- und Abschreibungsmöglichkeiten.

(17) Bundesministerium für Familie, Senioren, Frauen und Jugend, Siebter Altenbericht, Drucksache 18/10210, Bundestagsdrucksache 12/7992, 2016, S. 224ff

(18) Kuratorium NRW, Betreutes Wohnen für Menschen Nordrhein Westfalen e.V., Qualitätssiegel – Anforderungen, https://www.kuratorium-betreutes-wohnen.de/qualitaetssiegel-anforderungen.php Zugriff: 07.01.2021

(19) Bundesministerium für Familie, Senioren, Frauen und Jugend, Siebter Altenbericht, Drucksache 18/10210, Bundestagsdrucksache 12/7992, 2016, S. 223

(20) ebenda

(21) Medizinischer Dienst der Krankenversicherung, Qualität in der Pflege, https://www.mdk.de/versicherte/pflegequalitaet/ Zugriff: 07.06.2021

(22) vgl. hierzu auch: Frey, Carina, Meister, Gabriele, Neues Wohnen im Alter – Verbraucherzentrale, Düsseldorf, 2020, S. 161

(23) Bundesministerium für Familie, Senioren, Frauen und Jugend, Siebter Altenbericht, Drucksache 18/10210, Bundestagsdrucksache 12/7992, 2016, S. 224

(24) Frey, Carina, Meister, Gabriele, Neues Wohnen im Alter – Verbraucherzentrale, Düsseldorf, 2020, S. 173; vgl. ebenda: Das Buch der Verbraucherzentrale gibt zur Gründung von Pflege-WGs wichtige Hinweise

(25) vgl. hierzu: Schumacher, Hajo, Restlaufzeit, Wie ein gutes, lustiges und bezahlbares Leben im Alter gelingen kann, Köln, 2016, S. 173

(26) Mehrgenerationenhaus – Begegnung und Wohnen – Bad Tölz e.V.file:///C:/Users/BKER~1/AppData/Local/Temp/MGW%20 Leitbild-1.pdf Zugriff: 09.01.2021

(27) Bayerisches Rotes Kreuz, Kreisverband Bad Tölz-Wolfratshausen, MehrGenerationenHaus Bad Tölz, http://www.brk-toel-wor.de/angebote/mehrgenerationenhaus/das-haus.html Zugriff: 09.01.2021

(28) Schumacher, Hajo, a.a.O. S.173

(29) Aster von, Ernst-Ludwig, Schrum, Anja, in: Deutschlandfunk, Deutsche Senioren in Polen, https://www.deutschlandfunk.de/pflege-po-polsku-deutsche-senioren-in-polen.922.de.html?dram:article_id=287001 Zugriff: 10.01.2021

(30) Seniorenresidenz an der Oder, http://seniorenresidenz.pl/ Zugriff: 10.01.2021

(31) vgl. hierzu: Hulverscheidt, Claus, Oma, warum hast du so hohen Blutdruck? in Süddeutsche Zeitung Nr.7, 10.01.2020, S. 17

(32) ebenda

(33) Digital Kompass, Treffpunkt für Fragen rund ums Internet, https://www.digital-kompass.de/ Zugriff: 29.01.2021

(34) aerzteblatt.de, Deutliche Zunahme an Demenzkranken in Deutschland und Europa erwartet, 18.022020, https://www.aerzteblatt.de/nachrichten/109460/Deutliche-Zunahme-an-Demenzkranken-in-Deutschland-und-Europa-erwartet Zugriff: 19.01.2021

(35) Gronemeyer, Reimer, Die demenzfreundliche Kommune das Wagnis, in: Rothe, Verena, Kreutzner, Gabriele, Gronemeyer, Reimer, Im Leben bleiben – Unterwegs zu Demenzfreundlichen Kommunen, Bielefeld, 2015, S. 20

(36) entnommen aus: ebenda S. 25f

(37) Rothe, Verena, Demenzfreundliche Kommunen, in: Bleck, Christian, van Rießen, Anne, Knopp, Reinhold (Hrsg.) u. a., Alter und Pflege im Sozialraum, Wiesbaden 2018, S.267

(38) Rothe, Verena, Menschen mit Demenz in der Kommune – Das Programm, in. Rothe u. a., Im Leben bleiben, ebenda, S. 46

(39) vgl. hierzu: Demenzinitiative für Stadt und Landkreis Bamberg, http://www.demenzinitiative.bamberg.de/Home/Idee-und-Konzept/ Zugriff: 20.01.2021

(40) ebenda

(41) Beispiel aus: Unterwegs zur demenzfreundlichen Kommune, Eine Initiative der Aktion Demenz, Projekte A-Z, https://www.demenzfreundliche-kommunen.de/projekte/a-z Zugriff: 20.01.2021

(42) Kreutzner, Gabriele, Zwischen Reflexion und konkretem Tun, in: Rothe, Verena, Kreutzner, Gabriele, Gronemeyer, Reimer, Im Leben bleiben – Unterwegs zu demenzfreundlichen Kommunen, Bielefeld, 2015, S. 239

(43) Heinrich Böll Stiftung KommunalWiki, Daseinsvorsorge, https://kommunalwiki.boell.de/index.php/Daseinsvorsorge Zugriff: 04.11.20

(44) Michell-Auli, Peter, Kremer-Preiß, Ursula, Kuratorium Deutsche Altershilfe, Quartiersentwicklung, KDA-Ansatz und kommunale Praxis, Köln 2013, S. 28

(45) Siebter Altenbericht, Stellungnahme der Bundesregierung, B. Sorge und Mitverantwortung der Kommune, Berlin 2017, S. V

(46) Michel-Auli, a.a.O., S. 41ff)

(47) vgl. hierzu: Schönberge, Frauke, Quartiersnahe Versorgung und die Charta, in: Evangelisches Johanneswerk (Hg.) Quartiersnah, Die Zukunft der Altenhilfe, Hannover 2011, S. 50f)

(48) (vgl. hierzu: LVR – Landesjugendamt Rheinland, LWL – Landesjugendamt Westfalen, Handlungsrahmen der kommunalen Koordination von Präventionsketten und Präventionsnetzwerken, Eine Arbeitshilfe für die Praxis, Köln 2020, S. 7ff.

(49) Marquard, Peter, Auf den Nutzer kommt es an – und natürlich die Nutzerin: Konzeptionelle Grundlagen, Handlungslogiken und Arbeitsprinzipien für eine sozialräumlich strukturierte Soziale Kommunalpolitik, S.14, https://peter-marquard.de/docs/AufdenNutzerkommtesan.pdf Zugriff: 09.11.2020)

(50) Pflegeberufereformgesetz – PflBRefG, § 5 Ausbildungsziel (3),1., BGBl, Bonn, 2017, S. 2584.

(51) ebenda, (2), S. 2583.

Autor/Autorin

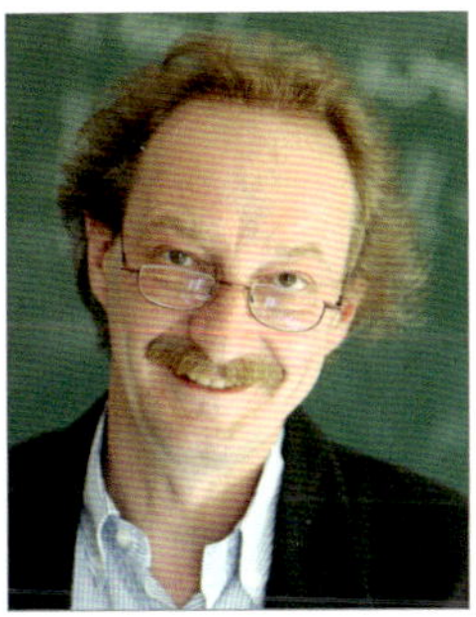

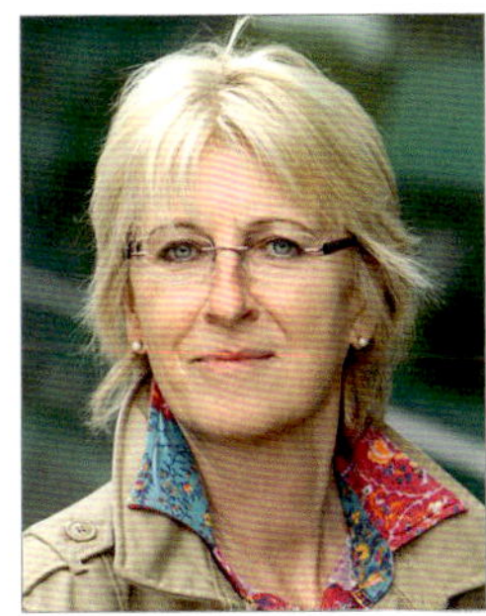

Heinz-Joachim Büker als Leiter, Margret Schumacher als stellvertretende Leiterin haben gemeinsam mehr als zwanzig Jahre ein überregional ausgerichtetes Berufskolleg verantwortet. Sie haben hier die berufsbegleitende Aus- und Weiterbildung von erwachsenen Studierenden in pädagogischen und pflegerischen Handlungsfeldern inhaltlich und organisatorisch gestaltet. Darüber hinaus entwickelten sie Fortbildungsangebote für bereits ausgebildete MitarbeiterInnen. Zu Beginn ihrer pädagogischen Tätigkeit waren sie als Mitglieder einer Lehrplankommission Curricula für die Fachschule für Altenpflege tätig.

Zentrales Anliegen ihrer didaktisch-methodischen Überlegungen ist der Transfer der unterrichtlichen Inhalte, wie sie die neuen Lehrpläne für Pflegefachfrauen und -männer vorsehen, in die Arbeitsfelder der Studierenden im Bereich der Pflege. Der Blick auf die Klientel steht dabei für sie im Fokus ihrer Arbeit. Die wesentlichen Paradigmen, die sie dabei leiten, finden sich auch in diesem Lehrbuch wieder. Die Wahrnehmung, Wertschätzung und Beteiligung des einzelnen zu pflegenden Menschen aus seinen sozialen Bezügen heraus. Oder anders ausgedrückt: Individualisierung, Teilhabe, Sozialraumbezug, kurz Lebensweltorientierung.

Notizen

Notizen